Medische beeldvorming en radiotherapie

Serieredactie:

Tom Dam
Age Froma
Marcel Hakkert
Jacques Hensen
Jelle Scheurleer
Iris Sutherland
Gert Tempelman
Ria Zuurbier

Deze uitgave *Radiotherapie bij de oncologische patiënt* maakt deel uit van de serie:

Medische beeldvorming en radiotherapie

In deze serie verschijnen leerboeken voor MBB'ers (Medisch Beeldvormings- en Bestralingsdeskundigen) en MBB'ers in opleiding.

De boeken zijn daarnaast bij uitstek geschikt als naslagwerk voor MBB'ers werkzaam in de radiologie, nucleaire geneeskunde en radiotherapie. Ze vormen ook een goede introductie en een betrouwbaar naslagwerk voor medisch specialisten, huisartsen en klinisch fysici, al dan niet in opleiding, en anderen die nauw betrokken zijn bij de afdeling Radiotherapie.

De tekst is rijk geïllustreerd met educatieve tekeningen en foto's.

De serie bestaat uit de volgende delen:

- Computertomografie
- Fysica
- Magnetic Resonance Imaging
- Nucleaire geneeskunde
- Radiobiologie en stralingsbescherming
- Radiologie
- Radiotherapie bij de oncologische patiënt
- Sociale vaardigheden
- Techniek in de radiotherapie

Onder redactie van:
Laila van Zadelhoff
Pieternel Thysebaert
Ronald Keus
Age Froma

Radiotherapie bij de oncologische patiënt

Vijfde, geheel herziene druk

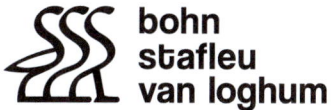

Houten 2021

ISSN 2523-3467
Medische beeldvorming en radiotherapie
ISBN 978-90-368-2611-2   ISBN 978-90-368-2612-9 (eBook)
https://doi.org/10.1007/978-90-368-2612-9

ISSN 2523-3475 (electronic)

© Bohn Stafleu van Loghum is een imprint van Springer Media B.V., onderdeel van Springer Nature 1997, 2001, 2007, 2018, 2021

Alle rechten voorbehouden. Niets uit deze uitgave mag worden verveelvoudigd, opgeslagen in een geautomatiseerd gegevensbestand, of openbaar gemaakt, in enige vorm of op enige wijze, hetzij elektronisch, mechanisch, door fotokopieën of opnamen, hetzij op enige andere manier, zonder voorafgaande schriftelijke toestemming van de uitgever.

Voor zover het maken van kopieën uit deze uitgave is toegestaan op grond van artikel 16b Auteurswet j° het Besluit van 20 juni 1974, Stb. 351, zoals gewijzigd bij het Besluit van 23 augustus 1985, Stb. 471 en artikel 17 Auteurswet, dient men de daarvoor wettelijk verschuldigde vergoedingen te voldoen aan de Stichting Reprorecht (Postbus 3060, 2130 KB Hoofddorp). Voor het overnemen van (een) gedeelte(n) uit deze uitgave in bloemlezingen, readers en andere compilatiewerken (artikel 16 Auteurswet) dient men zich tot de uitgever te wenden.

Samensteller(s) en uitgever zijn zich volledig bewust van hun taak een betrouwbare uitgave te verzorgen. Niettemin kunnen zij geen aansprakelijkheid aanvaarden voor drukfouten en andere onjuistheden die eventueel in deze uitgave voorkomen. De uitgever blijft onpartijdig met betrekking tot juridische aanspraken op geografische aanwijzingen en gebiedsbeschrijvingen in de gepubliceerde landkaarten en institutionele adressen.

NUR 891
Basisontwerp omslag: Studio Bassa, Culemborg
Automatische opmaak: Scientific Publishing Services (P) Ltd., Chennai, India

Bohn Stafleu van Loghum
Walmolen 1
Postbus 246
3990 GA Houten

www.bsl.nl

Voorwoord

Wanneer bij een patiënt met een kwaadaardige tumor wordt besloten om radiotherapie als behandeling te geven, duurt het nog enige tijd voordat bestraling kan plaatsvinden. Op basis van de anamnese, het lichamelijk onderzoek, een eventueel operatieverslag, een pathologisch anatomisch verslag en verdere diagnostische beeldvorming wordt de houding, waarin de patiënt bestraald zal gaan worden, bepaald. In deze zelfde positie wordt, met behulp van de nodige hulpmiddelen, aan de hand van nieuwe CT-scans theoretisch vastgelegd wat exact het doelgebied van de behandeling wordt.

Vervolgens wordt, rekening houdend met de tolerantiedoses van de omliggende gezonde weefsels van het te bestralen gebied, een optimaal bestralingsplan gemaakt. De radiotherapeut-oncoloog fiatteert dit plan en schrijft voor welke stralingsdosis moet worden gegeven en in hoeveel fracties deze dosis moet worden toegediend.

In dit boek wordt getracht een compleet beeld te geven van de belangrijke rol die de radiotherapie speelt bij de behandeling van patiënten met een maligne (kwaadaardige) tumor. Benigne (goedaardige) tumoren, worden in principe buiten beschouwing gelaten. Tevens is in de inleiding de invloed van het klinisch-wetenschappelijk onderzoek op de inhoud van de behandeling beschreven.

Per tumorsoort wordt een overzicht gegeven van de mogelijke behandelingen die toegepast kunnen worden bij oncologische patiënten, waarbij in dit boek de radiotherapeutische behandeling centraal staat. De bestralingstechnieken die worden beschreven worden gebruikt in de Nederlandse en andere Europese radiotherapiecentra, waarbij er in de praktijk altijd (kleine) onderlinge verschillen in de technieken zullen zijn. In vrijwel alle Nederlandse en Belgische radiotherapiecentra worden de Intensity Modulated RadioTherapy (IMRT) en VoluMetric ArcTherapy (VMAT), c.q. de RapidArc Therapy, min of meer als standaard bestralingstechniek gebruikt en wordt de conformatiemethode inmiddels als een conventionele bestralingstechniek gezien. Tevens wordt er aandacht besteed aan combinatiebehandelingen, waarbij de radiotherapie één van de behandelingen is.

Dit boek kwam als eerste druk uit in 1997, waarna de tweede druk in 2007, de derde druk in 2009 en de vierde druk in 2018 zijn verschenen. In het afgelopen decennium is er veel gebeurd in de praktijk van de radiotherapie, waardoor veel informatie in de vierde druk inmiddels verouderd is. In deze vijfde, compleet herziene, druk is de inleiding vernieuwd en wordt de psychosociale zorg voor patiënten niet meer beschreven omdat dit onderwerp te omvangrijk is binnen het kader van dit boek. De doelgroepen zijn met name de Nederlandse Medisch Beeldvormende Bestralingsdeskundigen en Belgische Technologen in de Medische Beeldvorming in opleiding. Ook is het boek geschikt als naslagwerk voor MBB'ers en TMB'ers die hun initiële opleiding voltooid hebben, en voor klinisch fysici- en radiotherapeut-oncologen in opleiding.

De redactie
Laila van Zadelhoff
Pieternel Thysebaert
Ronald Keus
Age Froma

Dankwoord

Vanaf de eerste druk in 1997 hebben vele auteurs bijgedragen aan de totstandkoming van het boek *Radiotherapie bij de oncologische patiënt*. In de huidige editie is veel geactualiseerd, maar zijn ook delen van de oude druk behouden gebleven. Daarnaast hebben verschillende deskundigen een belangrijk aandeel geleverd door hoofdstukken na te lezen of foto's te maken. Wij willen hen bedanken voor hun bijdrage aan dit boek.

De volgende personen hebben afscheid genomen als auteur en/of redacteur. In alfabetische volgorde:
- C. Aalders
- Dr. W.V. Dolsma (oud-redacteur)
- J.A.M. Hegeman (oud-redacteur)
- Dr. I.M. Jürgenliemk-Schulz
- E. Kaats
- E. Lamers
- Dr. R.W.M. van der Maazen
- Prof. dr. C.A.M. Marijnen
- Dr. P.J.N. Meijnders
- Dr. V.J. de Ru (oud-redacteur)
- Prof. dr. H. Struikmans
- Dr. G. van Tienhoven
- A.L.J. Uitterhoeve †

Inhoud

1	**Inleiding**	1
	L. van Zadelhoff, P. Thysebaert, R.B. Keus en A.A. Froma	
1.1	Oncologie	3
1.2	Diagnose	3
1.3	Behandelmogelijkheden	3
1.4	De algemene voorbereiding van de uitwendige radiotherapeutische behandeling	8
1.5	Lokalisatie ter voorbereiding op de bestraling	9
1.6	Dosis en fractionering	10
1.7	Bestralingsplan ter voorbereiding op de bestraling	10
1.8	Uitvoering uitwendige bestraling	12
1.9	Klinisch wetenschappelijk onderzoek in de radiotherapie	14
1.10	Illustraties	16
	Literatuur	16
2	**Mammacarcinoom**	19
	E.W.C. Koiter	
2.1	Inleiding	20
2.2	Oncologische kenmerken	20
2.3	Keuze van de behandeling	22
2.4	Bestralingstechniek	26
2.5	Bijwerkingen	30
	Literatuur	31
3	**Gynaecologische tumoren**	33
	M.A.D. Haverkort	
3.1	Inleiding	34
3.2	Cervixcarcinoom	34
3.3	Tumoren van het corpus uteri	47
3.4	Tumoren van het ovarium	53
3.5	Tumoren van de tuba	55
3.6	Tumoren van de vulva	56
3.7	Tumoren van de vagina	60
	Literatuur	63
4	**Urologische tumoren**	65
	M.C.C.M. Hulshof, J.H. Brondijk en A. Holtmaat	
4.1	Inleiding	66
4.2	Prostaat	66
4.3	Blaas	78
4.4	Testis	85
4.5	Penis	89
	Literatuur	90

5	**Tumoren van de tractus digestivus**	93
	M.P.W. Intven, M.T.A. van Iersel-Vet en K.A.F. Kremer	
5.1	Inleiding	95
5.2	Tumoren van de slokdarm	95
5.3	Tumoren van de maag	101
5.4	Tumoren van de dunne darm	104
5.5	Tumoren van de dikke darm	104
5.6	Tumoren van het rectum	106
5.7	Tumoren van de anus	112
5.8	Tumoren van de pancreas	116
5.9	Tumoren van de lever	119
5.10	Tumoren van de galblaas en de galwegen	121
	Literatuur	122
6	**Longtumoren**	123
	J.J.C. Verhoeff	
6.1	Inleiding	124
6.2	Diagnostiek	125
6.3	Behandeling	128
6.4	Follow-up: toxiciteit en bijwerkingen	134
	Literatuur	136
7	**Hoofd-halstumoren**	139
	G.M. Verduijn, C.H.J. Terhaard, S.L.S. Kwa, S. Koljenović, A. van der Lugt, E. van Meerten, A. van Veen, R.J. Baatenburg de Jong en S. Keereweer	
7.1	Inleiding	141
7.2	Neus en neusbijholten	153
7.3	Lippen en mondholte	155
7.4	Nasofarynx	157
7.5	Orofarynx	158
7.6	Larynx	160
7.7	Hypofarynx	162
7.8	Speekselklieren	164
7.9	Palliatie van de patiënt met hoofd-halskanker	166
	Literatuur	167
8	**Neurologische tumoren**	169
	L.J.A. Stalpers, E.M.T. Dieleman en W.P. Vandertop	
8.1	Inleiding	171
8.2	Gliomen	174
8.3	Embryonale tumoren: medulloblastoom	178
8.4	Meningeomen	179
8.5	Hypofysetumoren	182
8.6	Craniopharyngeoom	185
8.7	Hersenmetastasen	186
8.8	Spinale tumoren	188
8.9	Wervelmetastasen	188
	Literatuur	190

9	**Hematologische ziektebeelden**	193
	A.G.H. Niezink, P. Klinker en M. Beijert	
9.1	Inleiding	194
9.2	Hodgkin-lymfoom	196
9.3	Non-Hodgkin-lymfomen	203
9.4	Totale lichaamsbestraling	205
	Literatuur	208
10	**Sarcomen**	209
	R.L.M. Haas	
10.1	Inleiding	210
10.2	Wekedelentumoren	210
10.3	Beentumoren	214
	Literatuur	218
11	**Huidtumoren**	219
	M. van Hezewijk en R.L.M. Haas	
11.1	Inleiding	220
11.2	Oncologische kenmerken	220
11.3	Keuze van de behandeling	221
11.4	Bepalen doelvolume	223
11.5	Bestralingstechnieken	223
11.6	Het Kaposi-sarcoom	227
11.7	Bijwerkingen	228
11.8	Follow-up	229
	Literatuur	229
12	**Tumoren bij kinderen**	231
	G.O.R.J. Janssens	
12.1	Inleiding	232
12.2	Hemato-oncologie	233
12.3	Neuro-oncologie	237
12.4	Solide tumoren	243
	Literatuur	250
13	**Palliatieve radiotherapie**	251
	K.A.M. van der Klis, K. Wortel en J.M. van der Velden	
13.1	Inleiding	252
13.2	Toepassingen	254
13.3	Verschillende indicaties en resultaten na palliatieve radiotherapie	263
13.4	Nieuwe geneesmiddelen, nieuwe bijwerkingen	263
	Literatuur	264
	Bijlage	267
	Register	269

Redactie en auteurs

Redacteuren

L. van Zadelhoff MEd
Docent radiotherapie, Opleiding Medisch Beeldvormende en Radiotherapeutische Technieken (MBRT), Hogeschool Inholland, Haarlem

P. Thysebaert MSc
Docent radiotherapie, Opleiding Gezondheidszorg/MBRT, Odisee, Brussel, België

Drs. R. B. Keus
Radiotherapeut-oncoloog, Oosterbeek

A. A. Froma
Docent radiotherapie/stralingsbescherming, Afd. BUR Arbo- en Milieudienst, Rijksuniversiteit Groningen, Groningen

Auteurs

Prof. dr. R. J. Baatenburg de Jong
Keel-, neus-, oorarts, hoofd-halschirurg, Erasmus MC Kanker Instituut, Rotterdam

Drs. M. Beijert
Radiotherapeut-oncoloog, Afd. Radiotherapie, UMCG, Groningen

J. H. Brondijk BSc
Treatmentplanningslaborant/MBB'er, Afd. Radiotherapie, Amsterdam UMC, locatie AMC, Amsterdam

Drs. E. M. T. Dieleman
Radiotherapeut, Afd. Radiotherapie, Amsterdam UMC, locatie AMC, Amsterdam

Prof. dr. R. L. M. Haas
Radiotherapeut, Afd. Radiotherapie, Nederlands Kanker Instituut/Antoni van Leeuwenhoek (NKI-AvL), Amsterdam

Drs. M. A. D. Haverkort
Radiotherapeut, Radiotherapiegroep locatie Arnhem/Ede, Arnhem

Dr. M. van Hezewijk
Radiotherapeut-oncoloog, Radiotherapiegroep, locatie Arnhem, Arnhem

A. Holtmaat MSc
Physician assistant radiotherapie, Afd. Radiotherapie, Amsterdam UMC, locatie AMC, Amsterdam

M. C. C. M. Hulshof MD, PhD
Radiotherapeut-oncoloog, Afd. Radiotherapie, Amsterdam UMC, locatie AMC, Amsterdam

Drs. M. T. A. van Iersel-Vet
Radiotherapeut-oncoloog, Afd. Radiotherapie, Maastro Clinic, Maastricht

Dr. M. P. W. Intven
Radiotherapeut-oncoloog, Afd. Radiotherapie, UMC Utrecht, Utrecht

G. O. R. J. Janssens MD, PhD
Radiotherapeut-oncoloog, Afd. Radiotherapie, UMCU en Prinses Maxima Centrum voor Kinderoncologie, Utrecht

Dr. S. Keereweer
Keel-, neus-, oorarts, hoofd-halschirurg, Erasmus MC Kanker Instituut, Rotterdam

P. Klinker
Radiotherapeutisch laborant, Afd. Radiotherapie, UMCG, Groningen

Drs. K. A. M. van der Klis
Radiotherapeut-oncoloog, Afd. Radiotherapie, Amsterdam UMC, locatie VUmc, Amsterdam

Drs. E. W. C. Koiter
Radiotherapeut-oncoloog, Afd. Radiotherapie, Medisch Spectrum Twente, Enschede

Dr. S. Koljenović
Patholoog, Erasmus MC Kanker Instituut, Rotterdam

K. A. F. Kremer
Radiotherapeutisch laborant, Afd. Radiotherapie, Maastro Clinic, Maastricht

Dr. S. L. S. Kwa
Klinisch fysicus, Erasmus MC Kanker Instituut, Rotterdam

Prof. dr A. van der Lugt
Radioloog, Erasmus MC, Rotterdam

Dr. E. van Meerten
Internist-oncoloog, Erasmus MC Kanker Instituut, Rotterdam

Drs. A. G. H. Niezink
Radiotherapeut-oncoloog, Afd. Radiotherapie, UMCG, Groningen

Prof. dr. L. J. A. Stalpers
Afd. Radiotherapie, Amsterdam UMC, locatie AMC, Amsterdam

Prof. dr. C. H. J. Terhaard
Radiotherapeut-oncoloog, UMC Utrecht, Utrecht

Prof. dr. W. P. Vandertop
Neurochirurg, Afd. Neurochirurgie, Amsterdam UMC, Amsterdam

Drs. A. van Veen
MKA-chirurg, Elisabeth-TweeSteden Ziekenhuis, Tilburg

Dr. J. M. van der Velden
Arts in opleiding tot radiotherapeut, Afd. Radiotherapie, UMC Utrecht, Utrecht

Drs. G. M. Verduijn
Radiotherapeut-oncoloog, Erasmus MC Kanker Instituut, Rotterdam

J. J. C. Verhoeff MD PhD
Radiotherapeut-oncoloog, Afd. Radiotherapie, UMC Utrecht, Utrecht

Drs. K. Wortel
Radiotherapeut, Afd. Radiotherapie, Amsterdam UMC, locatie VUmc, Amsterdam

Inleiding

L. van Zadelhoff, P. Thysebaert, R.B. Keus en A.A. Froma

1.1 Oncologie – 3

1.2 Diagnose – 3

1.3 Behandelmogelijkheden – 3
1.3.1 Chirurgie – 4
1.3.2 Radiotherapie – 4
1.3.3 Chemotherapie – 6
1.3.4 Immunotherapie – 7
1.3.5 Hormoontherapie – 7
1.3.6 Hyperthermie – 7
1.3.7 Combinatietherapie – 7

1.4 De algemene voorbereiding van de uitwendige radiotherapeutische behandeling – 8
1.4.1 Intakegesprek – 8
1.4.2 Voorlichting – 8
1.4.3 Individueel vervaardigen van hulpmiddelen – 9

1.5 Lokalisatie ter voorbereiding op de bestraling – 9

1.6 Dosis en fractionering – 10

1.7 Bestralingsplan ter voorbereiding op de bestraling – 10

1.8 Uitvoering uitwendige bestraling – 12
1.8.1 Positionering en positieverificatie – 12
1.8.2 Begeleiding patiënt – 13
1.8.3 Follow-up – 14

© Bohn Stafleu van Loghum is een imprint van Springer Media B.V., onderdeel van Springer Nature 2020
L. van Zadelhoff, P. Thysebaert, R. B. Keus, en A. A. Froma, *Radiotherapie bij de oncologische patiënt*,
https://doi.org/10.1007/16013_2020_20

1.9	Klinisch wetenschappelijk onderzoek in de radiotherapie – 14
1.9.1	Retrospectief onderzoek – 15
1.9.2	Behandelrichtlijnen – 15
1.10	Illustraties – 16
	Literatuur – 16

1.1 Oncologie

Oncologie is de leer van of kennis over tumoren. Tumor betekent zwelling [1]. Een bult die bijvoorbeeld ontstaat na het stoten van het hoofd, een wrat en een vetbult zijn dus feitelijk ook tumoren. Deze tumoren kunnen pijnlijk of vervelend zijn, maar zullen zich vrijwel nooit ongecontroleerd uitbreiden en niet metastaseren. Ze worden benigne (goedaardig) genoemd. Sommige benigne tumoren, bijvoorbeeld intracraniële tumoren (binnen de schedel) zoals het hypofyseadenoom en meningeomen, kunnen wel vervelende klachten geven en soms zelfs levensbedreigend zijn.

De oncologie houdt zich echter voornamelijk bezig met maligniteiten c.q. maligne (kwaadaardige) tumoren. Het is belangrijk om onderscheid te maken tussen maligne en benigne (goedaardige) tumoren. Hiervan hangen immers de ernst van de afwijking en eventuele behandeling af. Een maligniteit, ofwel kanker, onderscheidt zich van een benigne tumor doordat deze ongeremd groeit, infiltreert in omliggend weefsel en hematogeen (via de bloedbaan) en lymfogeen (via de lymfebanen) kan metastaseren (uitzaaien) [1].

In 2017 overleden in Nederland ruim 150.000 inwoners. Met 47.000 sterfgevallen (31 % van het totaal) was kanker de meest voorkomende doodsoorzaak [2]. In heel Europa kregen in 2018 meer dan 3,9 miljoen mensen de diagnose kanker. De meest voorkomende soorten kanker waren in aflopende volgorde: borstkanker, colorectale kanker, longkanker en prostaatkanker [3].

Het aantal nieuwe patiënten met kanker groeit wereldwijd. Deze groei wordt veroorzaakt door de toename van de wereldbevolking, de stijging van de gemiddelde leeftijd (vergrijzing) en een verslechterde levenswijze [4].

1.2 Diagnose

Voor het stellen van de diagnose kanker zijn meerdere onderzoeken nodig. Deze bestaan uit het afnemen van de anamnese door huisarts of specialist, lichamelijk onderzoek, laboratoriumonderzoek, medisch beeldvormend onderzoek en microscopisch onderzoek van cellen of weefsel verkregen door punctie of biopsie door de patholoog-anatoom.

Als een maligne tumor is gediagnosticeerd, wordt de stadiëring bepaald. Dit kan gedaan worden volgens de TNM-classificatie van de Union for International Cancer Control (UICC). In deze classificatie geeft de letter T de uitgebreidheid van de primaire tumor aan, de N de toestand van de regionale lymfeklieren en de M of er (hematogene) metastasen op afstand aangetoond zijn. Dit TNM-systeem is internationaal voor een groot aantal maligne aandoeningen opgesteld [5].

1.3 Behandelmogelijkheden

Sommige benigne tumoren kunnen net als maligne tumoren behandeld worden met radiotherapie, bijvoorbeeld:
- meningeomen (tumoren uitgaande van de hersenvliezen);
- hypofyseadenoom;
- arterioveneuze malformatie (AVM);
- keloïd (overmatige groei van littekenweefstel);
- M. Graves bij ernstige ontsteking en zwelling van de ogen.

In dit boek wordt de rol van radiotherapie bij de oncologische patiënt beschreven. Alleen de behandeling van maligniteiten komt hierna dus aan de orde.

Voor de behandeling van kanker bestaan veel mogelijkheden. In een aantal gevallen werken behandelingen lokaal op de ziekte, zoals chirurgie en radiotherapie, maar werken behandelingen soms ook op het hele lichaam (systemisch), zoals bij chemo-, hormonale en immunotherapie.

Als eerste moet bepaald worden of de behandeling zal uitgaan van een curatieve of een palliatieve benadering. Een curatieve behandeling is gericht op genezing, en vindt soms electief (uit voorzorg) plaats. Een palliatieve behandeling kan als doel hebben klachten zoals pijn of bloedverlies te bestrijden en daarmee de kwaliteit van leven te verbeteren en eventueel te verlengen. De electieve behandeling wordt toegepast bij een grote kans op de aanwezigheid op microscopisch niveau van tumorcellen. Deze behandeling kan bijvoorbeeld bestaan uit het bestralen van de gehele borst na het chirurgisch verwijderen van een tumor uit een deel van de borst.

Welke behandeling of combinatie van behandelingen het best is, verschilt van patiënt tot patiënt. De gewenste behandeling is afhankelijk van het tumortype, de locatie en de stadiëring van de tumor, maar ook van de voorgeschiedenis, de conditie, de leeftijd, de 'Karnofsky performance score' [6] en de wens van de patiënt [7]. Over de behandeling van de patiënt vindt daarom altijd multidisciplinair overleg plaats (MDO). Dit is een overleg tussen alle bij de behandeling betrokken medisch specialisten en andere hulpverleners. De behandeling zal meestal geschieden volgens landelijke richtlijnen die zijn vastgesteld door landelijke tumorwerkgroepen. Verder bestaan er landelijke en instituutgebonden behandelprotocollen.

In de volgende paragrafen wordt een aantal van de meest gebruikte behandelmogelijkheden kort toegelicht.

1.3.1 Chirurgie

Zowel een primaire tumor als de metastasen kunnen operatief worden verwijderd. Als chirurgie plaatsvindt, is het van belang dat de tumor radicaal (in zijn geheel) verwijderd wordt, zodat de kans op recidieven zo klein mogelijk is. Of een tumor operabel is, hangt af van de grootte van de tumor, de plaats van de tumor in het lichaam ten opzichte van omliggende gezonde organen/weefsels en de conditie van de patiënt.

1.3.2 Radiotherapie

'Radio' betekent hier straling en een therapie is een behandeling. Radiotherapie is een behandeling door middel van (in)direct ioniserende straling. Radiotherapie wordt zowel met curatieve als met palliatieve opzet toegepast. Radiotherapie is altijd een lokale therapie. De therapie kan uitwendig (teletherapie) of inwendig (brachytherapie) worden gegeven.

Het doel van radiotherapie bij een kankerpatiënt is de tumorcellen te doden, zodat deze zich niet meer kunnen vermenigvuldigen. Er wordt gestreefd naar een zo hoog mogelijke kans op controle van de tumor ('tumor control probability' – TCP). Tegelijk wordt gestreefd naar een zo laag mogelijke kans op blijvende schade aan het gezonde weefsel ('normal tissue complication probability' – NTCP).

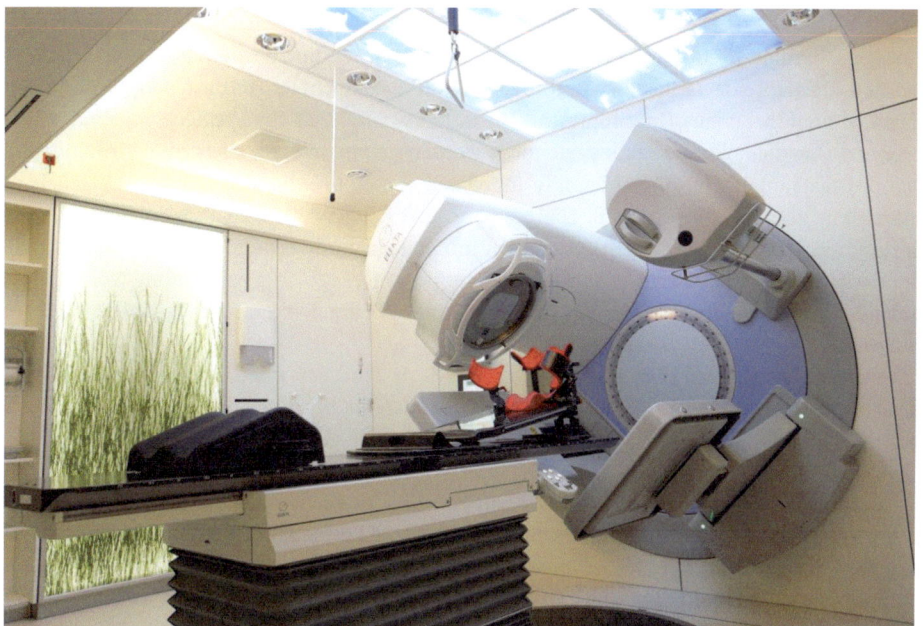

Figuur 1.1 Lineaire versneller

Het principe van radiotherapie is als volgt. Het erfelijk materiaal dat is vastgelegd in het DNA in de cel wordt beschadigd door de ioniserende straling. Deze beschadiging kan door kankercellen minder goed worden gerepareerd dan door gezonde cellen. Als cellen onherstelbaar zijn beschadigd, kunnen ze zich niet meer delen en gaan ze uiteindelijk dood. Hierdoor wordt de tumor kleiner en kan deze zelfs geheel verdwijnen. Wel moet worden bewaakt dat het aantal beschadigde gezonde cellen beperkt blijft. Dit wordt gedaan door de behandeling nauwkeurig uit te voeren, maar ook door de totale hoeveelheid benodigde straling (de geabsorbeerde dosis) niet in één keer te geven, maar uit te smeren over een aantal behandelingen (fracties). Het gezonde weefsel heeft dan tijd om opgelopen schade (deels) te herstellen, terwijl maligne cellen daartoe niet zo goed in staat zijn. Meer over de radiobiologische werking is te lezen in het boek *Radiobiologie en stralingsbescherming* [8].

Uitwendige bestraling (teletherapie)

Uitwendige bestraling wordt gegeven met apparatuur die (in)direct ioniserende straling produceert. Het meest gebruikte apparaat hiervoor is momenteel de lineaire versneller, waarvan een voorbeeld is te zien in fig. 1.1. De patiënt ligt op de behandeltafel terwijl de lineaire versneller, die om de patiënt heen kan draaien, met stralenbundels vanuit meerdere richtingen de tumor bestraalt. De dosis straling wordt op deze manier over het omliggende gezonde weefsel 'uitgesmeerd', terwijl de dosis in het centrum van alle bestralingsbundels bij elkaar wordt opgeteld. Hierdoor krijgt de tumor een hoge dosis en krijgt het omliggende weefsel een relatief lage dosis.

Andere soorten bestralingsapparatuur zijn orthovoltapparatuur, de MRI-versneller, het tomotherapieapparaat, de protonenversneller, het cyberknife en het gammaknife. De bouw en de werking van de bestralingsapparatuur worden beschreven in het boek *Techniek in de radiotherapie* uit deze serie [9].

Inwendige bestraling (brachytherapie)

Naast uitwendige bestraling is het ook mogelijk om inwendige bestraling te geven. Hierbij worden ingekapselde radioactieve bronnen in een lichaamsholte (intracavitair), in de slokdarm of hoofdbronchus (intraluminaal), of in het weefsel zelf (interstitieel) ingebracht. De bronnen ('zaadjes') kunnen ook permanent worden geïmplanteerd, zoals bij de behandeling van prostaatkanker. Het implanteren of inbrengen van de bronhouder kan onder algehele of plaatselijke verdoving geschieden. Hierbij wordt meestal gebruikgemaakt van 'afterloading'-apparatuur, waarbij de bron(nen) pas na het inbrengen van de bronhouders op afstand in de houders worden geplaatst. Dit voorkomt dat het personeel onnodig aan straling wordt blootgesteld. Hierover is meer te lezen in het hoofdstuk over brachytherapie in het boek *Techniek in de radiotherapie* uit deze serie [9].

Door de snelle afval (vermindering) van de dosis rond een radioactieve puntbron (kwadratenwet) wordt de tumor die zich dicht bij (brachy) de bron bevindt met een hoge dosis bestraald, terwijl het omliggende weefsel relatief wordt gespaard (vandaar de naam brachytherapie).

Belangrijke beperkingen van brachytherapie zijn dat slechts kleine doelgebieden (hoogstens 5–6 cm doorsnede in alle richtingen) behandeld kunnen worden en dat deze op een gemakkelijk en veilig bereikbare locatie binnen het lichaam moeten liggen. Verder is de methode invasief (er moet immers iets in het lichaam worden aangebracht), en dat is belastend voor de patiënt.

De patiënt wordt over het algemeen in het ziekenhuis opgenomen indien de applicator op de operatiekamer (OK) ingebracht moet worden. Meestal is hiervoor slechts een dagopname nodig, wat betekent dat de patiënt niet hoeft te overnachten in het ziekenhuis. De patiënt krijgt in de brachy-OK een algehele of plaatselijke verdoving, waarna de implantatie wordt uitgevoerd. Om een goede plaatsingsnauwkeurigheid te realiseren, worden bepaalde applicaties of bronnen geplaatst onder doorlichting of onder echogeleide. Een controle van het implantaat kan met CT of MRI worden uitgevoerd. Vervolgens wordt een CT- of MRI-scan gebruikt voor het maken van een dosisplanning. Het verwijderen van het implantaat geschiedt na ontsmetting zonder verdoving.

1.3.3 Chemotherapie

Chemotherapie is een zogenoemde 'systemische' therapie: de therapie betreft namelijk een heel systeem van het lichaam. Het doel van een systemische behandeling met cytostatica is het elimineren van tumorcellen die niet met een lokale behandeling, zoals chirurgie of radiotherapie, bereikt kunnen worden. Het betreft veelal gemetastaseerde tumoren of tumoren van het bloedvormende of lymfatische systeem. Primaire maligniteiten die alleen curatief te behandelen zijn met chemotherapie zijn bijvoorbeeld leukemie, de ziekte van Hodgkin, non-Hodgkin-tumoren, testis- en choriocarcinomen en enkele kindermaligniteiten. Bij curatieve behandeling van overige tumoren wordt chemotherapie meestal gecombineerd met een andere therapie.

De werking van cytostatica berust op verstoring van het celmetabolisme of het celdelingsproces. Zich snel delende tumorcellen, maar ook bepaalde weefsels (huid, slijmvliezen, beenmerg), zijn hiervoor het meest gevoelig. Chemotherapie treft daardoor zowel tumorcellen als normale gezonde cellen, maar net als bij radiotherapie zijn normale cellen beter in staat zich te herstellen van de aangedane schade dan de tumorcellen.

1.3.4 Immunotherapie

Immunotherapie is ook een systemische behandeling, waarbij stoffen worden gebruikt die de natuurlijke afweerreactie van het lichaam tegen maligne cellen stimuleren. Hierdoor ruimt het lichaam zelf de tumor op (in tegenstelling tot bij chemotherapie, waarbij de cytostatica direct gericht zijn op het doden van maligne cellen). Dit kan op twee manieren [10]:
- door het inspuiten van een stof waardoor het lichaam de activering van afweercellen niet meer afremt (die rem is normaal gesproken nodig om bijvoorbeeld niet op elke licht afwijkende, maar onschadelijke cel de aanval te openen);
- door lichaamseigen afweercellen uit het bloed te halen en deze vervolgens te activeren in het laboratorium, waarna ze worden vermeerderd en teruggeplaatst in het lichaam.

1.3.5 Hormoontherapie

Bij tumoren die groeien onder invloed van hormonen kan het zinvol zijn om hormoontherapie toe te passen. Deze systemische behandeling bestaat uit het geven van tabletten of het subcutaan injecteren van een depot met een (nep)hormoon. Het doel van deze behandeling is dat de eigen hormonen, die de groei van de tumor beïnvloeden, geremd of geblokkeerd worden.

Een hormoonbehandeling is meestal aanvullend op andere therapieën, maar kan, indien alleen ingezet, ook als palliatieve therapie worden gegeven.

1.3.6 Hyperthermie

Onder hyperthermie wordt een temperatuurverhoging van enkele graden boven fysiologisch niveau verstaan. Bij een typische hyperthermiebehandeling worden temperaturen tussen 40–45 °C in de tumor bereikt. De temperaturen en de behandeltijd kunnen worden gevarieerd en hebben samen invloed op het uiteindelijke biologisch effect. Voor het bereiken van het gewenste effect dient de hoge temperatuur gedurende enige tijd gehandhaafd te worden. Hogere temperaturen geven een verbeterde tumorcontrole, maar de toxiciteit van de behandeling neemt hierdoor ook toe [11]. Deze therapie wordt praktisch altijd gegeven in combinatie met uitwendige radiotherapie of chemotherapie.

1.3.7 Combinatietherapie

Het combineren van radiotherapie met andere behandelingen heeft tot doel een zo groot mogelijke kans op lokale tumorcontrole te bereiken met dezelfde of minder bijwerkingen als bij radiotherapie alleen. Chemo- en radiotherapie worden gecombineerd, omdat met een van beide modaliteiten alleen onvoldoende resultaat behaald wordt. Daarbij wordt gebruikgemaakt van de verschillende aangrijpingspunten en werkingsmechanismen van de diverse therapieën op tumorcellen en normale weefsels.

De verschillende therapieën kunnen sequentieel (opeenvolgend) dan wel concomitant (gelijktijdig) worden gegeven. Concomitante behandeling met cytostatica en radiotherapie wordt chemoradiatie genoemd. Hiermee wordt het effect van de radiotherapie versterkt. Een combinatie van deze middelen met radiotherapie kan echter leiden tot ernstige bijwerkingen [12].

Bij een sequentiële behandeling wordt de chemotherapie meestal als eerste gegeven, omdat door de radiotherapie de bloedvatvoorziening van de tumor wordt beschadigd. De cytostatica die via de bloedbaan worden toegediend, kunnen dan de tumorcellen minder goed bereiken, waardoor ze minder werkzaam zijn.

Als de gehele chemotherapiebehandeling voorafgaand aan de lokale behandelmethoden wordt gegeven, dan wordt deze neoadjuvant genoemd. Met neoadjuvante chemotherapie wordt getracht tumorvolumereductie te bereiken, waardoor chirurgie of radiotherapie meer kans van slagen heeft of orgaansparend kan verlopen doordat een kleiner deel hoeft te worden verwijderd dan wel bestraald.

Radiotherapie kan ook worden gecombineerd met hyperthermie [13]. Deze combinatie, die ook sequentieel verloopt, blijkt het beste resultaat te geven als het interval ongeveer vier uur bedraagt. Het normale weefsel heeft zich dan al voor een belangrijk deel hersteld van de schade ten gevolge van de radiotherapie, terwijl het herstel van schade in de tumor veel trager verloopt. Hyperthermie verstoort dit herstelproces, waardoor de uiteindelijke schade groter is dan die van een van beide behandelingen afzonderlijk. Indien de tumor beter verwarmd kan worden dan het omgevende normale weefsel, zal een nog selectiever effect bereikt worden [11].

1.4 De algemene voorbereiding van de uitwendige radiotherapeutische behandeling

1.4.1 Intakegesprek

Aan de hand van de verkregen gegevens zal een intakegesprek tussen de patiënt en de behandelende radiotherapeut-oncoloog plaatsvinden. Er wordt een anamnese afgenomen en de patiënt zal opnieuw lichamelijk worden onderzocht. Hierbij kan blijken dat de informatie onvoldoende is om tot een adequaat behandelplan te komen of dat er veranderingen zijn opgetreden die aanvullend onderzoek noodzakelijk maken. Ook is het mogelijk dat voor het bepalen van het te bestralen doelvolume nog aanvullende beeldvormende diagnostiek moet plaatsvinden.

1.4.2 Voorlichting

Het intakegesprek is ook van belang om de patiënt in te lichten over de gang van zaken op de afdeling Radiotherapie, de duur van de behandeling, de duur van de bestraling en alle facetten van de behandeling die voor de patiënt nog onduidelijk zijn. Een goede voorlichting over het bestralingsplan, het doel van de behandeling en eventuele bijwerkingen, en mogelijk ook uitspraken over de prognose, zullen in dit gesprek aan de orde komen.

Het is belangrijk dat men zich realiseert dat niet alle in een eerste gesprek door de arts gedane uitspraken door de patiënt worden begrepen en/of onthouden. Daarom is het van belang dat schriftelijke informatie meegegeven wordt aan de patiënt en dat de voorlichting over de behandeling later door de medisch beeldvormings- en bestralingsdeskundige (MBB'er) opnieuw aan de orde wordt gesteld.

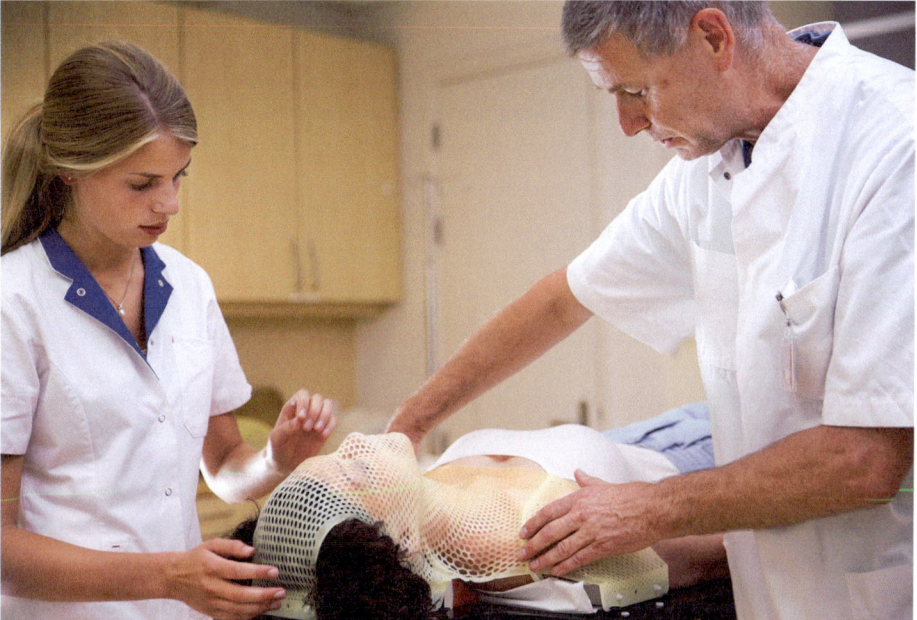

◘ **Figuur 1.2** Vervaardigen van vijfpuntsfixatiemasker van thermoplastisch materiaal

1.4.3 Individueel vervaardigen van hulpmiddelen

Voor de bestraling is het belangrijk dat de houding van de patiënt op de bestralingstafel gedurende de gehele behandeling stabiel en goed reproduceerbaar is. Bij tumoren in het hoofd-halsgebied wordt gebruikgemaakt van een zogenoemde 'cast' (een masker van kunststofmateriaal). Deze wordt op maat gemaakt, zoals is afgebeeld in ◘fig. 1.2. Voor de positionering worden om de gewenste stand van het hoofd te verkrijgen verschillende hoofdkussentjes ('bases') gebruikt. Ten behoeve van de stabilisering van de thorax of een extremiteit kan ook gebruik worden gemaakt van individueel vervaardigde kunststof fixaties, of eventueel van zakken gevuld met polystyreenkorrels. Deze zakken worden, nadat de thorax of de extremiteit van de patiënt erop is gelegd, vacuüm gezogen, waardoor ze niet meer van vorm veranderen en zo de patiënt in de gewenste houding kunnen ondersteunen en stabiliseren, waardoor de houding reproduceerbaar is.

1.5 Lokalisatie ter voorbereiding op de bestraling

Lokaliseren is het vastleggen van het te bestralen gebied op een CT-scan in relatie tot de in- en uitwendige anatomie van de patiënt in de houding waarin de patiënt ook bestraald gaat worden.

Na het geven van uitleg en instructie door de MBB'er aan de patiënt wordt deze gepositioneerd op een vlakke tafel met de benodigde hulpmiddelen. Met behulp van laserlijnen wordt de patiënt in drie richtingen (dimensies) 'uitgelijnd'. De kruising van de lijnen wordt op een stabiel punt in de nabijheid van het doelgebied geplaatst. Deze 'referentiepunten' worden gemarkeerd op de huid van de patiënt en/of op het individueel vervaardigde hulpmiddel met een speciale inkt of door het aanbrengen van tatoeagepuntjes op de huid van de patiënt. Dit is nodig om de houding waarin de patiënt is gescand te kunnen reproduceren op het bestralingstoestel. Om de referentiepunten zichtbaar te maken op de CT-scan worden op de kruispunten van de lasers op de huid radio-opaque markers geplakt.

1.6 Dosis en fractionering

De dosis (hoeveelheid straling) die nodig is voor het bestrijden van een tumor is vaak zo hoog dat een ontoelaatbare beschadiging van de omliggende weefsels zou worden veroorzaakt indien deze dosis in één keer zou worden toegediend.

Daarom wordt in fracties (vele porties) bestraald, wat een relatief voordeel voor de normale weefsels oplevert. Dit komt doordat in de intervallen tussen de fracties de normale weefsels beter herstellen dan de tumorcellen. Elk interval moet ten minste zes uur bedragen [14].

Een bestralingsbehandeling bestaat uit één of meer fracties. Gegevens uit de radiobiologie en uit observaties bij patiënten hebben geleid tot dosisschema's die de meeste kans op genezing geven (hoge TCP) zonder complicaties (lage NTCP). De kans op genezing hangt enerzijds af van de stralingsgevoeligheid van de verschillende tumoren en anderzijds van de tolerantie van het omliggende gezonde weefsel. Hoe hoger de dosis, hoe groter de kans dat de tumorcellen gedood worden, maar ook hoe groter de kans op vervelende complicaties voor de patiënt. De door de radiotherapeut-oncoloog voorgeschreven dosis hangt mede af van de tolerantie van de omliggende organen voor ioniserende stralen. Bij een palliatieve behandelingsindicatie wordt de dosis gekozen die de meeste verlichting van de klachten en de minste belasting voor de patiënt geeft.

Een dosisschema met veel fracties en een lage fractiedosis (1,2–1,8 Gy per fractie) wordt hyperfractionering genoemd. Bij hypofractionering is de fractiedosis hoger en is het aantal fracties laag (hypo), bijvoorbeeld 16 × 2,66 Gy.

Het onderwerp fractioneren en de onderliggende radiobiologische achtergrond hiervan worden uitgebreider beschreven in het boek *Radiobiologie en stralingsbescherming* [8].

1.7 Bestralingsplan ter voorbereiding op de bestraling

Voordat de patiënt bestraald kan worden, wordt met het 'treatment-planning'-systeem (TPS) een bestralingsplan vervaardigd. Voorafgaand aan het maken van een bestralingsplan moeten verschillende weefselvolumes worden gedefinieerd. Om te beginnen worden het doelgebied en de omliggende gezonde organen ('organs at risk' – OAR) ingetekend op de CT-lokalisatiebeelden. Het nauwkeurig intekenen van structuren is belangrijk, maar lastig. Dit komt door verschillen in interpretatie van de beelden door verschillende MBB'ers en artsen (interobservervariatie) [15]. Om zo precies mogelijk te kunnen intekenen, wordt het intekenen in het TPS steeds verder geautomatiseerd en wordt ook gebruikgemaakt van andere beeldvormende modaliteiten [16, 17]. Door fuseren (over elkaar heen projecteren) van bijvoorbeeld een MRI-scan of een PET-CT en een CT-scan komt meer informatie beschikbaar over de begrenzing van het tumorgebied, het 'gross tumor volume' (GTV) of 'clinical target volume' (CTV) en kritische organen (OAR's) [18]. Deze volumes zijn door de International

1.7 · Bestralingsplan ter voorbereiding op de bestraling

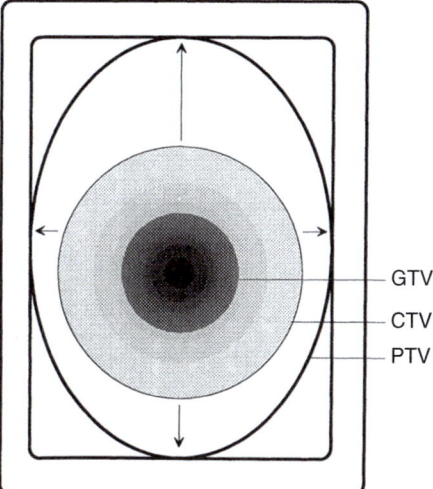

Figuur 1.3 Verschillende volumes van en rond de te bestralen tumor

Commission on Radiation Units and Measurements (ICRU) gedefinieerd [19, 20]. Het GTV is het volume dat de macroscopisch aantoonbare tumor weergeeft. Het CTV is het tumorvolume, inclusief een marge rond de tumor, dat al het weefsel bevat waarin zich tumorcellen kunnen bevinden. Op dit volume (de macroscopische tumor plus de microscopische uitbreiding) richt de behandeling zich (zie voor een schematische weergave ◘ fig. 1.3). Omdat reproduceren van de geplande dosis lastig is, wordt de dosisplanning uitgevoerd op een groter volume: het 'planning target volume' (PTV). Het PTV omvat het CTV met een bepaalde marge, waarbij rekening wordt gehouden met de volgende factoren:
- bewegingen van het CTV (bijvoorbeeld door de ademhaling of peristaltiek);
- variatie in de grootte of vorm van het CTV;
- onnauwkeurigheid in de positionering van de patiënt;
- intekenvariatie.

Na het intekenen wordt de opzet van de bestralingsbundels ingesteld. Dit kunnen vaste bundels zijn of roterende bundels. Met vaste bundels kan gebruikgemaakt worden van intensiteitgemoduleerde radiotherapie ('intensity modulated radiotherapy' – IMRT). Hierbij wordt de bestralingsbundel opgedeeld in meerdere kleine segmenten (vormen) door gebruik te maken van de lamellen ('leaves') in de collimator van de lineaire versneller. De bestralingsintensiteit van deze kleine segmenten varieert met als doel een optimale dosisverdeling te verkrijgen. Een andere techniek die veel wordt toegepast, is volumetrische intensiteit gemoduleerde radiotherapie ('volumetric modulated arc therapy' – VMAT) (bij een andere fabrikant 'Rapid Arc' genoemd). Deze rotatietechniek is in vele opzichten een verbetering ten opzichte van IMRT. Het apparaat draait al stralende om de patiënt en kan tijdens het draaien de intensiteit van straling, de rotatiesnelheid en de vorm van het bestralingsveld variëren. Daarnaast kan gevarieerd worden met de stop- en starthoek van de bundel. VMAT zorgt in veel gevallen voor een kortere bestralingstijd dan IMRT en voor een betere conforme dosisverdeling: een lage dosis in het gezonde weefsel en alleen een hoge dosis in het PTV.

Na instellen van de bundels worden de dosiscriteria aan het TPS opgegeven en worden optimalisaties uitgevoerd, geëvalueerd en bijgesteld, totdat de dosisverdeling voldoet aan de eisen. Uit het bestralingsplan moet blijken dat het doelgebied een voldoende hoge dosis krijgt en dat het omliggende gezonde weefsel zo veel mogelijk wordt gespaard. Een voldoende hoge TCP en een lage NTCP zijn noodzakelijk om (ernstige) complicaties zo veel mogelijk te voorkomen en bijwerkingen te beperken.

Een gedetailleerde uitleg over de definiëring van het doelgebied, het vervaardigen van bestralingsplannen en de kwaliteitscontrole is te vinden in het boek *Techniek in de radiotherapie* [9].

1.8 Uitvoering uitwendige bestraling

Het doel van een stralingsbehandeling is het toedienen van een dusdanige dosis straling aan een bepaald weefselgebied dat de beoogde curatie/palliatie wordt bereikt. Hierbij moet het gezonde weefsel zo veel mogelijk worden ontzien.

Het is van het grootste belang dat de parameters van het bestralingsplan, die zijn vastgelegd tijdens de lokalisatie en de planning, op eenduidige wijze bij het bestralingstoestel terechtkomen [21]. De gedetailleerde informatie van het bestralingsplan zal via een computernetwerk worden doorgegeven naar de bediening van het bestralingstoestel. De ligging van de patiënt en de gebruikte hulpmiddelen moeten duidelijk zijn omschreven of vastgelegd op foto's, zodat deze goed kunnen worden gereproduceerd door de MBB'er op het bestralingstoestel.

1.8.1 Positionering en positieverificatie

Elke bestralingsfractie wordt gestart met het positioneren van de patiënt op de bestralingstafel, zodanig dat de gemarkeerde referentiepunten of aangetekende lijnen op de patiënt samenvallen met op de patiënt geprojecteerde laserlijnen in de behandelruimte. Hierdoor is de positie van de patiënt ten opzichte van het bestralingsapparaat elke fractie gelijk (zie ◘ fig. 1.4).

Om te kunnen verifiëren of de positie van het doelgebied binnen in het lichaam ook gelijk is aan de geplande situatie, worden digitale beelden gemaakt. Dit kunnen 2D-beelden zijn, gemaakt met megavolt- of kilovoltfotonen (MV- of kV-fotonen), of 3D-beelden, gemaakt met een 'cone beam'-CT (CBCT) of een 'magnetic resonance imaging' (MRI). Deze beelden kunnen gematcht worden met de oorspronkelijke beelden en getekende structuren in het bestralingsplan. Aan de hand van de bevindingen kunnen wijzigingen of correcties worden uitgevoerd om een reproduceerbare dosis in de patiënt te verkrijgen. Aan de hand van beelden wordt zo de radiotherapeutische behandeling geleid. Beeldgeleide radiotherapie wordt aangeduid met de Engelse term 'image guided radiation therapy (IGRT)'. Het is ook mogelijk om op basis van voorspelbare beweging van organen van tevoren meerdere bestralingsplanningen te maken, waarvan er op basis van de met een CBCT gemaakte beelden voorafgaand aan de bestraling één gekozen wordt [22–24]. Een andere optie is om gedurende meerdere bestralingsfracties gemaakte beelden te beoordelen om te zien of het doelgebied van vorm is veranderd of meer of minder beweegt dan gepland. Het bestralingsplan kan op basis van die informatie worden aangepast (geadapteerd). Dit aanpassen van het behandelplan op basis van beelden wordt 'image guided adaptive radiation therapy' (IGART) genoemd [17, 25].

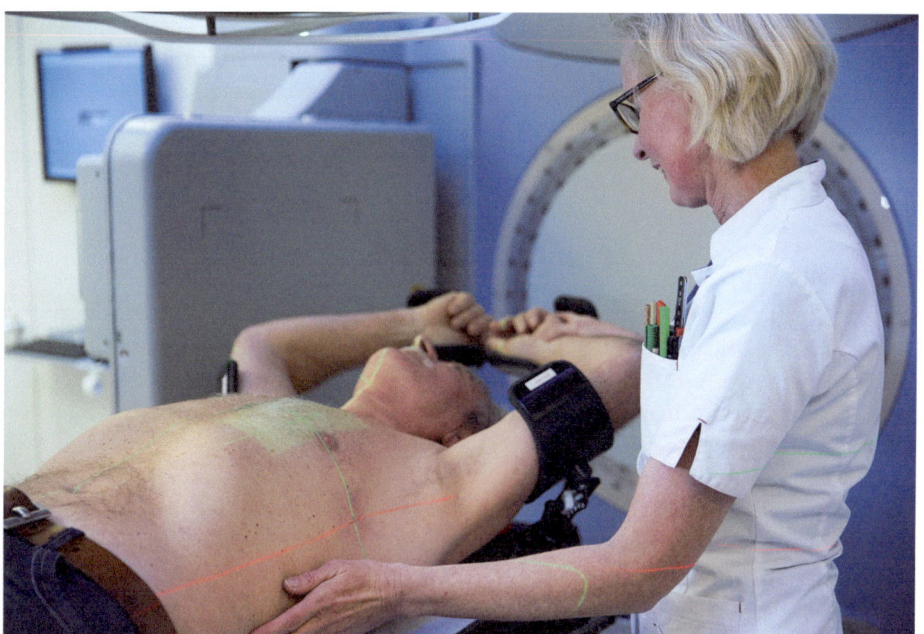

◘ **Figuur 1.4** Positioneren van de patiënt op de behandeltafel gebeurt aan de hand van laserlijnen (hier in groen en rood)

Over de gebruikte apparatuur en IG(A)RT-strategieën is meer te lezen in het boek *Techniek in de radiotherapie* [9]. Toepassingen van IG(A)RT bij specifieke tumoren worden in de hierna volgende hoofdstukken toegelicht.

1.8.2 Begeleiding patiënt

Naast de instelprocedure zal de MBB'er ook aandacht besteden aan de conditie en het welbevinden van de patiënt.

Bij een radiotherapeutische behandeling worden vroege en late bestralingsreacties onderscheiden. Vroege reacties treden op vanaf twee weken na de eerste fractie tot drie maanden na de bestraling [8]. Tijdens de bestralingsserie zal met het oog op de vroege bestralingsreacties controle moeten plaatsvinden.

De MBB'er zal veranderingen bij de patiënt kunnen opmerken die wijzen op verslechtering van de algemene conditie, op een slechte verwerking van de ziekte of op pijnklachten. Het is van belang dat de behandelend radiotherapeut-oncoloog op de hoogte wordt gebracht van de veranderingen, zodat hij de behandeling kan bijsturen.

Ook kan bijvoorbeeld bij gewichtsverlies de diëtist, bij mondklachten de mondhygiënist en bij praktische of verwerkingsproblematiek een maatschappelijk werker of psycholoog worden ingeschakeld. Overigens kan een kort gesprek met een MBB'er tijdens de behandeling voor de patiënt al verhelderend werken. Enig inzicht bij de MBB'er in de bijwerkingen en de verwerking van het ziek-zijn is hierbij noodzakelijk.

De behandelend radiotherapeut-oncoloog zal de patiënt regelmatig zien en spreken ter beoordeling van het effect van de bestraling. Tijdens deze controles kunnen de bijwerkingen van de behandeling ter sprake komen, zodat de arts adviezen kan geven en zo nodig medicatie kan voorschrijven. Zorgvuldigheid betreffende de begeleiding is van groot belang; de MBB'er en de radiotherapeut-oncoloog dienen de informatie op eenzelfde wijze te brengen, zodat bij de patiënt geen verwarring ontstaat.

1.8.3 Follow-up

Na afloop van de behandeling blijft de patiënt onder controle. Volgens de Gezondheidsraad is deze follow-up (nacontrole) afhankelijk van de wens van de patiënt, het doel van de controle en de eventuele behandelmogelijkheden indien zich een recidief voordoet [26]. Nazorg is heel belangrijk na behandeling van kanker.

De volgende zaken komen hierbij aan de orde:
- evaluatie van de behandeling en de eventuele bijwerkingen (late toxiciteit) daarvan; deze worden dan zo goed als mogelijk bestreden;
- voorlichting en begeleiding;
- aandacht voor sociale gevolgen;
- diagnosticeren van nieuwe maligniteiten of uitbreiding van de ziekte.

1.9 Klinisch wetenschappelijk onderzoek in de radiotherapie

Radiotherapie is bij uitstek een behandelvorm gebaseerd op klinisch wetenschappelijk onderzoek. Door goede klinische observatie en een juiste interpretatie van onderzoeksresultaten van enerzijds de reactie op straling op de te behandelen aandoening en anderzijds de reactie op de omringende normale weefsels, kan de radiotherapeutische behandeling steeds verder worden verbeterd. De ontwikkelingen in techniek, automatisering en bestralings- en beeldvormende apparatuur dragen hieraan bij. Een voorbeeld van een nieuwe technologie is protonentherapie, die sinds 2018 in Nederland mogelijk is. Om inzicht te krijgen in het effect van deze therapie, worden de resultaten hiervan door de Nederlandse protonencentra in een landelijke database bijgehouden. Het doel is om de klinische (meer)waarde van deze therapie te bepalen.

Het is voor de patiënt, de maatschappij en de zorgverzekeraars van belang dat gestreefd wordt naar de hoogst haalbare kwaliteit van zorg. De vergoeding van de behandeling en de financiering van wetenschappelijk onderzoek worden geregeld vanuit meerdere instanties. De Nederlandse Organisatie voor Wetenschappelijk Onderzoek (NWO) is de nationale Nederlandse wetenschapsfinancier. Ook de overheid, de industrie en patiëntenverenigingen als het Koningin Wilhelmina Fonds (KWF) Kankerbestrijding en de Stichting Kinderen Kankervrij (KiKa) dragen bij aan de kosten van wetenschappelijk onderzoek naar kanker en de behandeling hiervan.

Onderzoek bij mensen wordt aangeduid met de term klinisch-wetenschappelijk onderzoek. Ook wordt hiervoor de naam 'trial' gebruikt. Klinisch-wetenschappelijk onderzoek wordt onderscheiden in fase 1-, 2-, 3-, 4-onderzoek en retrospectief onderzoek.

Bij fase 1-onderzoek luidt de vraag: 'Is het medicijn of de behandeling veilig?' Dit type onderzoek komt in de regel binnen de radiotherapie niet voor.

Fase 2-onderzoek is nodig om de effectiviteit van de nieuwe therapie zo nauwkeurig mogelijk te kunnen vaststellen. Dit type onderzoek is nauwelijks aan de orde binnen de radiotherapie, maar gesteld zou kunnen worden dat het bijhouden van de resultaten van de protonentherapie hieronder valt.

In een fase 3-onderzoek worden twee behandelingen met elkaar vergeleken om na te gaan welke behandeling de beste is. Om daarover een betrouwbare uitspraak te kunnen doen, wordt door loting bepaald of een patiënt de standaardbehandeling of de nieuwe te onderzoeken behandeling krijgt. Door deze randomisatieprocedure is dan sprake van een zogenoemde 'randomized controlled trial' (RCT). Op deze manier vindt een eerlijke verdeling plaats van patiënten over de twee verschillende behandelgroepen. Een voorbeeld hiervan is een studie die onderzoekt of gedeeltelijke borstbestraling vóór de operatie een beter cosmetisch resultaat oplevert dan gedeeltelijke borstbestraling na de operatie [27].

Fase 4-onderzoek wordt ook wel doelmatigheidsonderzoek genoemd. Doelmatigheid wordt hier gedefinieerd als meer of betere zorg bij gelijke kosten of gelijke zorg tegen lagere kosten. Dit type onderzoek moet leiden tot een zo gunstig mogelijke verdeling van (meestal financiële) middelen.

1.9.1 Retrospectief onderzoek

Bij retrospectief onderzoek wordt de onderzoeksvraagstelling pas na afloop van de behandeling van vele patiënten geformuleerd (in tegenstelling tot de hiervoor beschreven typen onderzoek, waarbij de onderzoeksvraag voorafgaand aan de behandeling duidelijk is). In de literatuur wordt over retrospectief onderzoek het meest gerapporteerd, omdat dit type onderzoek relatief gemakkelijk is uit te voeren. Als in een periode van tien jaar op een bestralingsafdeling bijvoorbeeld 250 patiënten met prostaatkanker zijn bestraald, kan men voor deze groep met behulp van statusonderzoek nagaan wat het effect van de bestraling is geweest op de lokale controle of op de ziektevrije overleving. Door retrospectief onderzoek is het dus mogelijk om de behandeling van eigen patiënten te evalueren en te vergelijken met de resultaten van anderen. Verder is het mogelijk om op deze manier factoren te analyseren die het behandelingsresultaat beïnvloeden. Zo kan gevonden worden dat de ziektevrije overleving na radiotherapeutische behandeling van de patiënten met een prostaatcarcinoom wordt bepaald door de grootte van de primaire tumor. Of er kan worden aangetoond dat de patiënten dankzij aanpassing van de bestralingstechniek minder last hebben van bijwerkingen op lange termijn.

De mogelijkheden voor MBB'ers om zelf aan wetenschappelijk onderzoek deel te nemen, zijn de laatste jaren toegenomen. Zij kunnen de klinisch onderzoeker bijstaan bij het ondervragen en onderzoeken van patiënten, het ontwikkelen van nieuwe bestralingsprotocollen en het analyseren van onderzoeksresultaten. Tevens bestaat de mogelijkheid tot het zelfstandig initiëren en uitvoeren van onderzoek dat kan resulteren in een proefschrift.

1.9.2 Behandelrichtlijnen

Behandelingen en wetenschappelijke studies hebben veel informatie en kennis opgeleverd over allerlei oncologische aandoeningen. Bundeling hiervan vindt plaats in landelijke of internationale behandelrichtlijnen, die tot stand komen na zorgvuldige raadpleging van de literatuur en discussies met experts. De landelijke en regionale oncologische richtlijnen worden gepubliceerd op ►www.oncoline.nl, de richtlijnen voor medisch specialisten verschijnen op ►www.richtlijnendatabase.nl.

De Nederlandse Vereniging voor Radiotherapie en Oncologie (NVRO) heeft meegewerkt aan de ontwikkeling van vele landelijke multidisciplinaire richtlijnen voor oncologische zorg. Doordat de ontwikkelingen binnen de radiotherapie zo snel gaan en mogelijke combinatietherapieën steeds veranderen, is niet altijd sluitend bewijs op het gebied van de verschillende radiotherapeutische zorgdomeinen beschikbaar [28]. De NVRO is in 2016 daarom het project 'Kennisagenda Radiotherapie' gestart, waarmee in kaart wordt gebracht wat nog onderzocht moet worden. Wetenschappelijk onderzoek is van groot belang om de radiotherapeutische behandeling steeds verder te kunnen verbeteren.

1.10 Illustraties

De foto's in dit hoofdstuk zijn verkregen via het Nederlands Kanker Instituut Antoni van Leeuwenhoek Ziekenhuis in Amsterdam. Met dank aan Erin Gardebroek-de Boer.

Literatuur

1. Jochems AAF, Joosten FWMG. Coëlho zakwoordenboek der geneeskunde. 33e ed. Houten: Bohn Stafleu van Loghum; 2018.
2. CBS. Kanker oorzaak bij 31 procent van de sterfgevallen. 2018. ►https://www.cbs.nl/nl-nl/nieuws/2018/28/kanker-oorzaak-bij-31-procent-van-de-sterfgevallen.
3. Ferlay J, Colombet M, Soerjomataram I, Dyba T, Randi G. ScienceDirect Cancer incidence and mortality patterns in Europe: estimates for 40 countries and 25 major cancers in 2018. Euro J Cancer. 2018;103:356–87. ►https://doi.org/10.1016/j.ejca.2018.07.005.
4. Bray F, Ferlay J, Soerjomataram I. Global cancer statistics 2018: GLOBOCAN estimates of incidence and mortality worldwide for 36 cancers in 185 countries. CA A Cancer J Clinicians. 2018;68(6):394–424.
5. The Union for International Cancer Control. How to use the TNM classification. Genève: The Union for International Cancer Control; 2016. ►https://www.uicc.org/sites/main/files/atoms/files/How_to_use_TNM.pdf.
6. Mor V, Laliberte L, Morris J, Wiemann M. The Karnofsky performance status scale an examination of its reliability and validity in a research setting. Cancer. 1984;53(9):2002–7. ►https://onlinelibrary.wiley.com/doi/abs/10.1002/1097-0142(19840501)53:9%3C2002::AID-CNCR2820530933%3E3.0.CO;2-W.
7. De Wilt H. Chirurgische oncologie ontketend. Nijmegen: Radboud Universiteit Nijmegen; 2010. ►https://repository.ubn.ru.nl/bitstream/handle/2066/83296/83296.pdf.
8. De Ru VJ, Scheurleer J, Welleweerd, editors. Radiobiologie en stralingsbescherming. 6e ed. Houten: Bohn Stafleu Van Loghum; 2016.
9. Froma A, Mast M, Welleweerd H, editors. Techniek in de radiotherapie. 4e ed. Houten: Bohn Stafleu van Loghum; 2020.
10. Schumacher T. Kanker bestrijden met eigen afweersysteem. 2014. ►https://www.kwf.nl/onderzoek/welk-onderzoek-krijgt-geld/Pages/Onderzoekervandeweektonschumacher.aspx.
11. Bakker A, Van der Zee J, Tienhoven G, Kok HP, Rasch CRN, Crezee H. Temperature and thermal dose during radiotherapy and hyperthermia for recurrent breast cancer are related to clinical outcome and thermal toxicity: a systematic review. Int J Hyperthermia. 2019;36(1):1024–39. ►https://doi.org/10.1080/02656736.2019.1665718.
12. Peters N, Richel D, Verhoeff J, Stalpers L. Bowel perforation after radiotherapy in a patient receiving sorafenib. Clin Oncol. 2008;26(14):2405–6.
13. Crezee H, Van Tienhoven G. Hyperthermie versterkt het effect van radiotherapie en/of chemotherapie bij de behandeling van meerdere vormen van kanker. Ned Tijdschr Oncol. 2019;16:47–53.

Literatuur

14. Federatie Medisch Specialisten (z.j.). De wijze waarop radiatieschade na radiotherapie behandeld kan worden. ▶ https://www.richtlijnendatabase.nl/richtlijn/hoofd-halstumoren/behandeling_radiatieschade_na_radiotherapie.html.
15. Rasch C, Steenbakkers R, Van Herk M. Target definition in prostate, head, and neck. Sem Radiat Oncol. 2005;15(3):136–45. ▶ http://www.sciencedirect.com/science/article/pii/S105342960500007X.
16. Segedin B, Petric P. Uncertainties in target volume delineation in radiotherapy. Are they relevant and what can we do about them? Radiol Oncol. 2016;50(3):254–62.
17. Mcnair H, Buijs M. Technical innovations & patient support in radiation oncology image guided radiotherapy moving towards real time adaptive radiotherapy; global positioning system for radiotherapy? Tech Innov Patient Support Radiat Oncol. 2019;12:1–2. ▶ https://doi.org/10.1016/j.tipsro.2019.10.006.
18. Schmidt MA, Payne GS. Radiotherapy planning using MRI. Phys Med Biol. 2015;60(22).
19. ICRU. ICRU Report 62. Prescribing, recording and reporting photon beam therapy (supplement to ICRU report 50). Bethesda, MD: International Commission on Radiation Units and Measurements; 1999.
20. Chavaudra J, Bridier A. Définition des volumes en radiothérapie externe: rapports ICRU 50 et 62. Definition of volumes in external radiotherapy: ICRU reports 50 and 62. Cancer Radiother. 2001;5(5):472–8. ▶ https://www.sciencedirect.com/science/article/abs/pii/S1278321801001172?via%3Dihub.
21. Scheurleer J, Koken P, Wessel R. Potential interoperability problems facing multi-site radiation oncology centers in the Netherlands. J Phys Conf Ser. 2014;489(1).
22. Jadon R, Pembroke C, Hanna CL, Palaniappan N, Evans M, Cleves E, et al. A systematic review of organ motion and image-guided strategies in external beam radiotherapy for cervical cancer. Clin Oncol. 2014;26(4):185–96. ▶ http://www.ncbi.nlm.nih.gov/pubmed/24566332.
23. Van Kranen S, De Jong R, De Ruiter P, Bloemers M, Van Herk M, Remeijer P, et al. Oc-0379 opportunities for margin reduction for cervical cancer by application of a population based library of plans. Radiother Oncol. 2012;103:S152. ▶ http://linkinghub.elsevier.com/retrieve/pii/S0167814012707181.
24. Bondar ML, Hoogeman MS, Mens JW, Quint S, Ahmad R, Dhawtal G, et al. Individualized nonadaptive and online-adaptive intensity-modulated radiotherapy treatment strategies for cervical cancer patients based on pretreatment acquired variable bladder filling computed tomography scans. Int J Radiat Oncol Biol Phys. 2012;83(5):1617–23. ▶ http://www.ncbi.nlm.nih.gov/pubmed/22270164.
25. Van Beek S, Jonker M, Hamming-Vrieze O, Al-mamgani A, Navran A, Remeijer P, et al. Technical innovations & patient support in radiation oncology protocolised way to cope with anatomical changes in head & neck cancer during the course of radiotherapy. Tech Innov Patient Support Radiat Oncol. 2019;12:34–40. ▶ https://doi.org/10.1016/j.tipsro.2019.11.001.
26. Gezondheidsraad. Gezondheidsraad Nacontrole in de oncologie. Doelen onderscheiden, inhoud onderbouwen. Den Haag: Gezondheidsraad; 2007. ▶ https://www.gezondheidsraad.nl/documenten/adviezen/2007/03/27/nacontrole-in-de-oncologie.-doelen-onderscheiden-inhoud-onderbouwen.
27. Scholten A. Pre-versus postoperative accelerated partial breast irradiation. 2017. ▶ https://www.avl.nl/alles-over-kanker/informatie-over-klinische-studies-trials/trials/borstkanker-papbi-2-studie/.
28. Kaanders JHAM, Creutzberg CL, Heijmen BJM, Hurkmans CW, Keus R, Langendijk J, et al. Kennisagenda radiotherapie. Utrecht: NVRO; 2017. ▶ http://www.nvro.nl/publicaties/rapporten.html.

Mammacarcinoom

E.W.C. Koiter

2.1 Inleiding – 20

2.2 Oncologische kenmerken – 20
2.2.1 Invasief mammacarcinoom – 20
2.2.2 Stadiëring – 20
2.2.3 Maligniteitsgraad – 20
2.2.4 Hormoonreceptoren en Her2Neu – 22
2.2.5 Niet-invasief mammacarcinoom – 22

2.3 Keuze van de behandeling – 22
2.3.1 Behandeling van het niet-gemetastaseerde mammacarcinoom – 22
2.3.2 Behandeling van het gemetastaseerde mammacarcinoom – 26

2.4 Bestralingstechniek – 26
2.4.1 Doelvolumebepaling – 26
2.4.2 Bestralingstechniek – 29
2.4.3 Andere technieken – 29

2.5 Bijwerkingen – 30
2.5.1 Vroege toxiciteit – 30
2.5.2 Late toxiciteit – 30

Literatuur – 31

© Bohn Stafleu van Loghum is een imprint van Springer Media B.V., onderdeel van Springer Nature 2020
L. van Zadelhoff, P. Thysebaert, R. B. Keus, en A. A. Froma, *Radiotherapie bij de oncologische patiënt*,
https://doi.org/10.1007/16013_2020_25

2.1 Inleiding

De meeste vrouwen die via de huisarts naar de mammapoli worden verwezen, hebben zelf een knobbeltje in de borst gevoeld. Soms zijn er ook veranderingen aan de huid merkbaar, zoals roodheid of een wondje dat niet geneest. Dit kunnen tekenen zijn van huidbetrokkenheid. Andere symptomen die kunnen wijzen op borstkanker zijn verandering van de contour van de borst, intrekking van de huid of de tepel, een branderig gevoel in de borst of een knobbel in de oksel. Een enkele keer komt het mammacarcinoom aan het licht door klachtengevende uitzaaiingen. Sinds de invoering van het bevolkingsonderzoek borstkanker (van 50–75 jaar) wordt de diagnose borstkanker vaak in een zo vroeg stadium gesteld dat er nog geen klachten zijn (fig. 2.1).

2.2 Oncologische kenmerken

2.2.1 Invasief mammacarcinoom

De meest voorkomende vorm van borstkanker is het invasief carcinoom niet-specifiek type (NST). Deze vorm van borstkanker ontstaat in de melkgangetjes (fig. 2.2) en betreft bijna 85 % van alle gevallen van borstkanker. De vorm die daarna het meest voorkomt, is het lobulair carcinoom, dat ontstaat in de melkklieren. Daarnaast zijn er nog enkele zeer weinig voorkomende varianten (tubulair, mucineus, papillair carcinoom), die over het algemeen een iets gunstigere prognose kennen. Bij het vaststellen van de prognose en de behandeling van invasief mammacarcinoom zijn diverse factoren van belang: stadium van de ziekte, maligniteitsgraad, lymfangioinvasie (ingroei in de kleine lymfevaatjes), hormoongevoeligheid en overexpressie van humane epidermale groeifactor.

2.2.2 Stadiëring

Bij het uitdrukken van het stadium van de ziekte wordt gebruikgemaakt van de TNM-classificatie. Hierbij wordt gekeken naar de stand van zaken met betrekking tot de Tumor (grootte, ingroei in andere organen), de Nodes (lymfeklieren) en de Metastasen (uitzaaiingen buiten de lymfeklieren). Het M-stadium is het meest bepalend voor de prognose, gevolgd door het N- en het T-stadium. Hoe hoger het stadium, hoe ongunstiger de prognose. Het vaststellen van het stadium voor aanvang van de behandeling wordt klinische stadiëring genoemd. Hierbij wordt gebruikgemaakt van de informatie die is verkregen bij lichamelijk onderzoek en beeldvorming (mammogram, echo, MRI, PET/CT). Op basis van dit stadium wordt het behandelplan opgesteld. Als de patiënt geopereerd is, vindt de pathologische stadiëring plaats. Hierbij wordt gebruikgemaakt van de informatie die is verkregen door bij de operatie weggenomen borstweefsel en lymfeklieren te bekijken onder de microscoop. De pathologische stadiëring geldt als het meest betrouwbaar. Op basis hiervan wordt besloten of eventuele aanvullende behandeling in de vorm van radiotherapie of systeemtherapie nodig is.

2.2.3 Maligniteitsgraad

De maligniteitsgraad van het invasief mammacarcinoom wordt gescoord volgens het systeem van Bloom en Richardson (BR). Hierbij wordt gekeken naar de mate van kernatypie,

2.2 · Oncologische kenmerken

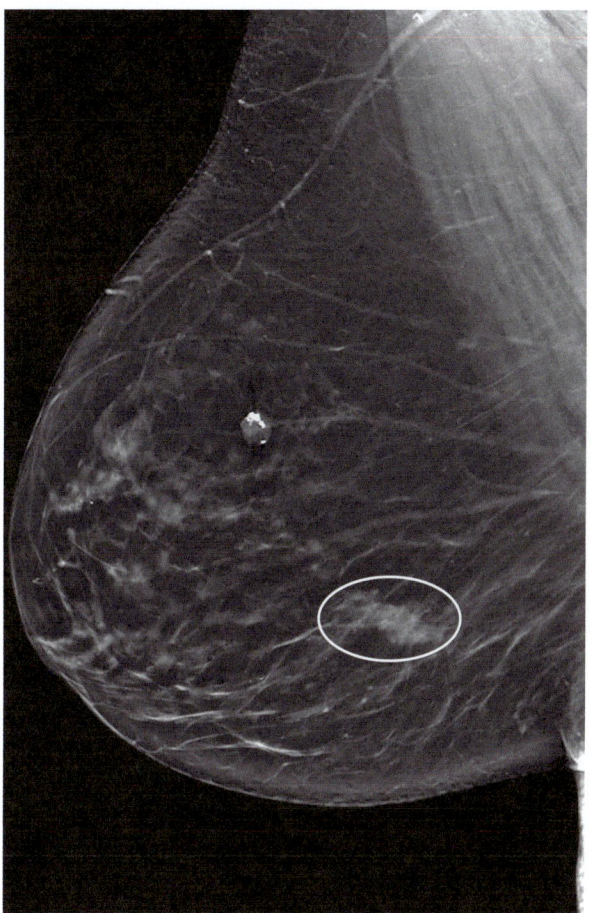

Figuur 2.1 Mammogram. De verdachte afwijking is wit omcirkeld. Het hoger in de borst gelegen plekje met helderwitte puntjes betreft een goedaardige afwijking

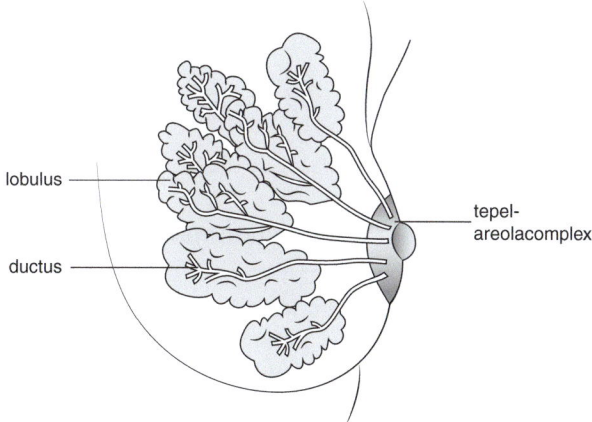

Figuur 2.2 Schematische weergave van de mamma met de ducten (melkgangen) en lobben (melkklieren)

buisvorming en celdelingen. Aan elk van deze componenten wordt een score toegekend, en bij elkaar opgeteld vormen deze scores de graad van de tumor. Er kan sprake zijn van graad I, II of III. Hoe hoger de graad, hoe minder de kankercellen lijken op gezonde cellen en hoe slechter ze zich gedragen.

2.2.4 Hormoonreceptoren en Her2Neu

Veel borstkankercellen bezitten hormoonreceptoren, waaraan oestrogeen en/of progesteron zich kunnen binden. Dit betekent dat de tumor hormoongevoelig is. De meeste mammacarcinomen zijn hormoongevoelig. De hormoonreceptoren vormen een belangrijk aangrijpingspunt voor therapie (hormoontherapie). Over het algemeen hebben hormoongevoelige tumoren een betere prognose dan tumoren die hormoonongevoelig zijn. Naast hormoonreceptoren kunnen borstkankercellen ook een overexpressie hebben van de humane epidermale groeifactorreceptor Her2Neu. Dit betekent dat in het lichaam aanwezige groeifactoren ook de borstkankercellen kunnen stimuleren tot groei. Voorheen hadden deze tumoren een slechtere prognose, maar met de opkomst van de immuuntherapie is hiervoor een goede behandelmodaliteit gevonden. Patiënten met Her2Neu-positieve tumoren kunnen aldus in aanmerking komen voor behandeling met monoklonale antilichamen (bijvoorbeeld trastuzumab) die specifiek gericht zijn op het blokkeren van de Her2Neu-receptor.

2.2.5 Niet-invasief mammacarcinoom

Er wordt gesproken van ductaal carcinoma in situ (DCIS) als sprake is van een opeenhoping van kwaadaardige cellen in de melkgangen zonder dat de wand van de melkgang doorbroken wordt. Er vindt dus geen doorgroei plaats in het omliggende weefsel, en daarom is de kans op uitzaaiingen zeer klein. DCIS wordt beschouwd als een voorstadium van borstkanker, hoewel niet bekend is welk percentage van de gevallen van onbehandeld DCIS uiteindelijk leidt tot een invasief carcinoom. DCIS is meestal niet palpabel, maar wordt vaak gevonden bij het bevolkingsonderzoek waarbij microcalcificaties ('kalkspatjes') op het mammogram gezien worden. In principe wordt DCIS op dezelfde manier behandeld als een invasief mammacarcinoom. Een andere vorm van niet-invasief mammacarcinoom is het lobulair carcinoma in situ (LCIS). LCIS is doorgaans niet zichtbaar bij beeldvormend onderzoek en meestal een toevalsbevinding. LCIS behoeft geen behandeling.

2.3 Keuze van de behandeling

2.3.1 Behandeling van het niet-gemetastaseerde mammacarcinoom

Als het mammacarcinoom niet op afstand is gemetastaseerd, dat wil zeggen is beperkt tot de borst en de regionale lymfeklieren (axilla, periclaviculair, parasternaal), kan een in opzet curatieve behandeling worden gegeven. Deze behandeling bestaat in de regel uit een combinatie van chirurgie, radiotherapie en systeemtherapie.

Mammasparend versus ablatieve behandeling

In de meeste gevallen is er keuze tussen een borstsparende operatie, waarbij alleen de tumor met een marge wordt weggenomen, en een operatie waarbij de hele borst wordt afgezet (een ablatio mammae). In Nederland worden de meeste vrouwen borstsparend behandeld. Voordelen hiervan zijn: (1) kleinere operatiewond en minder complicaties, (2) behoud van de borstcontour leidt tot een positiever zelfbeeld en een betere kwaliteit van leven (3), geen borstreconstructie nodig. Het belangrijkste nadeel is dat in principe iedereen die borstsparend behandeld wordt ook bestraald moet worden om de kans op een lokaal recidief te minimaliseren. Het is een bekende misvatting dat het afzetten van de borst een betere kans op genezing geeft. Een borstsparende operatie plus bestraling is minstens even veilig als het afzetten van de borst [1]. Angst voor een lokaal recidief is in die zin geen goede reden om over te gaan tot ablatio, omdat ook een recidief kan ontstaan op de plek waar de borst zat. Redenen om te kiezen voor een ablatio kunnen zijn: de wens van de patiënt, een genmutatie die een sterk verhoogde kans op mammacarcinoom geeft (bv. BRCA-mutatie; dan kan overwogen worden om preventief beide borsten af te zetten) en een tumor die zo groot is dat het niet mogelijk is om de borst te sparen.

Radiotherapie na mammasparende behandeling

In principe komt iedereen die borstsparend behandeld is in aanmerking voor aanvullende bestraling van de geopereerde borst. Deze bestraling heeft tot doel de kans op een lokaal recidief te minimaliseren, die dan vergelijkbaar is met de kans hierop na een ablatio [2]. Dit geldt alleen voor het invasief mammacarcinoom. In geval van DCIS wordt de kans op een lokaal recidief door radiotherapie gehalveerd [3]. Van oudsher wordt een dosis gegeven van 50 Gy equivalent, hoewel er recente aanwijzingen zijn dat een iets lagere dosis ook voldoende is. In Nederland en België wordt inmiddels vrijwel overal het schema 15 × 2,67 Gy gebruikt. In bepaalde gevallen kan overwogen worden om een hogere dosis te geven op de plaats waar de tumor gezeten heeft. Dit wordt een boost genoemd. Er zijn studies gedaan waarbij de winst van een boost duidelijk naar voren komt bij alle leeftijdsgroepen [4]. Dit betreft dan de relatieve winst. De absolute winst is groter naarmate de patiënt jonger is. Deze studies zijn uitgevoerd in een periode waarin er nog niet zo veel systemische therapie werd gegeven als tegenwoordig. Daarom verschillen de meningen over de indicaties voor zo'n boost. Redenen om deze te overwegen, kunnen zijn: jonge leeftijd (<40 jaar), graad III-tumor, lymfangioinvasie, focaal irradicale resectie, grote tumoren en triple negatieve tumoren. Aangezien een boost een nadelig effect op de cosmetiek heeft en een beperkte absolute winst in termen van een lokaal recidief, moet het toepassen ervan zorgvuldig worden afgewogen, waarbij de mening van de patiënt zwaar mag meewegen. De dosis voor een boost bedraagt een 16 Gy equivalent, in de praktijk meestal 5 × 2,67 Gy.

Gedeeltelijke borstbestraling

Sommige patiënten hebben na alleen resectie van de tumor zo'n lage kans op een lokaal recidief dat bestraling van de gehele borst waarschijnlijk een overbehandeling is. Dit geldt bijvoorbeeld voor oudere patiënten met weinig agressieve tumoren die ruim radicaal verwijderd zijn, geen ongunstige kenmerken hebben en niet gemetastaseerd zijn naar de lymfeklieren. Bij hen kan overwogen worden om niet de gehele borst te bestralen, maar alleen het gedeelte waar de tumor gezeten heeft. Dit heet partiële borstbestraling (PBI). Zeker bij vrouwen met een grote cupmaat kan zo veel gezond weefsel gespaard worden, waardoor ook de bijwerkingen beperkt blijven. Er is na PBI een iets grotere kans op een lokaal recidief in het onbestraalde gedeelte van de borst. In de studies die dit hebben aangetoond, waren echter ook patiënten met hoogrisicotumoren geïncludeerd [5]. Aangezien de internationale criteria voor PBI inmiddels behoorlijk zijn aangescherpt, ligt het in de lijn der verwachting dat de kans op een lokaal recidief in deze zorgvuldig geselecteerde groep niet groter is dan bij gehele borstbestraling.

Afzien van radiotherapie

Er zijn ook patiënten die zulke gunstige tumoren hebben dat overwogen kan worden om radiotherapie achterwege te laten. Factoren die hierbij een rol kunnen spelen, zijn kenmerken van de tumor, leeftijd, conditie en comorbiditeit. Hiermee wordt een grotere kans op een lokaal recidief geaccepteerd, in de verwachting dat een eventueel recidief bij de jaarlijkse controle wordt ontdekt op het moment dat het nog lokaal behandelbaar is. Dan zou opnieuw resectie gevolgd door radiotherapie kunnen plaatsvinden. De voor- en nadelen van het achterwege laten van radiotherapie moeten zorgvuldig met de patiënt besproken worden, waarbij gezamenlijk de beslissing wordt genomen.

Bestraling na ablatieve chirurgie

Er kunnen redenen zijn om ook na ablatieve chirurgie bestraling te geven op de plek waar de borst zat: de thoraxwand. Dit wordt overwogen als de kans op een lokaal recidief groter dan 10 % wordt geschat. Factoren die hierbij een rol spelen, zijn jonge leeftijd, grote tumoren, ongunstige kenmerken van de tumor, aanwezigheid van uitzaaiingen in de lymfeklieren en slechte reactie op chemotherapie. Na bestraling van de thoraxwand blijft er meestal een grotere kans op een lokaal recidief dan bij bestraling na borstsparende behandeling. Dit heeft ermee te maken dat patiënten die in aanmerking komen voor radiotherapie van de thoraxwand over het algemeen een ongunstiger uitgangssituatie hebben door slechte kenmerken van de tumor of lymfekliermetastasen. Indien er een indicatie is voor radiotherapie van de thoraxwand moet rekening worden gehouden met een eventuele reconstructie van de borst. Radiotherapie op een reconstructie leidt namelijk tot een verhoogde kans op falen van de reconstructie en een verhoogde kans op kapselvorming [6]. Beide kunnen nadelige gevolgen hebben voor het cosmetisch eindresultaat en dit moet als zodanig met patiënten besproken worden. Het is ook mogelijk om eerst de thoraxwand te bestralen en in een later stadium een reconstructie te verrichten. Over de optimale strategie hiervoor bestaat (nog) geen consensus.

Behandeling van de axilla

Om tot een behandelplan voor de axilla te komen, moet allereerst de axilla gestadieerd worden. Als er bij beeldvorming geen aanwijzingen zijn voor lymfekliermetastasen, geschiedt dit middels een schildwachtklierprocedure. Hierbij wordt een beetje radioactieve kleurstof in de tumor en/of rond de tepel gespoten. Deze stof volgt het lymfedrainagepatroon van de tumor en hoopt zich op in de eerste lymfeklier die hij op zijn pad tegenkomt. Middels een gammacamera kan deze ophoping van radioactieve kleurstof in de klier zichtbaar gemaakt worden. Vervolgens wordt via een sneetje in de oksel met behulp van een geigerteller (een apparaatje dat radioactiviteit meet) de klier opgespoord en verwijderd. De klier wordt dan onder de microscoop onderzocht door de patholoog en zo kan worden vastgesteld of er een uitzaaiing in de schildwachtklier aanwezig is. In geval van een negatieve schildwachtklier behoeft de oksel geen verdere behandeling. In geval van een positieve schildwachtklier is verdere behandeling van de axilla geïndiceerd. Deze kan bestaan uit een okselklierdissectie (OKD) (operatie waarbij alle lymfeklieren uit de oksel verwijderd worden) of radiotherapie. Tegenwoordig wordt steeds vaker voor radiotherapie gekozen, aangezien uit onderzoek gebleken is

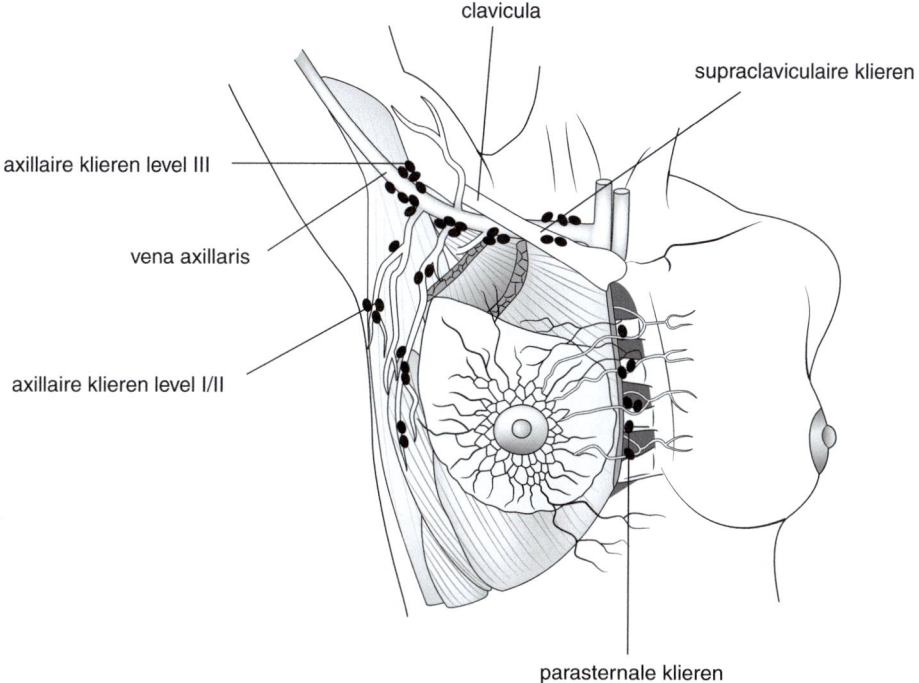

Figuur 2.3 De mamma met de diverse lymfeklierstations

dat bestraling even veilig is en op de lange termijn minder bijwerkingen geeft dan een OKD [7]. Zeker als patiënten toch al radiotherapie krijgen in het kader van de mammasparende behandeling is het technisch zeer eenvoudig om de axilla mee te nemen.

Behandeling van overige regionale lymfeklieren

De meeste lymfekliermetastasen van het mammacarcinoom worden gevonden in het gedeelte van de axilla dat zich onder de vena axillaris bevindt (axilla level I/II) (fig. 2.3). Dit is het gedeelte van de oksel dat door de chirurg goed te bereiken is. Soms worden echter ook uitzaaiingen hoog in de oksel (axilla level III), rond het sleutelbeen (periclaviculair) en langs het borstbeen (parasternaal) gezien. Deze gebieden zijn veel lastiger toegankelijk voor chirurgie en worden over het algemeen dan ook niet geopereerd. Als er metastasen in deze lymfeklieren zijn aangetoond, middels punctie of een PET-CT, wordt er meestal voor gekozen om deze te bestralen. Ook als er een verhoogde kans is op lymfekliermetastasen in de deze klierstations worden ze uit voorzorg meebestraald. Patiënten met uitzaaiingen in deze lymfeklieren hebben een slechtere prognose.

Systemische therapie

Systemische therapie wordt gegeven om de kans op metastasen op afstand te verminderen en daarmee de overleving te verbeteren. Deze therapie kan bestaan uit antihormonale therapie, chemotherapie en/of immuuntherapie. Factoren die betrokken worden bij de beslissing om al dan niet systeemtherapie te geven zijn leeftijd, tumorkenmerken en aanwezigheid van lymfekliermetastasen. Met behulp van speciale nomogrammen kan een schatting worden gemaakt van de winst van de diverse vormen van systeemtherapie [8]. Zo kan samen met de patiënt gekeken worden of systeemtherapie de moeite waard is. De wens om behandelingen te ondergaan met (ernstige) bijwerkingen tot gevolg voor een paar procent overlevingswinst is namelijk niet bij iedereen aanwezig. Vroeger werd chemotherapie vrijwel altijd na de borstoperatie gegeven (adjuvant), omdat pas dan de karakteristieken van de tumor en de lymfeklierstatus bekend waren. Tegenwoordig wordt ook vaak chemotherapie gegeven voorafgaand aan de operatie (neoadjuvant). Dit is mogelijk geworden doordat nu op het histologisch biopt de graad van de tumor en de hormoongevoeligheid bepaald kunnen worden. Door de verbeterde beeldvormende technieken en de laagdrempelige inzet van MRI en PET/CT kan de lymfeklierstatus vrij betrouwbaar in kaart worden gebracht. De voordelen van neoadjuvant chemotherapie zijn: (1) als een grote tumor door chemotherapie kleiner wordt, kan er wellicht toch borstsparend behandeld worden, (2) door tussentijds de reactie op chemotherapie te meten, wordt duidelijk of de tumor überhaupt gevoelig is voor de gegeven chemotherapie en (3) bij patiënten van wie de tumor slecht reageert op chemotherapie kan overwogen worden om na de operatie verder te behandelen met andere systemische therapie.

2.3.2 Behandeling van het gemetastaseerde mammacarcinoom

Als sprake is van metastasen op afstand is de prognose een stuk slechter. Metastasen kunnen overal voorkomen, maar veelvoorkomende locaties zijn botten, lever, longen en hersenen. Er zijn echter grote verschillen tussen patiënten met een gemetastaseerd mammacarcinoom, zodat steeds een behandeling op maat moet worden gegeven. Bij slechts één of enkele uitzaaiingen (oligometastasen) bij een patiënt in goede conditie kan ervoor gekozen worden om zowel het lokale probleem als de metastasen radicaal te behandelen om toch nog curatie na te streven. Als daarentegen sprake is van uitgebreid gemetastaseerde ziekte ligt de focus van de behandeling op palliatie en kwaliteit van leven. Hierbij wordt gekeken naar de klachten en daar wordt naar gehandeld. Zo kan bij lokale doorgroei door de huid palliatief radiotherapie gegeven worden; hetzelfde geldt voor pijnlijke botmetastasen. Bij patiënten die het leven zo veel mogelijk willen verlengen, wordt vrijwel altijd systemisch behandeld, waarbij door de vele beschikbare lijnen chemo- en hormoontherapie vaak een langdurige overleving kan worden bereikt.

2.4 Bestralingstechniek

2.4.1 Doelvolumebepaling

Tegenwoordig wordt het doelvolume van de bestraling bepaald met behulp van een planning-CT. Hiervoor ligt de patiënt meestal op een zogenoemde mammaplank (🅾fig. 2.4). De mammaplank is een toevoeging die op de CT-tafel wordt geplaatst waardoor de patiënt met de armen boven het hoofd kan liggen met het sternum min of meer horizontaal. Alvorens de CT te maken, worden het operatielitteken en de contour van het klierweefsel gemarkeerd met een looddraadje om de intekening te vergemakkelijken. Om het hart zo veel mogelijk te sparen, wordt in ieder geval bij linkszijdige mammacarcinomen gebruikgemaakt van deep inspiration breathhold (DIBH). Door de patiënten in inademing te bestralen, zet de long uit en wordt het hart naar achteren en naar beneden gedrukt. Dit zorgt er bij het

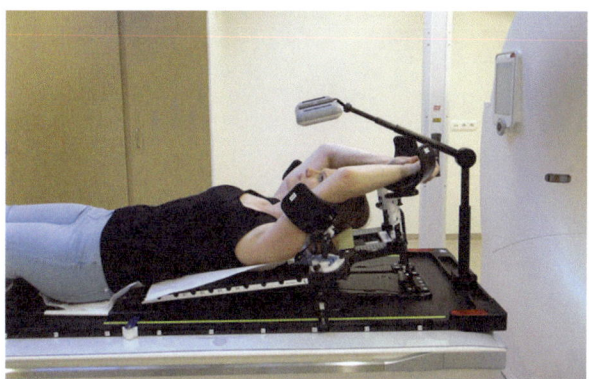

Figuur 2.4 Mammaplank. Op het scherm boven het hoofd kan instructie voor deep inspiration breathhold worden gegeven

merendeel van de patiënten voor dat het hart verder uit de buurt van de bestralingsvelden komt te liggen. Bij het intekenen van het doelvolume wordt gebruikgemaakt van informatie verkregen uit operatieverslag, pathologieverslag, beeldvormend onderzoek en klinisch onderzoek.

Doelvolume van de mamma

Indien een patiënt borstsparend behandeld is, is in de meeste gevallen de gehele mamma doelgebied van de bestraling. Aangezien de tumor al is weggenomen, is er geen sprake van een Gross Tumor Volume (GTV). Het Clinical Target Volume (CTV) bestaat in dit geval uit het klierweefsel van de ipsilaterale mamma, ingetekend op de planning-CT met behulp van de loodmarkering van de gepalpeerde contour van het klierweefsel (◘ fig. 2.5). Als er een boost gegeven wordt, dient hiervoor een apart doelvolume te worden aangemaakt. Om de plek te kunnen vinden waar de tumor gezeten heeft, laat de chirurg clips achter in de resectieholte of lumpholte. Deze clips, tezamen met eventueel aanwezige postoperatieve veranderingen (seroom, hematoom), vormen de structuur 'tumorbed'. Vaak wordt dit als GTV aangemerkt, hoewel er formeel gezien natuurlijk geen tumor meer aanwezig is. Rondom het tumorbed wordt een marge gekozen die rekening houdt met de microscopische uitbreiding. Dit is het CTV van de boost. Rondom het CTV van de mamma en het CTV van de boost wordt een marge voor het PTV gekozen. Meestal bedraagt deze marge 0,5 cm, omdat bij de positieverificatie nauwkeurig op de clips gematcht kan worden. Indien is gekozen voor een partiële borstbestraling is er slechts één CTV. Dit CTV behelst ook weer de lumpholte met een marge voor de microscopische uitbreiding. Meestal wordt deze marge in geval van partiële borstbestraling wat ruimer gekozen dan bij een CTV boost.

Doelvolume van de thoraxwand

Indien er een ablatio mammae heeft plaatsgevonden, is de thoraxwand doelvolume van de bestraling. Ook hier is geen sprake van een GTV, aangezien de tumor al weggenomen is. Het CTV wordt gereconstrueerd aan de hand van het operatielitteken, de postoperatieve veranderingen en de contour van de contralaterale mamma. Het uitgangspunt is dat het CTV het gehele gebied waar men microscopische uitbreiding kan verwachten omvat. Daarom worden meestal het gehele litteken en al het seroom in het CTV opgenomen, hoewel elke

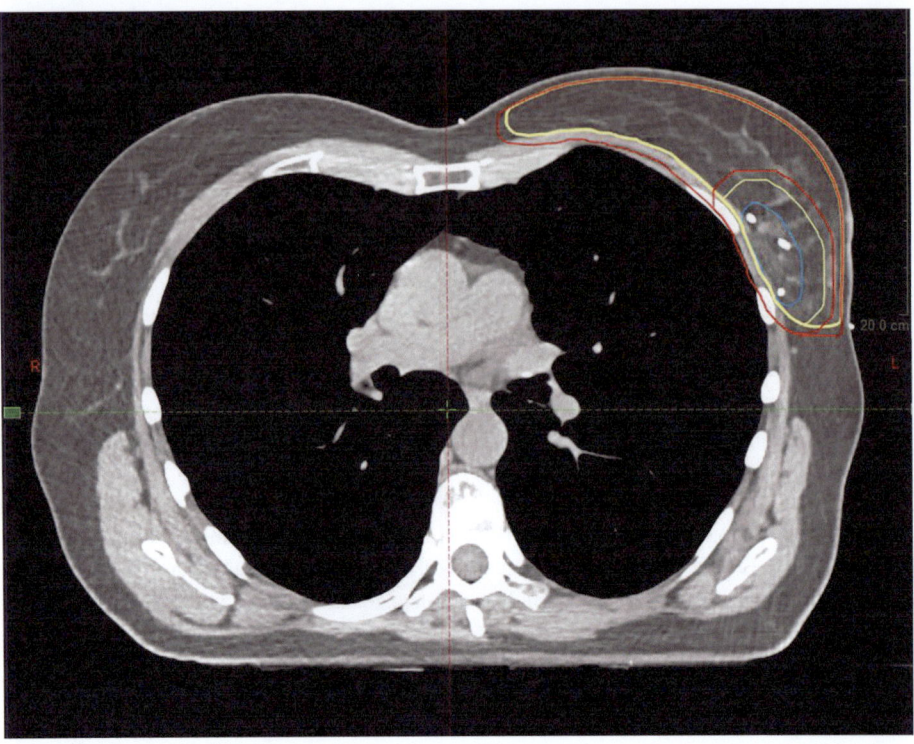

Figuur 2.5 Intekening van de mamma. Blauw: tumorbed, dun geel: CTV boost, dik geel: CTV mamma, rood: PTV boost en PTV mamma

casus natuurlijk individueel bekeken wordt. Indien er een directe reconstructie heeft plaatsgevonden, moet ook rekening gehouden worden met de eventuele aanwezigheid van een tissue expander (TE). In geval van een reconstructie met lichaamseigen weefsel worden over het algemeen de littekens die daarvoor nodig waren niet meegenomen in het CTV, aangezien dit lichaamseigen weefsel uit gezond gebied gehaald wordt. Indien er geen sprake was van huidbetrokkenheid, is de huid geen doelgebied van de bestraling. Het CTV mag dan ook teruggetrokken worden uit de huid. Is er echter sprake van ingroei van de tumor in de huid, dan moet het CTV ook de huid omvatten. Om daar ook daadwerkelijk dosis te krijgen, zal gebruik moeten worden gemaakt van opbouw.

Doelvolume van de kliergebieden

Kliergebieden die doelgebied kunnen zijn van de bestraling zijn de axilla, de periclaviculaire klieren en de parasternale klierketen. De axilla wordt onderverdeeld in level I, II en III. Bij de intekening van de kliergebieden wordt ook weer gebruikgemaakt van alle beschikbare informatie, zeker in het geval dat er neoadjuvant chemotherapie gegeven is. Het is dan namelijk van groot belang dat klieren die vóór de chemotherapie waren aangetast en niet weggenomen zijn met de operatie in het doelgebied worden opgenomen. Indien bekend is dat er aangetaste klieren zijn achtergebleven, kan overwogen worden om een boost op deze klieren te geven. Dergelijke situaties doen zich vaak voor indien sprake is van parasternale en/of periclaviculaire lymfekliermetastasen, omdat deze kliergebieden niet standaard geopereerd worden. In voorkomend geval wordt de aangetaste klier apart ingetekend. Als er sprake is van een aangetaste klier, is ook het gehele lymfeklierstation doelgebied van de bestraling. Er zijn intekenatlassen beschikbaar waarin nauwkeurig staat aangegeven wat de anatomische grenzen van de verschillende lymfeklierstations zijn [9].

2.4.2 Bestralingstechniek

Van oudsher werden mamma en thoraxwand bestraald met behulp van twee schampvelden, die op de lokalisatie waren vastgesteld aan de hand van bepaalde anatomische structuren. Nu er gebruikgemaakt wordt van de planning-CT wordt de keuze van bestralingstechniek en velden toegespitst op het ingetekende doelvolume. Bij zowel mamma en thoraxwand als kliergebieden kan gekozen worden voor een conventionele techniek in de vorm van '3D conformal radiotherapie'. Hierbij worden twee schampvelden gebruikt, eventueel in combinatie met een of meerdere aanvulvelden. Bij de kliergebieden werd vaak op diepte gedoseerd. Met de opkomst van 'intensity modulated radiotherapy' (IMRT) kan het doelvolume meer conform bestraald worden. Dit heeft als consequentie dat een groter gebied een lage dosis krijgt. Sommige instituten maken volledig gebruik van IMRT, andere gebruiken een hybride: deels conventioneel, deels IMRT. Over het algemeen wordt gebruikgemaakt van fotonen, maar het komt ook voor dat een thoraxwand of parasternale klierketen met elektronen bestraald wordt of zelfs met een combinatie van beide. Indien een boost wordt gegeven, kan deze sequentieel gegeven worden (voor of na de grote velden) of gelijktijdig. Dit wordt 'simultaneous integrated boost' (SIB) genoemd. Hierbij wordt de extra dosis voor de boost verdeeld over alle bestralingen. Een belangrijk voordeel hiervan is dat er meestal minder hoge dosis terechtkomt in het gedeelte van de mamma dat niet tot het boostgebied behoort.

2.4.3 Andere technieken

In de meeste gevallen wordt bestraling van de borst postoperatief en uitwendig gegeven met fotonen en/of elektronen. Er zijn echter ook andere mogelijkheden, die afhankelijk van tijdsgewricht en focus meer of minder in zwang zijn. Zo kan in bepaalde gevallen gekozen worden voor inwendige bestraling van de borst, via intraoperatieve radiotherapie (IORT) of via het inbrengen van radioactief materiaal (brachytherapie). Bij IORT wordt tijdens de operatie, als de tumor is uitgenomen, met behulp van elektronen een eenmalige hoge dosis bestraling gegeven op het tumorbed. Daarna kan de borst verder worden gesloten. De patiënt kan vaak dezelfde dag naar huis en hoeft niet meer terug te komen voor bestraling. Bij brachytherapie wordt na de operatie radioactief materiaal in het tumorbed gebracht door middel van holle naalden of radioactieve zaadjes (bijvoorbeeld jodium, palladium). Een voordeel van deze behandeling is dat gezond weefsel zo veel mogelijk gespaard wordt. Een andere benadering is preoperatieve radiotherapie, waarbij bestraald wordt voordat de operatie plaatsvindt. Dit vergemakkelijkt het bepalen van het doelvolume, omdat op het moment van de bestraling de tumor nog in de patiënt aanwezig is. Preoperatief radiotherapie geven is op dit moment geen standaardbehandeling. Naast fotonenbestraling kan men ook bestralen met protonen. Omdat protonen zich anders gedragen dan fotonen kan hiermee soms meer gezond weefsel gespaard worden. Op dit moment wordt gedacht dat dit alleen zinvol is bij patiënten bij wie de gemiddelde hartdosis met fotonen zo hoog is dat er een onacceptabel risico bestaat op het ontwikkelen van ischemische hartziekte door de bestraling. Bij het bepalen van de kans daarop wordt rekening gehouden met de leeftijd van de patiënt, de dosis in het hart en eventuele reeds aanwezige risicofactoren voor het ontwikkelen van ischemische hartziekte, waarvan roken de belangrijkste is.

2.5 Bijwerkingen

2.5.1 Vroege toxiciteit

Onder vroege toxiciteit worden bijwerkingen geschaard die tijdens de bestralingsbehandeling ontstaan en binnen drie maanden na de behandeling weer verdwijnen. In zijn algemeenheid kost bestraling energie, en dus kunnen patiënten vermoeid raken door de behandeling. Die vermoeidheid komt deels door de belasting van elke dag naar het ziekenhuis komen; anderzijds raken bij de bestraling ook gezonde weefsels beschadigd, waarvan het herstel energie vergt. De meest voorkomende bijwerking is huidreactie (radiatiedermatitis). Hierbij kan de bestraalde huid rood worden, verkleuren, schilferen of ontvellen (desquamatie). Meestal valt het mee en kan de huid verzorgd worden zoals de patiënt gewend is. Eigen bodylotion en deodorant kunnen gewoon gebruikt worden, tenzij daardoor irritatie optreedt. Ook zwemmen, sauna en dergelijke zijn toegestaan zolang de huid intact is. Zon moet daarentegen vermeden worden in het bestraalde gebied. In geval van ernstige huidreactie (bijvoorbeeld als de huid zelf doelgebied is van de bestraling) zijn er tal van producten die gebruikt kunnen worden om de klachten te verlichten. Vaak is er een gespecialiseerde wondverpleegkundige op de afdeling aanwezig die de patiënt kan adviseren. Indien de periclaviculaire klieren doelgebied zijn van de bestraling, kan er soms wat straling in de slokdarm terechtkomen, wat kan leiden tot moeite en pijn bij het slikken. Deze klachten zijn meestal niet ernstig en kunnen symptomatisch behandeld worden.

2.5.2 Late toxiciteit

Radiotherapie van het mammacarcinoom kan ook bijwerkingen geven die heel geleidelijk ontstaan in de loop van maanden tot jaren. Hierbij kunnen diverse orgaansystemen betrokken zijn. Wat de huid en het onderhuidse weefsel betreft, kan het bestraalde gebied na verloop van tijd stugger gaan aanvoelen, stijver worden en van vorm veranderen. Dit is het gevolg van fibrose. Ook kan de huid blijvend verkleuren en kunnen in de huid bloedvaatjes zichtbaar worden (teleangiëctasieën). Als de kliergebieden zijn meebestraald, is er ook een kans dat oedeem van de arm ontstaat. Veel patiënten zijn bang voor longtoxiciteit. Aangezien de longen een zeer grote reservecapaciteit hebben en er over het algemeen maar een klein stukje van de long wordt aangestraald, komt klinisch relevante longtoxiciteit echter weinig voor. Een ander belangrijk orgaan dat schade kan oplopen door borstbestraling is het hart. Het gaat dan met name om de dosis in de coronairarteriën die het hart van zuurstofrijk bloed voorzien. Dergelijke hartschade wordt vaak pas na vele jaren merkbaar. Aangezien er in welvarende landen als Nederland a priori al een hoge kans bestaat op het ontwikkelen van ischemische hartziekten, is het vaak moeilijk te zeggen of een hartinfarct het gevolg is van het reeds bestaande risico, van de bestraling of van een combinatie van beide. Cardiale toxiciteit kan meer uitgesproken zijn indien de bestraling gecombineerd wordt met anthracycline-bevattende chemotherapie of trastuzumab, aangezien beide ook cardiotoxisch zijn. Patiënten wordt aangeraden niet te roken, gezond te leven en gekende risicofactoren (hoog cholesterolgehalte, hoge bloeddruk) te laten behandelen. In bepaalde gevallen kan bestraling met protonen ertoe bijdragen dat de hartdosis zo laag mogelijk gehouden kan worden. Een zeldzame late bijwerking van radiotherapie is plexopathie van de plexus brachialis. De kans hierop wordt groter als er een boost wordt gegeven in het gebied waar de plexus zich bevindt.

Literatuur

1. Lagendijk M, Van Maaren MC, Saadatmand S, Strobbe LJA, Poortmans PMP, Koppert LB, Tialnus-Linthorst MMA, Siesling S. Breast conserving therapy and mastectomy revisited: breast cancer-specific survival and the infulence of prognostic factors in 129,692 patients. Int J Cancer. 2018 Jan 1;142(1):165–75.
   ▶ https://doi.org/10.1002/ijc.31034 Epub 2017 Sep 18.
2. Early Breast Cancer Trialists' Collaborative Group (EBCTCG). Effect of radiotherapy after breast-conserving surgery on 10-year recurrence and 15-year breast cancer death: meta-analysis of individual patient data for 10,801 women in 17 randomised trials. Lancet. 2011 Nov 12;378(9804):1707–16.
3. Sagara Y, Freedman RA, Vaz-Luis I, Mallory MA, Wong SM, Aydogan F, DeSantis S, Barry WT, Golshan M. Patient prognostic score and associations with survival improvement offered by radiotherapy after breast-conserving surgery for ductal carcinoma in situ: a population-based longitudinal cohort study. J Clin Oncol. 2016 Apr 10;34(11):1190–6. ▶ https://doi.org/10.1200/JCO.2015.65.1869 Epub 2016 Feb 1.
4. Jones H, Antonini N, Colette L, Fourquet A, Hoogenraad WJ, Van den Bogaert W, Jager JJ, Poortmans PM, Struikmans H, Bartelink H. The impact of boost dose and margins on the local recurrence rate in breast conserving therapy: results from the EORTC boost-no boost trial. Int J Radiat Oncol Biol Phys. 2007 Nov 1;69(3):S2–3.
5. Vaidya JS, Wenz F, Bulsara M, Tobias JS, Joseph DJ, Keshtgar M, Flyger HL, Massarut S, Alvarado M, Saunders C, Eiermann W, Metaxas M, Sperk E, Sütterlin M, Brown D, Esserman L, Roncadin M, Thompson A, Dewar JA, Holtveg HM, Pigorsch S, Falzon M, Harris E, Matthews A, Brew-Graves C, Potyka I, Corica T, Williams NR, Baum M; TARGIT trialists' group. Risk-adapted targeted intraoperative radiotherapy versus whole-breast radiotherapy for breast cancer: 5-year results for local control and overall survival from the TARGIT-A randomised trial. Lancet. 2013 Nov 12;383(9917):603–13.
6. Fowble B, Park C, Wang F, Peled A, Alvarado M, Ewing C, Esserman L, Foster R, Sbitany H, Hanlon A. Rates of reconstruction failure in patients undergoing immediate reconstruction with tissue expanders and/or implants and postmastectomy radiation therapy. Int J Radiat Oncol Biol Phys. 2015 Jul 1;92(3):634–41 Epub 2015 Apr 28.
7. Straver ME, Meijnen P, Van Tienhoven G, et al. Sentinel node identification rate and nodal involvement in the EORTC 10981–22023 AMAROS trial. Ann Surg Oncol. 2010;17:1854–61.
8. Phung MT, Tin Tin S, Elwood JM. Prognostic models for breast cancer: a systematic review. BMC Cancer. 2019 Mar 14;19(1):230. ▶ https://doi.org/10.1186/s12885-019-5442-6.
9. Offersen BV, Boersma LJ, Kirkove C, Hol S, Aznar MC, Sola AB, Kirova YM, Pignol JP, Remouchamps V, Verhoeven K, Weltens C, Arenas M, Gabrys D, Kopek N, Krause M, Lundstedt D, Marinko T, Montero A, Yarnold J, Poortmans P. ESTRO consensus guideline on target volume delineation for elective radiation therapy of early stage breast cancer, version 1.1. Radiother Oncol. 2016 Jan;118(1):205–8.
   ▶ https://doi.org/10.1016/j.radonc.2015.12.027. Epub 2016 Jan 18.

Gynaecologische tumoren

M.A.D. Haverkort

3.1 Inleiding – 34

3.2 Cervixcarcinoom – 34
3.2.1 Oncologische kenmerken – 34
3.2.2 Therapie – 37
3.2.3 Bijwerkingen – 47

3.3 Tumoren van het corpus uteri – 47
3.3.1 Oncologische kenmerken – 48
3.3.2 Therapie – 49
3.3.3 Bijwerkingen – 53

3.4 Tumoren van het ovarium – 53
3.4.1 Oncologische kenmerken – 53
3.4.2 Therapie – 54

3.5 Tumoren van de tuba – 55
3.5.1 Oncologische kenmerken – 55
3.5.2 Therapie – 56

3.6 Tumoren van de vulva – 56
3.6.1 Oncologische kenmerken – 56
3.6.2 Therapie – 58
3.6.3 Radiotherapie – 59
3.6.4 Bijwerkingen – 60

3.7 Tumoren van de vagina – 60
3.7.1 Oncologische kenmerken – 60
3.7.2 Therapie – 61
3.7.3 Bijwerkingen – 63

Literatuur – 63

© Bohn Stafleu van Loghum is een imprint van Springer Media B.V., onderdeel van Springer Nature 2020
L. van Zadelhoff, P. Thysebaert, R. B. Keus, en A. A. Froma, *Radiotherapie bij de oncologische patiënt*,
https://doi.org/10.1007/16013_2020_26

3.1 Inleiding

Gynaecologische tumoren zijn gezwellen die uitgaan van de uit- en/of inwendige geslachtsorganen van de vrouw. Deze tumoren kunnen uitgaan van de vulva (schaamlippen), de vagina, de cervix (baarmoederhals) en de uterus (baarmoeder), de tubae (eileiders) en de ovaria (eierstokken) (◘ fig. 3.1).

Een maligniteit van de uterus, meestal endometriumcarcinoom genoemd, komt het meest voor, daarna volgen het ovariumcarcinoom en het cervixcarcinoom. Tumoren van de vagina en de tubae zijn zeldzaam.

Er is een groot verschil in incidentie van vooral het cervixcarcinoom in westerse landen en 'derdewereldlanden'. In westerse landen is het mammacarcinoom de meest voorkomende vorm van kanker bij vrouwen, in ontwikkelingslanden geldt dat voor het cervixcarcinoom.

In westerse landen krijgt een groot deel van de vrouwen met een gynaecologische maligniteit een vorm van radiotherapie. Voor het endometrium geldt dat bijna de helft van de patiënten bestraald wordt, met name adjuvant. Bij het cervixcarcinoom betreft dit 60 % van de patiënten (primair en adjuvant) en bij het vulvacarcinoom wordt 35 % van de patiënten bestraald (adjuvant en primair). De standaardbehandeling van het vaginacarcinoom is radiotherapie, vrijwel alle patiënten worden hiermee behandeld (95 %). Voor het ovariumcarcinoom heeft radiotherapie maar heel zelden een plaats in de behandeling, in ongeveer 5 % van de gevallen en dan vrijwel altijd in een palliatieve setting.

3.2 Cervixcarcinoom

De incidentie van het cervixcarcinoom is in westerse landen de laatste decennia gedaald. In Nederland worden per jaar ongeveer 700 nieuwe patiënten met invasief cervixcarcinoom gediagnosticeerd (in 2018 7,9 per 100.000 vrouwen) en overlijden 200 vrouwen aan cervixcarcinoom [1]. In België gaat het om ongeveer 650 (in 2018 11,1 per 100.000 vrouwen) respectievelijk 190 vrouwen per jaar [2].

3.2.1 Oncologische kenmerken

Etiologie

De belangrijkste risicofactor voor het cervixcarcinoom is een persisterende infectie met een oncogeen humaan papillomavirus (HPV-type). Zo'n infectie treft met name vrouwen met vroege seksarche (aanvang met seksuele contacten op jonge leeftijd), wisselende seksuele partners en/of een hoog aantal zwangerschappen of slechter klaren van een opgelopen HP-virus, zoals door roken of een immuunstoornis. Besnijdenis van de man zou, door de betere hygiëne van de glanspenis, een vermindering geven van het cervixcarcinoom (bij onder andere joodse vrouwen blijkt de incidentie hiervan aanmerkelijk lager te zijn; waarbij echter ook een genetische weerstand tegen cervixcarcinoom een rol kan spelen).

In Nederland is in 2010 de HPV-vaccinatie opgenomen in het Rijksvaccinatieprogramma. Meisjes van 12/13 jaar (die nog niet seksueel actief zijn geweest) krijgen tweemaal een vaccinatie. De vaccinatie is gericht tegen de HPV-typen 16 en 18, die 70 % van alle cervixcarcinomen lijken te veroorzaken. Sinds 1996 kent Nederland een landelijk uniform georganiseerd bevolkingsonderzoek naar (voorstadia van) cervixcarcinoom bij vrouwen tussen de 30 en

3.2 · Cervixcarcinoom

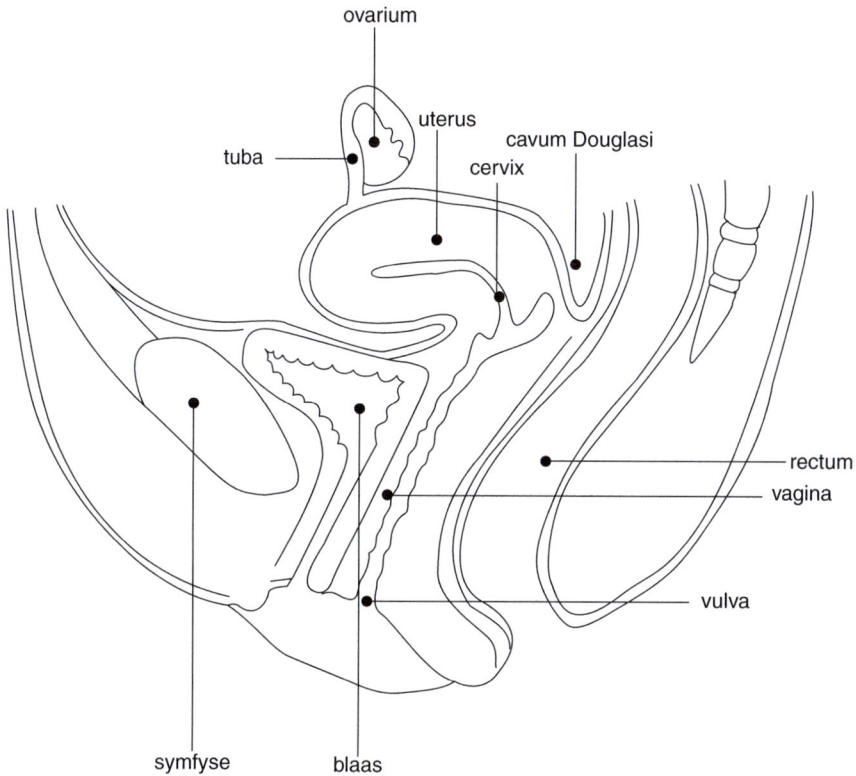

Figuur 3.1 De anatomie van het kleine bekken (sagittale doorsnede)

60 jaar. Dit heeft geleid tot een afname van de incidentie van cervixcarcinoom. Het bevolkingsonderzoek is sinds 2017 gericht op de aanwezigheid van het HP-virus. Deze screening vindt bij vrouwen onder de 40 eens in de vijf jaar plaats en bij vrouwen boven de 40 die geen HPV hebben eens in de 10 jaar. Vrouwen met HPV krijgen eens in de 5 jaar een uitstrijkje. In België krijgen alle vrouwen van 25–64 jaar iedere 3 jaar een uitstrijkje.

Histologie

Het carcinoom van de cervix ontstaat op de overgang van het plaveiselcelepitheel van de portio naar het cilinderepitheel van de endocervix. Meestal is het cervixcarcinoom een plaveiselcelcarcinoom (ongeveer 80 % van de gevallen). Andere tumoren kunnen zijn: adenocarcinoom en overige tumoren zoals adenocarcinoom, adenosquameuscarcinoom of kleincellige tumoren.

Het carcinoom van de portio kan zich uitbreiden langs de vaginawand en/of in het parametrium (het weefsel tussen cervix uteri en bekkenwand). In dit gebied lopen ook de lymfebanen.

Metastasering vindt voornamelijk lymfogeen plaats naar de paracervicale lymfeklieren en de klieren in het kleine bekken (iliacale klieren), vervolgens naar de para-aortale lymfeklieren en van daaruit eventueel via het mediastinum naar supraclaviculair links. Hematogene metastasering is zeldzaam, en vindt vooral plaats naar skelet en longen. Bij vergevorderde stadia kan ingroei in de blaas en/of (zeldzaam) het rectum optreden. Vaak is er dan sprake van een exofytische, ulcererende tumor. De tumor kan ook endocervicaal groeien met weinig afwijkingen aan de portio zelf. Men spreekt dan van een endofytische tumor of tonvormige tumor ('barrel-shaped tumor').

Symptomen

De belangrijkste symptomen van het cervixcarcinoom zijn abnormaal vaginaal bloedverlies: intermenstrueel, postcoïtaal (contactbloedingen) of postmenopauzaal. Daarnaast zijn er vaak fluorklachten.

Pijnklachten (onderbuik en rug) ontstaan pas in een later stadium, evenals mogelijke mictie- en/of defecatieklachten.

Onderzoek

Het gynaecologisch onderzoek bestaat uit inspectie van de uitwendige en (met behulp van een speculum) inwendige genitalia. Door bimanueel (vaginaal en rectaal) inwendig onderzoek worden de grootte en de uitbreiding van de tumor vastgesteld.

Op grond van een biopt kan worden beoordeeld of er sprake is van een invasief carcinoom dan wel van een carcinoma in situ. Met een 'large loop' excisie van de transformatiezone (LLETZ) – ook wel lisexcisie genoemd – of een conisatie kunnen de horizontale uitbreiding en de definitieve infiltratiediepte worden vastgesteld.

De LLETZ of conisatie kan als therapeutisch worden beschouwd indien de tumor in situ blijft of micro-invasief is (tot minder dan 5 mm in het onderliggende stroma reikend).

Wanneer een macro-invasief carcinoom is vastgesteld, volgt verder stageringsonderzoek. Het gynaecologische onderzoek ten behoeve van stadiëring geschiedt onder narcose en bij voorkeur door een gynaecologisch oncoloog en een radiotherapeut tezamen, zodat in onderling overleg de behandeling kan worden vastgesteld. Hierbij kan op indicatie een cystoscopie verricht worden om ingroei in de blaas uit te sluiten of aan te tonen. Ook kunnen in de vaginawand markers geplaatst worden in alle windrichtingen om de cervixtumor en eventuele uitbreiding in de vagina te markeren ten behoeve van de positieverificatie tijdens de uitwendige radiotherapie, zoals afgebeeld in ◘fig. 3.2.

Het stageringsonderzoek omvat verder een MRI-scan ter vaststelling van de tumoruitbreiding, vergrote lymfeklieren en hydronefrose. Tegenwoordig wordt ook een PET-CT-scan steeds vaker gebruikt voor de stadiëring, zeker bij pathologische klieren op MRI. Soms gebeurt dit in radiotherapiehouding. Ook worden steeds vaker diagnostische (laparoscopische) lymfadenectomieën verricht.

Stadiumindeling

De stadiumindeling volgt de TNM-classificatie en de FIGO-stadiëring (Fédération International de Gynécologie et d'Obstétrique) [3]. De FIGO-stadiëring is een klinische stadiëring gebaseerd op het lichamelijk onderzoek (tijdens narcose), waarbij bij twijfel altijd het laagste (meest gunstige) stadium wordt aangehouden. Bij de TNM-classificatie wordt ook de beeldvorming meegenomen en deze wordt bij voorkeur multidisciplinair vastgesteld, bijvoorbeeld tijdens een tumorwerkgroep (◘tab. 3.1).

Prognose

De overleving van vrouwen met cervixcarcinoom stijgt langzaam. Van alle vrouwen die tussen 2006–2010 cervixcarcinoom kregen, was 67 % na 5 jaar nog in leven. De een- en tweejaarsoverleving van de vrouwen die behandeld werden tussen 2011–2015 ligt 1 %

3.2 · Cervixcarcinoom

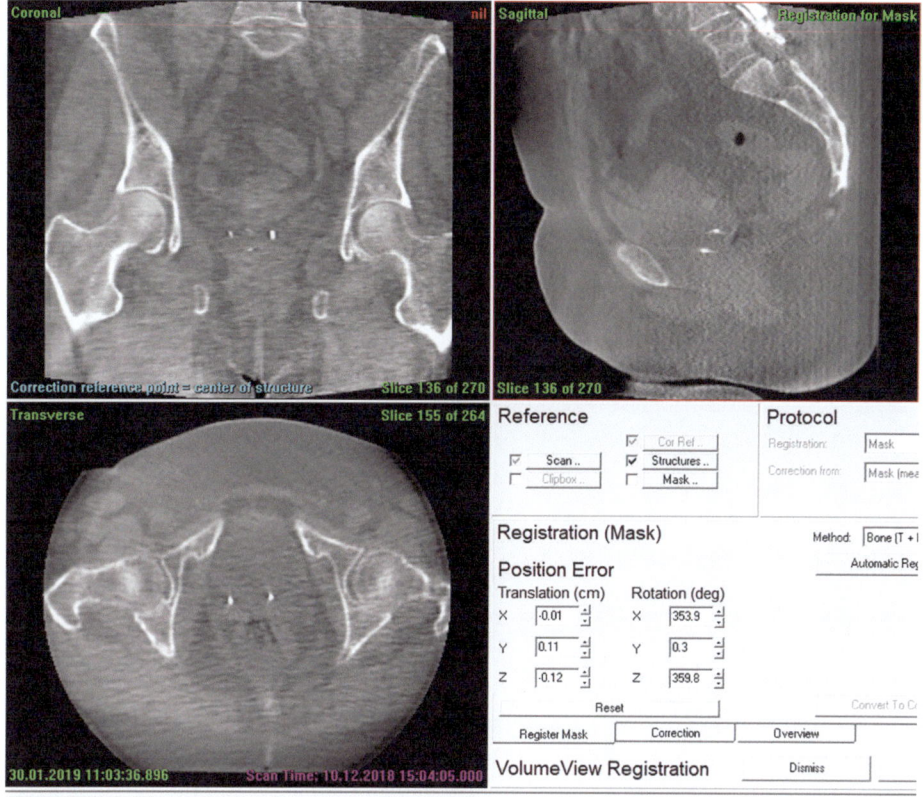

◘ Figuur 3.2 CBCT-opname van patiënt bij wie markers zijn geplaatst rondom de cervix

hoger dan dit cohort. In deze groep zijn tijdens het schrijven van dit hoofdstuk nog niet alle patiënten de grens van 5 jaar na diagnose gepasseerd, maar de vijfjaarsoverlevingscijfers lijken voor deze groep 67 % of hoger te zijn. De prognose is afhankelijk van het stadium waarin het carcinoom zich bij aanvang van de therapie bevindt.

De vijfjaarsoverleving bedraagt [1]:
- stadium I: 91 %;
- stadium II: 70 %;
- stadium III: 37 %;
- stadium IV: 18 %.

3.2.2 Therapie

De keuze van de therapie wordt bepaald door het stadium, c.q. de uitgebreidheid van het tumorproces [4].

Bij een carcinoma in situ wordt gebruikgemaakt van een LLETZ of conisatie om het pathologisch weefsel te verwijderen. Bij een micro-invasief carcinoom, stadium IA, kan soms worden volstaan met een conisatie of hysterectomie. Bij verdere infiltratie moet een radicale hysterectomie met pelviene lymfadenectomie volgen.

Tabel 3.1 TNM-classificatie en FIGO-stadiëring cervixcarcinoom

TNM		FIGO	Omschrijving
Tis		–	carcinoma in situ
T1		I	beperkt tot de cervix uteri
	T1a	IA	Invasiediepte ≤ 5 mm en een uitbreiding aan het oppervlak van ≤ 7 mm. Uitgebreidere afwijkingen dienen als een stadium IB geclassificeerd te worden
	T1a1	IA1	invasiediepte ≤ 3 mm
	T1a2	IA2	invasiediepte > 3 mm en ≤ 5 mm
	T1b	IB	alle andere gevallen van stadium I
	T1b1	IB1	tumordiameter ≤ 4 cm
	T1b2	IB2	tumordiameter > 4 cm
T2		II	tumoruitbreiding in bovenste twee derde deel van de vagina of in het parametrium maar .niet reikend tot de bekkenwand
	T2a	IIA	tumoruitbreiding in bovenste twee derde deel van de vagina
	T2a1	IIA1	tumordiameter ≤ 4 cm
	T2a2	IIA2	tumordiameter > 4 cm
	T2b	IIB	tumoruitbreiding in het parametrium maar niet reikend tot de bekkenwand
T3		III	tumoruitbreiding in het onderste een derde deel van de vagina of in het parametrium tot aan de bekkenwand. Alle gevallen met een hydronefrose of niet-functionerende nier dienen als stadium T3b beschouwd te worden. Dit geldt niet als de nierafwijking door een andere afwijking veroorzaakt wordt
	T3a	IIIA	tumoruitbreiding in het onderste een derde deel van de vagina
	T3b	IIIB	tumoruitbreiding tot aan de bekkenwand
T4		IVA	tumorinfiltratie van het slijmvlies van de blaas of het rectum
N1			regionale lymfeklieren
M1		IVB	afstandsmetastasen (inclusief betrokkenheid supraclaviculaire, mediastinale en para-aortale lymfeklieren en intraperitoneale uitbreiding, maar niet pelviene serosa (= T4A), ovarium (= T4A) of vagina (= T2A of T3A))

3.2 · Cervixcarcinoom

In Nederland is het gebruikelijk om vroege stadia chirurgisch te behandelen volgens Wertheim-Meigs of variaties daarop. Hierbij wordt behalve een radicale uterusextirpatie ook een pelviene lymfadenectomie verricht. Bij deze operatie kunnen bij vrouwen jonger dan 50 jaar in het algemeen de ovaria gespaard blijven. De kans op ovariële metastasen wordt op 2 % geschat. Bij vrouwen die fertiliteitssparend behandeld willen worden, is een radicale trachelectomie een optie bij stadium IA2 en IB1.

Behalve voor chirurgie kan ook worden gekozen voor primaire radiotherapie, meestal een gecombineerde uitwendige en inwendige bestraling (brachytherapie). De kans op curatie is hierbij gelijk.

Omdat de stadia IIB, III en IV inoperabel geacht worden, wordt in het algemeen (chemo)radiotherapie met brachytherapie voor deze stadia als de juiste behandeling beschouwd. Literatuurgegevens laten zien dat de combinatie van chemotherapie en radiotherapie de kans op lokale controle en overleving significant verbetert [5]. Voor de chemotherapie wordt meestal wekelijks cisplatinum 40 mg/m^2 gebruikt tijdens de uitwendige radiotherapie, waarbij aangetoond is dat het geven van minimaal vijf kuren bij hoogrisicopatiënten (aangedane klieren of gevorderd stadium) beter is dan het geven van minder kuren [6]. Een Nederlandse studie heeft overigens laten zien dat een combinatie van radiotherapie en hyperthermie tot eenzelfde verbetering van resultaten kan leiden [7]. Ook een optie is de combinatie met een ander chemotherapeuticum, namelijk carboplatinum.

Bij gemetastaseerd cervixcarcinoom (stadium IVB) waarbij radicale lokale excisie of bestraling geen optie is, bestaat de behandeling uit palliatieve chemotherapie of palliatieve radiotherapie bij klachten.

Postoperatieve (chemo)radiotherapie is geïndiceerd als uit het pathologisch onderzoek blijkt dat er sprake is van parametriuminfiltratie of positieve klieren (pN1) of positieve snijranden (< 1 mm). Verder kan postoperatieve radiotherapie overwogen worden bij twee of meer prognostisch ongunstige factoren: diameter van de tumor groter dan 4 cm, invasiediepte meer dan 15 mm (of meer dan twee derde van de cervix) en/of uitgebreide angio-invasieve groei.

Uitwendige radiotherapie
Doelgebied uitwendige radiotherapie

In het verleden werd het doelgebied van de uitwendige radiotherapie vaak bepaald aan de hand van anatomische grenzen (fig. 3.3):
- craniaal: onderrand L5 of hoger;
- caudaal: onder de foramina obturatoria;
- lateraal: 2 cm binnen de bekkenwand of 2 cm buiten de linea innominata;
- ventraal: voorste een derde deel van de symfyse;
- dorsaal: S2 en S3.

Tegenwoordig worden meer conforme radiotherapietechnieken als 'intensity modulated radiotherapy' (IMRT) en 'volumetric modulated arc therapy' (VMAT) gebruikt. Hiermee is het mogelijk om het doelgebied goed te bestralen en tegelijkertijd de gezonde organen meer te sparen. De klinische vermindering van klachten is hierbij echter nog beperkt. Dit kan verklaard worden door de grote doelvolumina en de relatief grote marges om te compenseren voor beweeglijkheid en deformaties van het doelgebied.

Om het doelgebied in te tekenen, wordt vaak gebruikgemaakt van diverse imaging-modaliteiten (CT, MRI en/of PET-CT), al dan niet in bestralingshouding en vaak

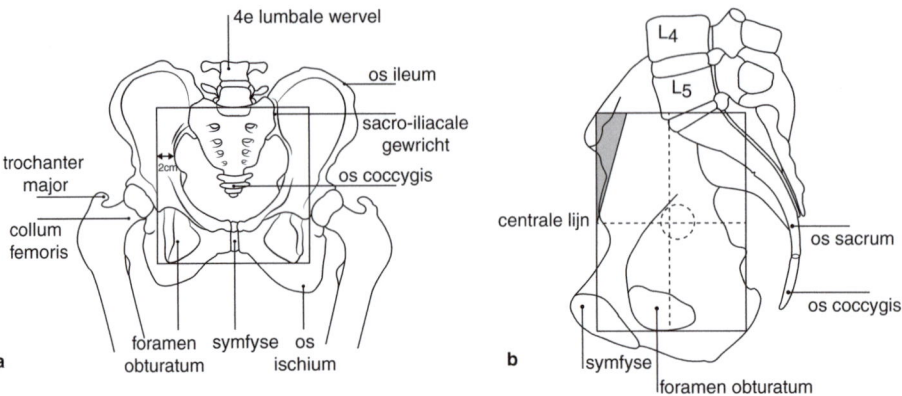

Figuur 3.3 De oude bestralingsvelden bij een cervixbestraling (a) van het AP-veld en (b) de laterale velden

met volle en lege blaas. De beweeglijkheid van de cervix kan in kaart gebracht worden door scans in bestralingshouding met volle en lege blaas te vergelijken. Op basis van deze uiterste posities van het doelgebied (met name cervix en uterus) kan een 'internal target volume' (ITV) gedefinieerd worden (zie *Techniek in de radiotherapie* voor definiëring doelgebied). Daarnaast wordt een marge meegenomen voor positieonnauwkeurigheden van het 'planning target volume' (PTV). Deze marges samen zorgen ervoor dat de doelvolumina behoorlijk groot kunnen zijn (fig. 3.4).

Het doelgebied omvat:

- tumor met eventuele extensie buiten de cervix ('gross tumor volume' – GTV);
- rest van de cervix;
- parametria beiderzijds;
- corpus uteri;
- electief deel vagina (vaak proximale een derde deel van de vagina en 2 cm onder GTV gemeten in de as van de vagina);
- als een orgaan betrokken is: 2 cm extra van dit orgaan;
- aangedane lymfeklieren;
- electieve lymfekliergebieden:
  - iliaca externa
  - iliaca interna
  - obturatorius
  - presacraal (voor S1/S2)
  - iliaca communis
  - para-aortaal (bij risicofactoren zoals een pathologische klier bij de communis)
  - inguïnaal (bij uitbreiding in onderste een derde deel vagina).

Kritieke organen

Als kritieke organen ('organs at risk' – OAR) moeten blaas, dunne darm, rectum, anus, sigmoïd, heupkoppen en nieren ingetekend worden (fig. 3.4).

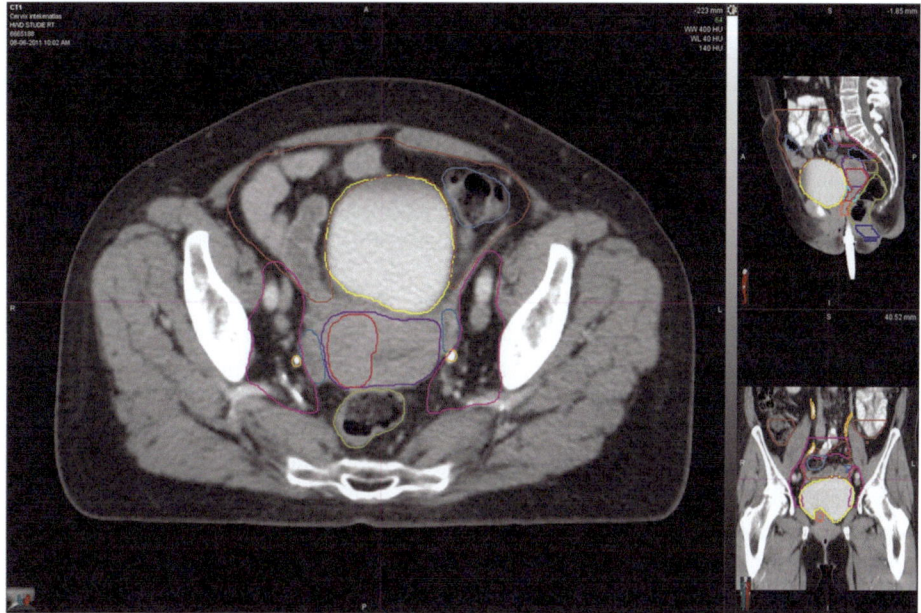

◘ **Figuur 3.4** Axiaal, sagittaal en coronaal beeld van het ingetekende doelgebied bij de uitwendige bestraling van cervixcarcinoom (intekenatlas NVRO ► http://www.nvro.nl/component/k2/item/133-pub-lprgt.html)

Dosis uitwendige radiotherapie

De fysische dosis die gegeven wordt op het electieve doelgebied is vaak 46 tot 50,4 Gy in 23 tot 28 fracties. De pathologische klieren krijgen een boost. Met de huidige technieken wordt vaak gekozen voor een simultaan geïntegreerde boost (SIB), maar een sequentiële boost is ook mogelijk. De streefdosis op de aangedane klieren is vaak equivalent aan 60 tot 66 Gy, waarbij rekening gehouden wordt met de (verwachte) bijdrage van de inwendige bestraling. Bij klieren groter dan 2 cm wordt vaak gestreefd naar een wat hogere dosis, terwijl bij kleinere klieren dikwijls met een dosis van 60 Gy equivalent volstaan wordt. Ook wordt er soms voor gekozen om grote klieren voorafgaand aan de radiotherapie chirurgisch te verwijderen.

De boost op de tumor zelf wordt bij voorkeur gegeven met brachytherapie, waarbij de equivalente streefdosis minimaal 85 Gy is (zie hierna). Indien de tumor hiervoor te groot is, dan kan deze boost ook met uitwendige radiotherapie gegeven worden; de dosis wordt dan met name bepaald door de beperking van de dosis op de gezonde organen en zal per patiënt bekeken moeten worden. Het streven is om minimaal 70 Gy op de tumor te geven.

Techniek uitwendige radiotherapie

Vrijwel alle afdelingen maken gebruik van de IMRT- dan wel VMAT-techniek om de bestraling te plannen. Bij de planning wordt rekening gehouden met het gebied dat brachytherapie krijgt; hotspots in dit gebied worden gemeden.

Bestraling in rugligging heeft de voorkeur omdat die een stabielere houding van de patient geeft en comfortabeler is [8]. Omdat we tegenwoordig steeds preciezer kunnen bestralen en dus afnemende marges gebruiken, is een stabielere ligging te prefereren. Bij VMAT is de darmsparing in rugligging even goed als in buikligging met bellyboard.

Positioneringscontrole tijdens uitwendige radiotherapie gebeurt meestal door dagelijkse online positieverificatie, vaak met 'cone beam'-CT (CBCT) op de benige anatomie [9]. Eventueel ingebrachte markers kunnen helpen bepalen of de tumor goed in het veld ligt.

De laatste jaren wordt steeds vaker adaptieve radiotherapie (ART) in de vorm van planbibliotheken en 'plan-of-the day'-strategieën toegepast [10]. Vóór de bestraling wordt met behulp van 'image guidance' (bijvoorbeeld CBCT) dagelijks een voor die dag geschikt plan gekozen uit een set van plannen. Hierdoor zijn kleinere marges mogelijk en kan meer conformeel bestraald worden, waardoor het doelgebied adequaat bestraald wordt met een lagere belasting van de gezonde organen [11].

Brachytherapie

Voor de inwendige behandeling met 'afterloading'-techniek kan gebruikgemaakt worden van bestralingen met 'high dose rate' (HDR), 'low dose rate' (LDR) en 'pulsed dose rate' (PDR). De LDR-techniek is tientallen jaren gebruikt. Grote nadelen hiervan zijn de lange bestralingstijd en de lange isolatie, die zeer belastend voor de patiënten zijn. Tegenwoordig wordt daarom gebruikgemaakt van PDR of gefractioneerde HDR, waardoor de bestralingstijd aanzienlijk is afgenomen (zie ook *Techniek in de radiotherapie*, H. 'Brachytherapie').

Applicatie

Brachytherapie bij cervixcarcinoom is intracavitaire bestraling (in utero en in de vagina), soms gecombineerd met interstitiële bestraling. Hierbij wordt gebruikgemaakt van 'afterloading'-apparatuur, met het voordeel dat de bestralingsapplicatoren tijdens het inbrengen in de patiënt niet geladen zijn. Een typische applicator voor een gynaecologische applicatie bestaat uit een centrale staaf, die via het cervicale kanaal in de uterusholte wordt geplaatst, en twee ovoïden, die naast de portio in de fornices laterales in de top van de vagina worden geplaatst (◘fig. 3.5). In plaats van de ovoïden kan ook gebruik worden gemaakt van een holle ring of een individuele 'mould' (afdruk van de vagina), die in de vaginatop geplaatst wordt. Bij laterale of asymmetrische tumoruitbreiding kunnen interstitiële naalden gebruikt worden die via het ovoïd of de ring geprikt kunnen worden. Tegenwoordig is het ook mogelijk om via die weg perineaal oblique naalden te prikken (◘fig. 3.5).

Onder algehele anesthesie of regionale peridurale (combinatie spinale en epidurale) anesthesie worden een blaaskatheter en de bestralingsapplicator ingebracht. Het inbrengen van de bestralingsapplicator gebeurt steeds vaker beeldgestuurd, bijvoorbeeld met echo of MRI. Aansluitend wordt de vagina getamponneerd met gaas om de afstand tussen de applicator en de blaasbodem, de voorste rectumwand en de vaginawanden zo groot mogelijk te maken.

Aansluitend aan de operatie wordt een MRI gemaakt. De MR-beelden worden gebruikt om het doelgebied in te tekenen, de applicator te reconstrueren en een behandelplan op te stellen.

Doelgebied brachytherapie

In het verleden werd geen doelgebied ingetekend en waren orthogonale röntgenfoto's de basis voor het bestralingsplan (◘fig. 3.6). Meestal werd gebruikgemaakt van het Manchester-systeem, waarin meerdere specificatiepunten zijn gedefinieerd: punt A, dat wordt gebruikt voor de rapportage van de tumordosis, en een blaas- en een rectumpunt voor de referentiedoses in deze risico-organen.

3.2 · Cervixcarcinoom

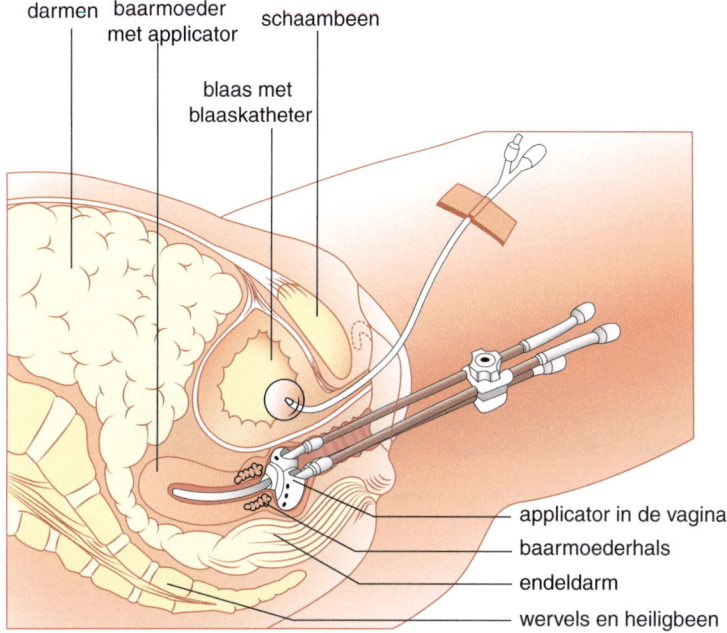

Figuur 3.5 Gynaecologische applicator ten behoeve van brachytherapie van de cervix

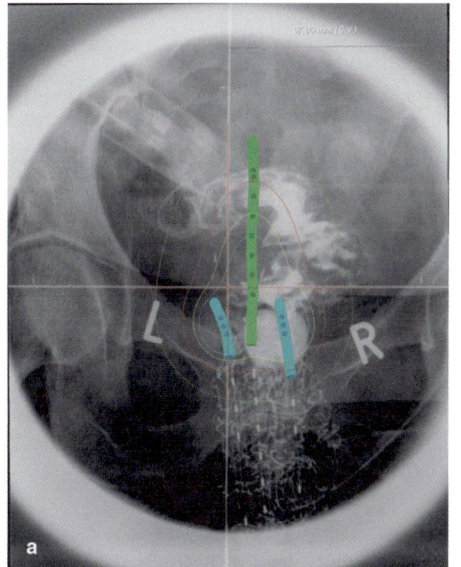 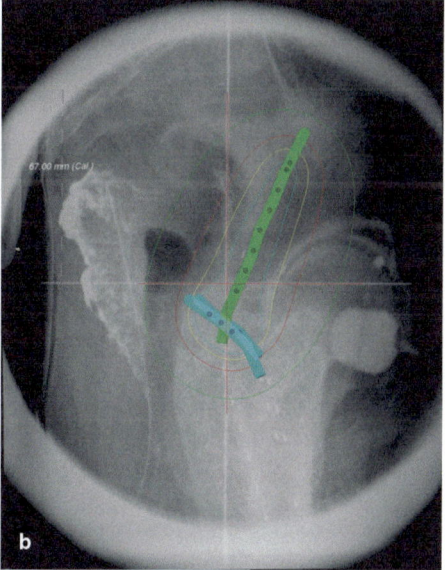

Figuur 3.6 Lokalisatiefoto's van een gynaecologische applicatie vanuit verschillende richtingen gematcht met applicatordata, bronposities en isodosepatroon. (**a**) PA-richting. (**b**) laterale opname

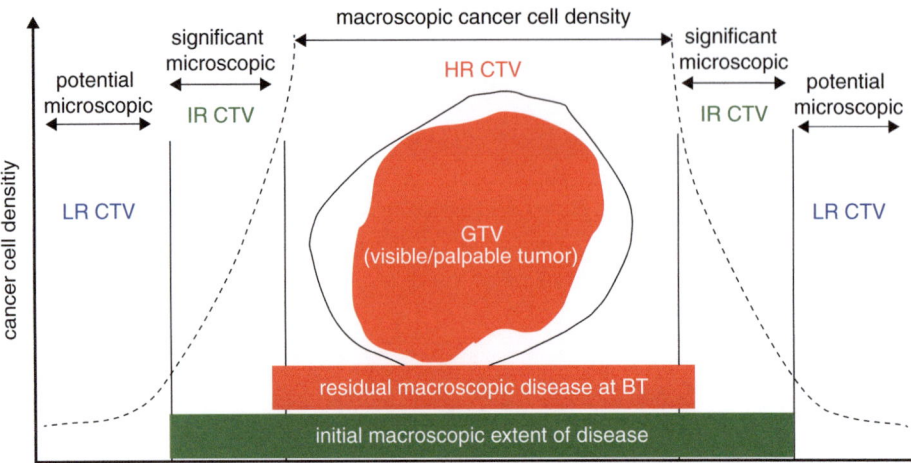

◘ **Figuur 3.7** GEC-ESTRO-doelvolumeconcept met het verschil in kankerceldensiteit

Tegenwoordig wordt driedimensionaal gepland op basis van MR-beelden met de applicator in situ. Voor deze conformere manier van brachytherapie zijn internationale richtlijnen ontwikkeld. Voor de uniformering van het doelgebied is het zogenoemde GEC-ESTRO-volumeconcept ontwikkeld [12].

Hierbij wordt uitgegaan van drie echelons van ziektelast (◘fig. 3.7):
- macroscopische ziekte: high risk clinical target volume (HR CTV);
- significante microscopische ziekte: intermediate risk CTV (IR CTV);
- potentiële microscopische ziekte: low risk CTV (LR CTV).

Het laagrisicogebied (LR CTV) is het gebied dat met uitwendige radiotherapie wordt behandeld en waarbij 46–50 Gy voldoende is. In het hoogrisicogebied (HR CTV) is de nog residuele ziekte aanwezig ten tijde van de brachytherapie op basis van het lichamelijk onderzoek en de beeldvorming, en bevat minimaal de gehele cervix. Het IR CTV bestaat uit het HR CTV met een marge in alle richtingen van 1 cm aangepast aan de natuurlijke grenzen (blaas, rectum en peritoneale ruimte). Op het niveau van de uterus valt het IRCTV niet buiten de uterus en omvat het altijd de initiële macroscopische uitbreiding van de ziekte (◘fig. 3.7).

Dosis en planning brachytherapie

De intracavitaire brachytherapie werd in het verleden gedoseerd op punt A (door Paterson gedefinieerd als een imaginair punt 2 cm boven en 2 cm lateraal van het os externum van de cervix), zonder verdere optimalisatie. De streefdosis was toen equivalent aan 80 Gy, uitwendige en inwendige radiotherapie samen.

In 2006 werden vanuit de GEC-ESTRO aanbevelingen gedaan voor '3D image-based' brachytherapie-planning bij cervixcarcinoom. Op basis hiervan worden dosisparameters uit het dosisvolumehistogram (DVH) gebruikt om de dosis op de tumor en gezonde organen te 'sturen' en te rapporteren. Veelal blijkt dat de ouderwetse blaas- en rectumpunten (ICRU 38-referentiepunten) niet altijd de plaats in het orgaan weergeven waar de hoogste dosis terechtkomt [13] (◘fig. 3.8).

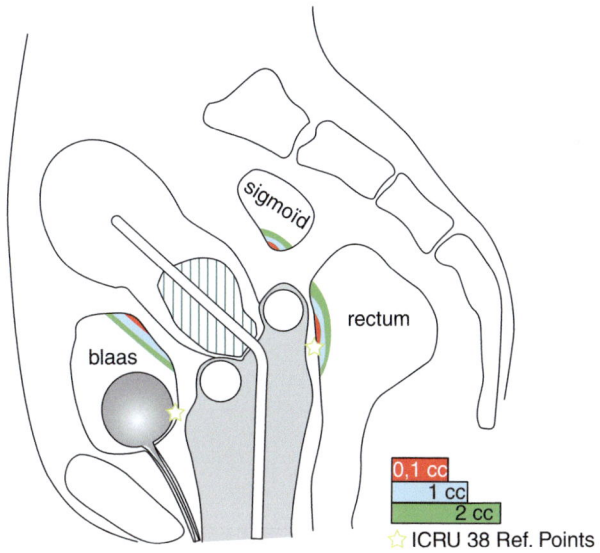

Figuur 3.8 Sagittaal voorbeeld van een cervixapplicatie van de meest bestraalde weefsels nabij de applicator voor rectum, sigmoïd en blaas en de ICRU 38-referentiepunten

Het plannen van de brachytherapie gebeurt veelal nog vanuit de ouderwetse planning op punt A. Dit basisplan wordt hierna verder geoptimaliseerd (geografisch of handmatig) om de constraints van de doelgebieden en de gezonde organen te halen. Een 'punt A-basisplan' als uitgangspunt heeft het voordeel dat hiermee vaak een redelijke dekking gehaald wordt en dat er na optimaliseren veel minder hotspots ontstaan. Het is belangrijk om goed te kijken naar de verdeling van de dosis in de patiënt.

De huidige 'image guided' adaptieve brachytherapie zorgt voor een goede kwaliteitscontrole van de positie van de applicator en eventuele interstitiële naalden.

In studies is bewezen dat dit een dosisescalatie in de tumor en cervix kan geven met betere lokale controle en overleving en verminderde toxiciteit bij gelijkblijvende dosis of zelfs de-escalatie van dosis in de kritieke organen [14, 15]. Daarom is duidelijk dat gestreefd moet worden naar een minimale dosis in het HR CTV (D90) van 85 Gy, maar liefst een dosis tussen 90 en 95 Gy en een minimale dosis in het IR CTV (D98) van 60 Gy. Voor de gezonde organen zijn vanuit het ICRU 89-rapport richtlijnen opgesteld. Het best kan gekeken worden naar de hoogste dosis in een bepaald volume van een orgaan (bijvoorbeeld D2cc: de hoogste dosis die in 2 cc van een orgaan komt) in plaats van naar een punt in een orgaan (◘fig. 3.8). Recente studies laten zien dat voor het rectum en de blaas de D2cc een goede dosis-effectrelatie laat zien voor de toxiciteit [16, 17]. Voor vaginale toxiciteit wordt een dosis-effectrelatie gezien van het rectovaginale punt [18]. In Nederland gebruiken alle afdelingen de planningsconstraints die gehanteerd worden in de Embrace 2-studie (◘tab. 3.2). In ◘fig. 3.9 is een voorbeeld te zien van een brachytherapieplanning in drie richtingen op een T2 gewogen MRI met applicator in situ en ingetekend doelvolume bij een patiënt met een initieel IB2 cervixcarcinoom met een goede respons op uitwendige bestraling en chemotherapie met nu nog een kleine resttumor (GTV) (◘fig. 3.9).

Tabel 3.2 Planningsconstraints voor brachytherapie cervix volgens het Embrace 2-studieprotocol

Target	D90 CTVHR EQD210	D98 CTVHR EQD210	D98 GTVres EQD210	D98 CTVIR EQD210	Point A EQD210
planning aims	> 90 Gy < 95 Gy	> 75 Gy	> 95 Gy	> 60 Gy	> 65 Gy
limits for prescribed dose	> 85 Gy	–	> 90 Gy	–	–
OAR	bladder D_{2cm3} $EQD2_3$	rectum D_{2cm3} $EQD2_3$	recto-vaginal point $EQD2_3$	sigmoid D_{2cm3} $EQD2_3$[a]	bowel D_{2cm3} $EQD2_3$[a]
planning aims	< 80 Gy	< 65 Gy	< 65 Gy	< 70 Gy	< 70 Gy
limits for prescribed dose	< 90 Gy	< 75 Gy	< 75 Gy	< 70 Gy	< 75 Gy

	Aim	Priority
ICRU recto-vaginal point dose	< 65 Gy EQD2 (EBRT+BT)	primary
the ratio of vaginal TRAK and total TRAK	< 30–40 %	secondary
vaginal lateral dose points at 5 mm	< 85 Gy EQD2(EBRT+BT)	secondary
visual inspection of the 140 % isodose	intruding as little as possible into vaginal tissue, and preferentially located within the applicator	secondary

[a]Voor sigmoid/bowel gelden deze dosisconstraints bij niet-mobiele darmlissen, wat resulteert in steeds weer dezelfde hoge expositie aan hetzelfde gebied.

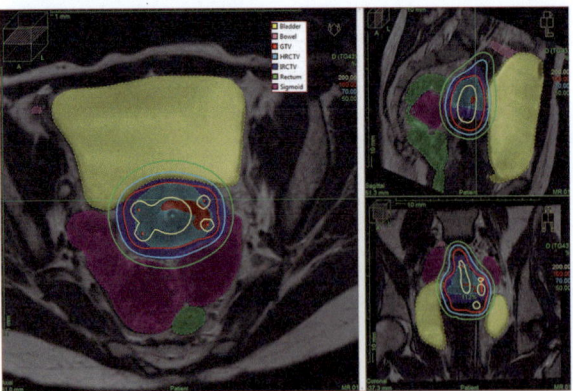

Figuur 3.9 Voorbeeld van brachytherapieplanning in drie richtingen op een T2 gewogen MRI met applicator in situ en ingetekend doelvolume

3.2.3 Bijwerkingen

Acute bijwerkingen treden bij de radiotherapeutische behandeling vrijwel altijd op in de vorm van diarree, buikkrampen en eventueel slijmbijmenging. Adequate medicatie en een goed dieet zijn bij deze bijwerkingen noodzakelijk.

Ook treden vaak blaasklachten op (cystitisklachten; frequente en pijnlijke mictie), vooral na de inwendige bestraling. Het vaginaslijmvlies is zeer resistent tegen bestraling, zodat geen acute bijwerkingen zijn te verwachten.

Ook vermoeidheid staat vrijwel altijd op de voorgrond.

Bij chemotherapie kunnen daarnaast bijwerkingen optreden zoals nierfunctiestoornissen en beenmergdepressie, waardoor de afweer afneemt en patiënten vatbaarder worden voor infecties.

Op lange termijn kunnen vooral na de inwendige bestraling verklevingen en atrofie van het slijmvlies van de vagina optreden.

Door regelmatig gebruik van dilatatoren of door regelmatige coitus kunnen de verklevingen worden voorkomen, zodat geen obliteratie ontstaat. De laatste jaren is er veel meer aandacht voor de seksuele revalidatie na radiotherapie.

Vrouwen die nog premenopauzaal zijn voor de behandeling, worden daarna veelal postmenopauzaal (tenzij de ovaria succesvol verplaatst zijn buiten het bestralingsveld). Daarnaast is na de behandeling sprake van infertiliteit. Het is belangrijk om dit van tevoren goed met jonge patiënten te bespreken, zodat zij ervoor kunnen kiezen om (geïnsemineerde) eitjes te laten invriezen voor een eventueel latere draagmoederzwangerschap.

Late schade aan de darmen uit zich vaak in bloed bij de ontlasting op basis van radiatieproctitis. Dit kan dikwijls verholpen dan wel gestabiliseerd worden door middel van laseren. Verder ziet men klachten van radiatie-enteritis, dat wil zeggen wisselende consistentie en urge, wat met dieetaanpassingen en vezels meestal onder controle gehouden kan worden, maar waarvan een deel van de vrouwen levenslang last houdt.

Late schade aan de blaas ontstaat doordat de blaasbodem een hoge stralingsdosis ontvangt door de brachytherapie. Deze schade uit zich in macroscopische hematurie ten gevolge van teleangiëctastieën. In zeldzame gevallen kan ten gevolge van een stralenulcus een fistel ontstaan tussen de vagina en de blaas. Tussen het rectum en de vagina kan soms een fistel ontstaan op basis van een stralenulcus in het rectum.

Fistels worden operatief behandeld, waarbij het vaak mogelijk is een blijvend stoma te vermijden. Ernstige late complicaties zijn bij goede techniek overigens betrekkelijk zeldzaam.

3.3 Tumoren van het corpus uteri

Het carcinoom van het corpus uteri (endometriumcarcinoom) is de meest frequent voorkomende gynaecologische maligniteit met jaarlijks ongeveer 2000 nieuwe patiënten. Het wordt vooral gezien in de leeftijdsgroep van 60–80 jaar; bij vrouwen onder de 40 komt dit carcinoom zelden voor.

3.3.1 Oncologische kenmerken

Etiologie

Het endometriumcarcinoom komt vaker voor bij vrouwen die geen of weinig kinderen hebben gebaard, bij vrouwen met een late menopauze (overgang) en bij vrouwen met diabetes, hypertensie en/of obesitas (overgewicht).

Een verhoogd oestrogeengehalte, zoals bij adipositas of langdurige behandeling met oestrogenen, vergroot de kans op endometriumcarcinoom. Ook vrouwen met het Lynch-syndroom (erfelijk kankersyndroom) hebben een verhoogd risico op endometriumcarcinoom.

Histologie

Het endometriumcarcinoom gaat uit van het slijmvlies van de baarmoeder (endometrium). Van daaruit groeit de tumor door tot in het myometrium (de spierlaag van de uterus). Als de tumor hierin ver is doorgegroeid, is de kans op lymfogene en hematogene metastasering en op lokale recidieven aanmerkelijk groter. Bij verdere doorgroei bereikt de tumor het buitenoppervlak van de uterus (serosa). De tumor kan ook doorgroeien in de tubae, de cervix en (in een laat stadium) in de blaas en het rectum.

Het endometriumcarcinoom breidt zich soms uit in de richting van de vagina. Via de lymfebanen kan het carcinoom zich verspreiden langs de grote bekkenvaten naar de para-aortale klieren. Hoewel hematogene metastasering betrekkelijk zeldzaam is, vindt soms uitzaaiing plaats naar de longen, het skelet en de lever.

De belangrijkste histologische types endometriumcarcinoom zijn endometroïd endometriumcarcinoom (80 %), sereus (papillair) carcinoom en clear-cellcarcinoom. Ook in de spierlaag van de uterus kan zich een sarcoom ontwikkelen, meestal is dan sprake van een leiomyosarcoom.

Symptomen

Een symptoom van endometriumcarcinoom is gezien de leeftijdsgroep van de patiënten bijna altijd postmenopauzaal bloedverlies. Verder kunnen dezelfde symptomen als bij het cervixcarcinoom worden waargenomen.

Onderzoek

Naast het uitgebreid lichamelijk onderzoek vindt een gynaecologisch onderzoek plaats met transvaginale echografie. De diagnose wordt meestal gesteld na een poliklinische endometriumsampling (Pipelle) of curettage. Hierbij wordt het slijmvlies van het cavum uteri verwijderd en door de patholoog op maligniteit beoordeeld. Ter uitsluiting van metastasen op afstand wordt laboratoriumonderzoek verricht (Ca125) en wordt zo nodig een CT-abdomen-thorax/of een MRI-abdomen gemaakt.

Stadiumindeling

De gynaecologische tumoren worden gestadieerd volgens de FIGO-indeling. Voor het endometrium is deze indeling afhankelijk van de ingroei in de spierwand van de uterus. Het stadium wordt dus pas definitief bepaald na de operatie.

FIGO-stadiëring van endometriumcarcinoom:
- stadium I: tumor beperkt tot corpus uteri;
- stadium II: uitbreiding van de tumor tot in de cervix, maar niet buiten de uterus;

- stadium III: tumorgroei buiten uterus/cervix (serosa, adnex, vagina, lymfeklier);
- stadium IV: doorgroei in de blaas en/of het darmepitheel, dan wel metastasen op afstand.

Prognose

Het endometriumcarcinoom heeft een relatief gunstige prognose omdat het door klachten van bloedverlies vaak vroeg wordt ontdekt. Bij diagnose heeft ongeveer 75 % van de vrouwen stadium I (kanker die zich beperkt tot de baarmoeder) en daarmee een zeer goede prognose. De prognose is afhankelijk van het stadium. De vijfjaarsoverleving bedraagt:
- stadium I: 93 %;
- stadium II: 75 %;
- stadium III: 47 %;
- stadium IV: 15 %.

3.3.2 Therapie

De meeste endometriumcarcinomen worden chirurgisch behandeld. Hierbij wordt de uterus met beide ovaria verwijderd. Vaak worden bij een hogere graad of diepe doorgroei ook de lymfeklieren verwijderd. Sentinelnodeprocedures (schildwachtklierprocedures) vinden in Nederland bij endometriumcarcinoom nog niet standaard plaats, maar hier wordt wel onderzoek naar gedaan [19].

Bij de sereuze en clear-celltypen endometriumcarcinoom bestaat een grotere kans op uitbreiding buiten het endometrium, daarom wordt bij die tumoren vaak een volledige chirurgische stadiëring verricht. Dit houdt in dat naast de baarmoeder, de eierstokken en de pelviene lymfeklieren ook de para-aortale lymfeklieren, het omentum en de appendix verwijderd worden en peritoneumbiopten genomen worden.

De leeftijd van de patiënt, de tumorinfiltratie in myometrium/cervix/vagina en de differentiatiegraad en het type tumor bepalen bij endometriumcarcinoom de indicatie voor postoperatieve bestraling van het kleine bekken en/of intracavitaire brachytherapie van de vagina (vaginale cilinder) en/of chemotherapie.

Bij klinische contra-indicaties voor chirurgie kan primair een curatieve bestraling worden gegeven, meestal in de vorm van combinatie van uitwendige en inwendige bestraling.

Uitgebreide stadia van het endometriumcarcinoom zijn zeldzaam (met name stadium IV) en de prognose is hierbij slecht. Bij uitgebreide tumoren of metastasen kan worden gekozen voor een palliatieve systemische behandeling. In een beperkt aantal gevallen wordt met hormonen (progestativa) een goede remissie bereikt. Hoewel de progestativa vaak ook als adjuvante behandeling worden gegeven, is de waarde hiervan nog omstreden.

Uitwendige radiotherapie
Doelgebied uitwendige radiotherapie

Net als bij het cervixcarcinoom wordt een individuele bestralingsplanning gemaakt aan de hand van ingetekende doelvolumina en risico-organen.

Postoperatief omvat het doelvolume:
- vaginatop (proximale 4 cm van de vagina) en paracolpium (paravaginaal weefsel);
- parametria beiderzijds;
- electieve lymfekliergebieden (bij een negatieve adequate lymfeklierdissectie kan hiervan worden afgezien):

- iliaca externa
- iliaca interna
- obturatorius
- presacraal (voor S1/S2)
- iliaca communis, distale deel.

Bij een primaire bestraling dienen ook de uterus en cervix meegenomen te worden. Bij uitbreiding in de distale vagina dienen de inguïnale klieren meegenomen te worden.

Om de beweeglijkheid in kaart te brengen, kan net als bij het cervixcarcinoom een planning-CT met volle en lege blaas gemaakt worden.

Kritieke organen

Als kritieke organen moeten blaas, dunne darm, rectum, sigmoïd, heupkoppen en nieren ingetekend worden.

Dosis uitwendige radiotherapie

De dosis die gegeven wordt op het electieve doelgebied is vaak 46 tot 50,4 Gy in 23 tot 28 fracties. Bij niet-geopereerde patiënten die curatief worden bestraald (primair endometriumcarcinoom), wordt na de uitwendige bestraling een surdosage met brachytherapie gegeven. Bij postoperatieve radiotherapie wordt een boost gegeven indien het stadium II betreft (ingroei in de cervix) of sprake is van irradicaliteit. Deze boost wordt doorgaans inwendig met brachytherapie gegeven.

Techniek uitwendige radiotherapie

De techniek van de uitwendige radiotherapie is vergelijkbaar met die bij cervixcarcinoom, maar bij primair endometriumcarcinoom (dus met de uterus nog in situ) wordt soms ook met planbibliotheken gewerkt.

Brachytherapie

Net als bij cervixcarcinoom wordt tegenwoordig PDR of gefractioneerde HDR gebruikt.

Applicatie

In de postoperatieve situatie wordt de inwendige bestraling vaak gegeven met een intravaginale cilinder (◘fig. 3.10). Alternatieven voor de cilinder zijn een ring of een vaginale mould (◘fig. 3.11). De cilinder kan poliklinisch ingebracht worden, waarna met beeldvorming (CT of MRI) de positie gecontroleerd kan worden en een bestralingsplan kan worden gemaakt.

Bij recidieven in de vagina wordt de boost vaak gegeven met brachytherapie. Afhankelijk van de locatie, de dikte en de uitbreiding kan gekozen worden voor een (asymmetrische) cilinder, eventueel aangevuld met interstitiële naalden, bijvoorbeeld de Martinez Universal Perineal Interstitial Template (MUPIT) (◘fig. 3.12). Deze applicator dient onder verdoving (spinaal of algeheel) ingebracht te worden.

Bij primair endometriumcarcinoom kunnen diverse applicatoren gebruikt worden voor de brachytherapie. In Nederland wordt vaak gekozen voor de zogenoemde 'Rotte-applicator' (◘fig. 3.13), omdat deze vrij eenvoudig poliklinisch ingebracht kan worden bij patiënten die vaak een contra-indicatie voor een operatie hebben.

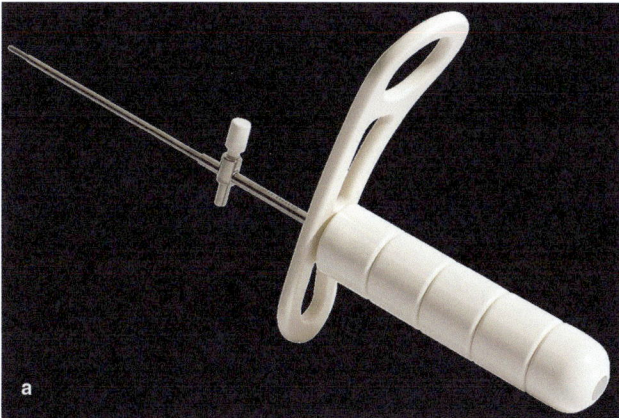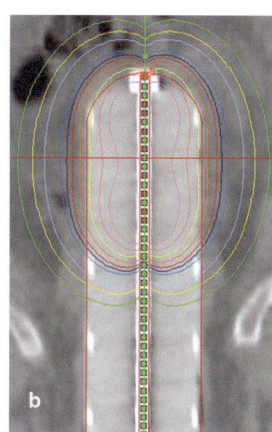

Figuur 3.10 Cilinderapplicator gebruikt bij endometriumcarcinoom (a) met een voorbeeld van de dosisverdeling (b)

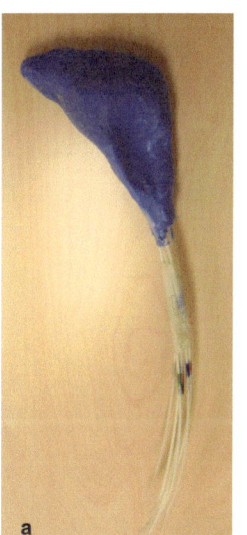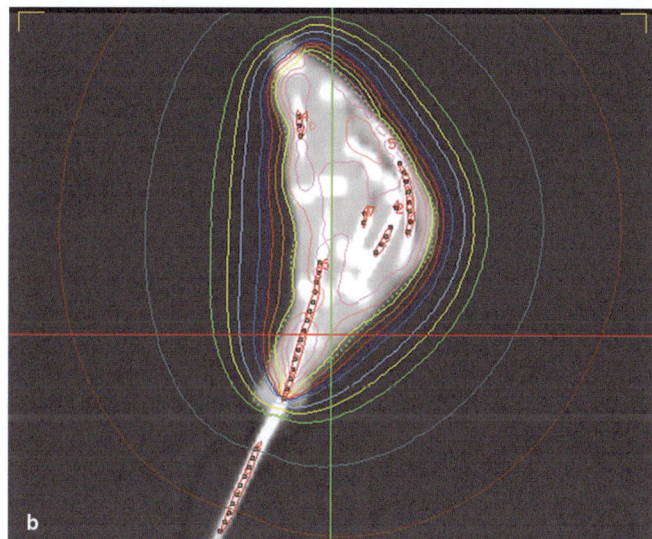

Figuur 3.11 Vaginale mould gebruikt bij endometriumcarcinoom (a) met een voorbeeld van de dosisverdeling (b)

Doelgebied brachytherapie

Het doelgebied in de postoperatieve situatie is de top van de vagina, hiervoor wordt meestal de bovenste 3–4 cm aangehouden, waarbij dan op 5 mm van het vagina-oppervlak gedoseerd wordt.

Bij een primair endometriumcarcinoom is het doelgebied nog niet zo helder geformuleerd. Omdat de meeste applicatoren niet MRI-compatibel zijn, wordt veelal de gehele uterus aangehouden. Een probleem hierbij kan zijn dat door bijvoorbeeld myomen het volume groter is dan je kunt of wilt bestralen. Vaak zal dan op basis van de beschikbare beeldvorming een geïndividualiseerd doelgebied per patiënt gereconstrueerd moeten worden.

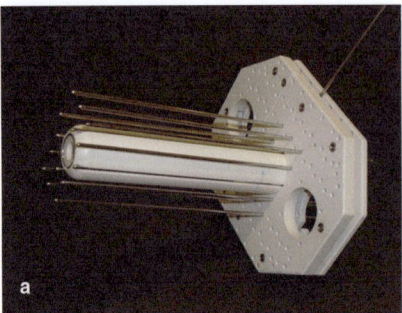
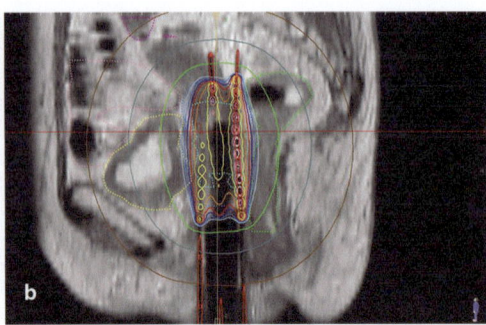
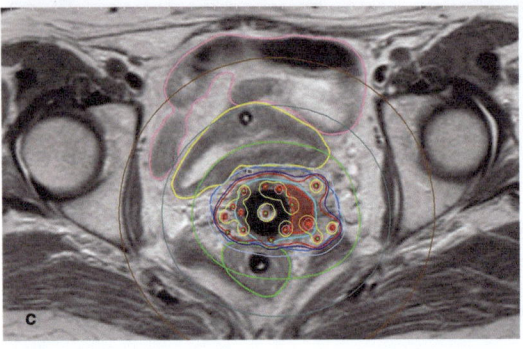

◘ **Figuur 3.12** MUPIT-applicator gebruikt bij endometriumcarcinoom (**a**) met een voorbeeld van de dosisverdeling (**b–c**)

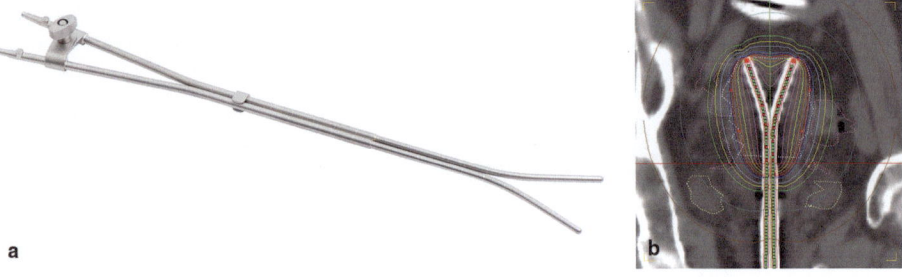

◘ **Figuur 3.13** Rotte-applicator gebruikt bij endometriumcarcinoom (**a**) met een voorbeeld van de dosisverdeling (**b**)

Als wel een MRI-compatibele applicator wordt gebruikt, kan een doelgebied vergelijkbaar met het GEC-ESTRO-volumeconcept van het cervixcarcinoom aangehouden worden.

Dosis en planning brachytherapie

In de postoperatieve situatie, als het niet met uitwendige radiotherapie wordt gecombineerd, wordt meestal 3 × 7 Gy gegeven. Indien brachytherapie als boost gegeven wordt naast de uitwendige radiotherapie, wordt vaak gestreefd naar een totaaldosis equivalent aan 60 Gy. Dan wordt gebruikgemaakt van standaardplannen, waarbij het plan aangepast kan worden op basis van de anatomie van de vaginatop of de dosis op de gezonde organen.

Bij een recidief of primair endometriumcarcinoom wordt gestreefd naar een dosis die equivalent is aan 70–85 Gy, afhankelijk aan de belasting van de gezonde organen. De gebruikte dosisconstraints voor de gezonde organen zijn gelijk aan die bij het cervixcarcinoom.

3.3.3 Bijwerkingen

Acute en late bijwerkingen na uitwendige radiotherapie zijn gelijk aan die van het cervixcarcinoom.

Bij alleen inwendige radiotherapie zijn er vaak geen acute bijwerkingen, wel kunnen op lange termijn verklevingen en atrofie van het slijmvlies van de vagina optreden.

3.4 Tumoren van het ovarium

De incidentie van het ovariumcarcinoom in Nederland bedraagt gemiddeld 1300 nieuwe patiënten per jaar. De meeste van deze tumoren komen voor bij vrouwen in de leeftijd van 55–80 jaar [1].

3.4.1 Oncologische kenmerken

Etiologie

Etiologische factoren zijn nauwelijks bekend. Het ovariumcarcinoom komt frequenter voor bij vrouwen zonder kinderen en mogelijk heeft het gebruik van de anticonceptiepil een beschermende werking tegen dit carcinoom.

Bij ongeveer 10 % van de ovariumcarcinomen is sprake van een erfelijke kanker. Daarbij betrokken genmutaties zijn BRCA-1, BRCA-2 en Lynch-syndroom: MLH1, PMS2, MSH2, MSH6. Hierin worden twee syndromen onderscheiden: de combinatie van erfelijke ovarium- en mammacarcinomen en het Lynch-syndroom, waarbij vooral colon- en endometriumcarcinomen voorkomen, maar ook andere tumoren (zoals het ovariumcarcinoom).

Histologie

De ovariumtumoren kunnen uitgaan van:
- kiemepitheel (80 % van de tumoren, vaak cysteus);
- geslachtscellen zelf (dysgerminoom, teratoom);
- stroma (granulosaceltumor).

Door directe groei kan de tumor zich uitbreiden in tubae en uterus en via de lymfogene weg het andere ovarium bereiken. Vaak worden metastasen gevonden in het omentum majus, de voorste buikwand en de para-aortale klieren.

Hematogeen kan de tumor metastaseren naar longen, lever, botten en hersenen.

Ten slotte worden ook vaak metastasen van onder andere maag- en mammacarcinoom in het ovarium gevonden ('Krukenberg-tumoren'), alsook van de schildklier – soms als enige metastase.

Symptomen

Gezien de lokalisatie geeft het ovariumcarcinoom in een vroeg stadium vrijwel geen klachten. Een opgezette buik is, naast vage buikklachten, vaak een eerste symptoom. In een laat stadium ontstaan klachten van anorexie, algemene malaise, mictie- en/of defecatieklachten en soms rugpijn. Het ovariumcarcinoom wordt daarom ook wel de 'silent ladykiller' genoemd. 70-80 % van alle ovariumcarcinomen worden gediagnosticeerd in stadium 3C of 4.

Onderzoek

Men let op ascites en eventuele palpabele tumoren in de buik. Bij inwendig onderzoek worden de grootte en de ligging van de ovaria vastgesteld. CA-125 is een niet-specifieke merkstof voor ovariumcarcinoom. Echografie, zowel vaginaal als abdominaal, kan afwijkingen van het ovarium en ascites zichtbaar maken. Een CT-thorax en -abdomen kan worden gemaakt om de uitbreiding af te beelden. Een laparoscopie kan overwogen worden ter bepaling van de operabiliteit en om weefsel voor histologische diagnose te verkrijgen.

Stadiumindeling

De stadiumindeling volgt de FIGO-stadiëring:
- stadium I: de tumor is beperkt tot het ovarium/tuba (eventueel met ascites);
- stadium II: de tumor is beperkt tot het kleine bekken;
- stadium III: de tumor komt tot buiten het kleine bekken, maar blijft binnen de buikholte;
- stadium IV: de tumor komt tot buiten de buikholte (metastasen op afstand).

Prognose

De prognose van patiënten met een ovariumcarcinoom is sterk afhankelijk van het stadium en van de histologie. De vijfjaarsoverleving bedraagt:
- stadium I: 85-100 %;
- stadium II: 70 %;
- stadium III-IV: 15-30 %.

De slechte overallprognose vindt zijn oorzaak in het feit dat de tumor pas laat symptomen geeft en daarom meestal laat wordt gediagnosticeerd.

Bij dysgerminomen en in mindere mate granulosaceltumoren is de prognose duidelijk beter dan bij de andere tumoren.

3.4.2 Therapie

Bij voorkeur vindt de behandeling plaats in een centrum dat hiermee veel ervaring heeft. In Nederland moeten alle patiënten met een ovariële massa besproken worden volgens de SONCOS-normen met een gynaecologisch oncoloog [20]. Bij (hoge kans op) maligniteit is afgesproken dat in principe altijd een gynaecologisch oncoloog (mee)opereert.

Vrijwel alle patiënten worden geopereerd. Als er geen tekenen zijn van ziekte buiten de ovaria, wordt een zogenoemde stageringsoperatie verricht. Hierbij worden de uterus, de adnexa en het omentum majus verwijderd, worden peritoneale biopten genomen en vinden pelviene en para-aortale lymfekliersampling plaats. Als sprake is van een vergevorderd stadium, wordt een debulkingsoperatie verricht. Daarbij wordt naast uterus, adnexa en omentum majus in principe al het zichtbare tumorweefsel verwijderd. Patiënten in stadium Ia en

IIa behoeven geen aanvullende behandeling als de stageringsoperatie volledig is geweest. Bij alle andere stadia is postoperatieve chemotherapie, met paclitaxel en platina als belangrijkste componenten, geïndiceerd.

Duidelijk is dat hoe kleiner de tumorload is, hoe groter de kans op effect bij de toediening van cytostatica. Bij grote tumorload (en daardoor noodzaak tot uitgebreide chirurgie), primaire inoperabiliteit of stadium IV wordt vaak gekozen voor neoadjuvante chemotherapie met een intervaldebulking bij voldoende respons.

Bij patiënten met een ovariumcarcinoom stadium III met een optimale primaire debulking (rest < 1 cm), een goede conditie en beperkte darmchirurgie bestaat de mogelijkheid om een combinatie van intraperitoneale en intraveneuze chemotherapie te geven [21].

Radiotherapie speelt nauwelijks meer een rol. In de vroege stadia kon in het verleden worden gekozen voor bestraling van de gehele buik met een surdosage op het kleine bekken. Deze zogenoemde 'buikbad'-bestraling omvatte het gehele abdomen tot en met het diafragma.

Omdat de dosis die op het abdomen kon worden gegeven beperkt was, kan men zich afvragen of dit voldoende was om de eventueel achtergebleven maligne cellen in het peritoneale vocht te elimineren. Ook gaf deze buikbadbestraling een aanzienlijke hoeveelheid bijwerkingen, met name klachten van misselijkheid, diarree en vermoeidheid. Daarom wordt tegenwoordig gekozen voor aanvullende chemotherapie.

Radiotherapie is nog wel een optie in het palliatieve traject. De behandeling wordt dan individueel toegepast op basis van de klachten en de algehele conditie van de patiënt.

3.5 Tumoren van de tuba

Tubacarcinomen zijn zeer zeldzaam; in Nederland zijn er 60 nieuwe patiënten per jaar. Meestal betreft het vrouwen tussen de 60 en 75 jaar oud [1].

3.5.1 Oncologische kenmerken

Etiologie
Tot op heden is weinig bekend over de etiologie. Mogelijk speelt een voorgeschiedenis van pelviene infecties een rol. Bij een deel van de patiënten met tubacarcinoom worden de genmutaties BRCA-1 en 2 gevonden, net als bij de patiënten met ovariumcarcinoom.

Histologie
De tumoren gaan uit van het epitheel van de tuba. Histologisch is er vrijwel altijd sprake van een (papillair) adenocarcinoom.

Symptomen
Net als bij het ovariumcarcinoom zijn de symptomen van tubacarcinoom vaak weinig specifiek. Klachten van bloedverlies, pijn in de onderbuik en toegenomen fluor kunnen voorkomen. De tumor wordt vanwege de aspecifieke klachten vaak pas laat ontdekt.

Onderzoek

Ook het onderzoek is overeenkomstig het onderzoek bij het ovariumcarcinoom.

Stadiumindeling

De tumoren worden ingedeeld in overeenstemming met de indeling van het ovariumcarcinoom.

Prognose

De prognose is slecht, voor alle stadia samen ligt de vijfjaarsoverleving rond de 30 %.

3.5.2 Therapie

De behandeling komt overeen met de behandeling van het ovariumcarcinoom. Vaak blijkt pas bij de operatie dat sprake is van een tubacarcinoom en niet van een ovariumcarcinoom.

3.6 Tumoren van de vulva

Minder dan 5 % van de maligne tumoren van de vrouwelijke genitalia is aan de vulva gelokaliseerd. In Nederland is het aantal nieuwe patiënten ongeveer 400 per jaar en overlijden jaarlijks ongeveer 100 patiënten aan deze tumoren. Tumoren van de vulva komen met name voor bij postmenopauzale vrouwen en de kans erop neemt toe met de leeftijd – slechts 15 % van de patiënten is jonger dan 50 jaar. De afgelopen twintig jaar is de incidentie verdubbeld (Integraal Kankercentrum Nederland), wat in verband wordt gebracht met meer HPV-infecties, met name in combinatie met roken en toename van afweerstoornissen (auto-immuunziektes en na orgaantransplantatie door gebruik van immunosuppressiva).

3.6.1 Oncologische kenmerken

Etiologie

Vulvacarcinoom ontstaat vaak uit een voorloperstadium (VIN), waarbij onderscheid wordt gemaakt tussen 'usual VIN' (uVIN) en 'differentiated VIN' (dVIN). uVIN wordt door het humaan papillomavirus (HPV) veroorzaakt, dVIN hangt samen met lichen sclerosus: een aandoening aan de huid van de vulva waarbij de huid verlittekent, dun wordt en vaak jeuk en irritatie geeft. Geschat wordt dat bij 5 tot 10 % van de vrouwen met usual VIN of lichen sclerosus vulvacarcinoom kan ontstaan. Ook roken en afweerstoornissen geven mogelijk een verhoogd risico op vulvacarcinoom.

Histologie

Van de vulvacarcinomen zijn 90 % plaveiselcelcarcinomen, verder komen melanomen, adenocarcinomen en basaalcelcarcinomen en andere zeldzame tumoren voor.

Symptomen

De klachten waarmee een patiënt zich presenteert, zijn in het algemeen aspecifiek. Jeuk en vulvaire pijn zijn vaak de eerste symptomen. Soms wordt er een zwelling of ulcus van de schaamlippen ontdekt.

Onderzoek

Een vulvacarcinoom zou gezien de oppervlakkige lokalisatie altijd in een vroeg stadium kunnen worden opgespoord en behandeld. Toch wordt 30–40 % van de patiënten pas door een gynaecoloog gezien als de ziekte zich al in stadium III of IV bevindt. Dit wordt zowel door 'patient delay' als 'doctors delay' veroorzaakt: zowel patiënten als dokters herkennen dit carcinoom soms niet goed als een maligniteit en bovendien schamen patiënten zich soms bij een afwijking aan de schaamlippen en gaan dus pas na een tijd naar een dokter.

Metastasering vindt voornamelijk lymfogeen plaats naar de liesklieren. Hierbij is niet alleen de homolaterale kant, maar ook de contralaterale kant 'at risk'. Vanuit de liesklieren kan verdere metastasering optreden naar de pelviene lymfeklieren (diepe bekkenklieren) en van daaruit verder door het lichaam.

Voor het onderzoek zijn een goede inspectie en palpatie van belang, inclusief speculumonderzoek en rectovaginaal toucher. Hierbij wordt gelet op de grootte en groeiwijze van de tumor en op de lokalisatie ten opzichte van met name urethra, anus, rectum en vagina. Bij alle patiënten moet een X- of CT-thorax worden verricht om longmetastasen uit te sluiten. Bij patiënten met een macro-invasief vulvacarcinoom moet altijd een echo van de liezen gemaakt worden met eventueel een cytologische punctie.

Bij grote tumoren of bij verdenking op ingroei in urethra, anus of rectum kan een MRI worden gemaakt ter evaluatie van de locoregionale invasie.

Bij inguïnale lymfadenopathie moet een (PET)CT-scan worden gemaakt ter beoordeling van verdere uitzaaiingen.

Stadiumindeling

Ook voor het vulvacarcinoom volgt de stadiumindeling de TNM-classificatie (8^e editie) en de FIGO-stadiëring.

De indeling is gebaseerd op grootte en uitbreiding (tab. 3.3). Alleen lymfeklieren inguïnaal en femoraal (liesklieren) worden beschouwd als regionale klieren.

Prognose

De prognose voor het vulvacarcinoom is afhankelijk van het stadium en de therapie. De afgelopen tien jaar is de vijfjaarsoverleving toegenomen van 70 % naar 78 % [1]. De belangrijkste prognostische factor is de aanwezigheid van inguïnale lymfekliermetastasen. De vijfjaarsoverleving is 91 % bij afwezigheid van lymfekliermetastasen en 52 % bij de aanwezigheid ervan. De vijfjaarsoverleving voor de verschillende stadia is:
- stadium I: 90 %;
- stadium II: 54 %;
- stadium III: 48 %;
- stadium IV: 19 %.

Tabel 3.3 TNM-classificatie en FIGO-stadiëring van vulvacarcinoom

TNM		FIGO		Omschrijving
Tis		–		carcinoma in situ
T1		I		beperkt de vulva en perineum
	T1a		IA	tumor ≤ 2 cm en stroma invasie ≤ 1 mm
	T1b		IB	tumor > 2 cm en/of stroma invasie > 1 mm
T2		II		tumoruitbreiding in onderste een derde deel van de vagina, onderste een derde deel van de urethra of anus
T3		IVA		tumoruitbreiding in bovenste twee derde deel van de urethra en bovenste twee derde deel van de vagina; of infiltratie in het slijmvlies van de blaas of het rectum; of fixatie aan de bekkenwand
N1		IIIA		
	N1a			1 of 2 lymfekliermetastasen < 5 mm
	N1b			1 lymfekliermetastase ≥ 5 mm
N2				
	N2a		IIIB	≥ 3 lymfekliermetastasen < 5 mm
	N2b		IIIB	≥ 2 lymfekliermetastasen ≥ 5 mm
	N2c		IIIC	lymfekliermetastase met extranodale groei
N3				
	N3		IVA	gefixeerde of ulcererende lymfekliermetastase
M1		IVB		afstandsmetastasen (inclusief pelviene lymfekliermetastasen)

3.6.2 Therapie

Bij tumoren met een invasiediepte < 1 mm wordt alleen een ruime lokale excisie verricht. Bij tumoren met een invasiediepte van > 1 mm, kleiner dan 4 cm en geen suspecte inguïnale klieren wordt een radicale lokale excisie verricht, waarbij gestreefd wordt naar een tumorvrije marge van minimaal 8 mm gecombineerd met een sentinelnodeprocedure. Bij een positieve sentinel node dient een volledige klierdissectie aan die kant plaats te vinden.

Indien de lies klinisch (lichamelijk onderzoek en echo) verdacht is, de tumorgrootte > 4 cm is of sprake is van een multifocale tumor, dan is de standaardbehandeling een ruime lokale excisie gecombineerd met een inguïnale klierdissectie. Deze zal unilateraal worden uitgevoerd bij een laterale tumor, maar dubbelzijdig bij een centrale tumor.

Postoperatieve radiotherapie lokaal is geïndiceerd bij een irradicale of krap radicale resectie indien re-resectie onmogelijk is en poliklinisch vervolgen niet goed kan. Postoperatieve radiotherapie regionaal is geïndiceerd bij ≥ 2 lymfekliermetastasen of een lymfekliermetastase met extranodale groei na een liesklierdebulking. Als beide liezen worden bestraald, wordt de gehele vulva vaak eveneens meegenomen (ook bij radicale excisie).

Bij contra-indicaties voor radicale chirurgie (conditie van patiënt), als geen radicale resectie mogelijk lijkt (bijvoorbeeld bij lymfangitis cutis, immobiele en/of ulcererende klieren) of als exenteratieve, mutilerende chirurgie noodzakelijk is, wordt meestal besloten tot definitieve (chemo-)radiotherapie. In Nederland wordt dan het vaakst gekozen voor de combinatie met capecitabine, een alternatief is cisplatinum.

3.6.3 Radiotherapie

Doelgebied radiotherapie

Het doelvolume bij vulvacarcinoom moet ingetekend worden, waarbij een intekenatlas zoals beschreven in het artikel van Gaffney als richtlijn gebruikt kan worden [22].

Lokaal is het doelgebied: (oorspronkelijke tumorgebied), vulva, littekens vulvaregio, introitus + 2 cm distale electieve vagina (globaal ter hoogte van onderzijde symfyse) en mons veneris. Bij ingroei in de vagina moet de gehele vagina/paravaginale ruimte meegenomen worden.

Regionaal betreft het doelgebied de inguïnofemorale klieren en pelvien in ieder geval de iliaca externa. Bij grotere tumoren en bij meerdere aangedane lymfklieren moeten ook de klieren van iliaca interna en de obturator loge meegenomen worden. Getracht wordt altijd minimaal één station hoger dan pathologische klier(en) in te tekenen (in ieder geval ruime marge: 2–3 cm of echelon, afhankelijk van de situatie).

Kritieke organen

Als kritieke organen moeten blaas, rectum, anus, sigmoïd, dunne darm en heupkoppen ingetekend worden.

Dosis radiotherapie

De dosis die gegeven wordt op het electieve doelgebied is vaak 46 tot 50,4 Gy in 23 tot 28 fracties. Bij microscopische ziekte wordt vaak een surdosage (= boost) tot 60 Gy equivalent gegeven en bij macroscopische ziekte tot 64–70 Gy. Bij kliermetastasen wordt dikwijls een surdosage van 60–66 Gy gegeven.

Als na 12 weken geen complete remissie is bereikt, kan 'salvage' chirurgie overwogen worden.

Bestralingstechniek

Meestal wordt de gehele behandeling gegeven met uitwendige radiotherapie. Een eventuele boost kan zowel sequentieel als geïntegreerd (SIB) gegeven worden. Bij een kleine tumorrest of een tumor uitgaande van de klier van Bartholin kan gekozen worden voor een combinatie van uitwendige bestraling (inclusief de liesklieren) en een boost met interstitiële brachytherapie.

De bestralingsplannen worden meestal gemaakt met behulp van een IMRT- of VMAT-techniek. Vaak wordt om de dosis in de huid te verhogen een bolus gelegd op de vulva als de tumor nog in situ is, bij lymfangitis of bij een kliermetastase met ulceratie of fixatie aan de huid. In *Techniek in de radiotherapie* H. 'Voorbereiding bestraling' uit deze serie is meer uitleg over gebruik van bolusmateriaal te vinden [23].

Het gebruik van image guidance (bijvoorbeeld CBCT) is niet alleen nodig voor positioneringscontrole, maar ook voor het monitoren van anatomische veranderingen (bijvoorbeeld zwelling door oedeem) om zo nodig een planaanpassing te doen. Zie ook voor meer informatie over 'image guided adaptive radiation therapy' (IGART) *Techniek in de radiotherapie* [23].

3.6.4 Bijwerkingen

Bij deze bestralingen staan de acute reacties voorop: irritatie en desquamatie van de huid van de vulva en inguïnaal, slijmvliesreactie van de vulva, mictieklachten en defecatieklachten. Goede pijnstilling en huid- en leefadviezen zijn essentieel om patiënten door deze periode van acute toxiciteit te helpen.

Als late reactie wordt nogal eens een stralenulcus gezien. Soms is hiervoor reconstructieve chirurgie nodig. Zelfs in die situatie is deze behandeling echter te verkiezen boven primaire chirurgie als daarbij de urethra en/of de anus moet(en) worden opgeofferd en patiënten dus één of twee stoma's nodig hebben. Soms wordt als late bijwerking anale dysfunctie gezien, maar die is zelden zo ernstig dat hiervoor een stoma noodzakelijk is.

3.7 Tumoren van de vagina

Tumoren van de vagina zijn zeer zeldzaam; in Nederland zijn er rond de 60 nieuwe patiënten per jaar. Deze tumoren gaan uit van het vaginaslijmvlies en hebben geen relatie met de cervix (uitbreiding van het cervixcarcinoom op de vaginawand komt daarentegen regelmatig voor). Ze komen meestal voor bij vrouwen boven de 60 jaar.

3.7.1 Oncologische kenmerken

Etiologie
Als etiologische factoren kunnen worden genoemd: ontsteking en decubitus ten gevolge van een pessarium.

Het gebruik van het hormoon diëthylstilbestrol (DES) tijdens de zwangerschap om een spontane abortus te voorkomen heeft geleid tot een verhoogde frequentie van het vaginacarcinoom bij de jongvolwassen dochters die uit deze zwangerschappen werden geboren. Het hormoon wordt sinds enkele decennia niet meer voorgeschreven.

Daarnaast is HPV een risicofactor.

Histologie
Het vaginacarcinoom is in meer dan 90 % van de gevallen een plaveiselcelcarcinoom. Het clear-celtype carcinoom komt vooral voor bij de DES-patiënten.

Tumoren in het onderste een derde deel van de vagina metastaseren lymfogeen naar de liesklieren; de hoger gelegen tumoren kunnen ook naar para-iliacale lymfeklieren metastaseren. Hematogene metastasering treedt met name op naar longen en lever.

Symptomen
De meeste patiënten presenteren zich met abnormaal bloedverlies: postmenopauzaal, postcoïtaal of intermenstrueel. Daarnaast kunnen (waterige) afscheiding of dyspareunie symptomen zijn.

Onderzoek

De diagnostiek is vergelijkbaar met die bij het cervixcarcinoom: gynaecologisch onderzoek, eventueel onder narcose. Ook kunnen in de vaginawand markers geplaatst worden in alle windrichtingen om de grenzen van de tumor te markeren ten behoeve van de positieverificatie tijdens de uitwendige radiotherapie en voor bepaling van het doelgebied (IR CTV) bij de brachytherapie.

Op indicatie kan een cystoscopie dan wel een proctoscopie verricht worden om ingroei in de blaas c.q. het rectum uit te sluiten of aan te tonen.

Het stageringsonderzoek omvat verder een MRI-scan ter vaststelling van de tumoruitbreiding en vergrote lymfeklieren. Tegenwoordig wordt ook een PET-CT-scan steeds vaker gebruikt, zeker bij pathologische klieren op MRI. Soms gebeurt dit in radiotherapiehouding. Als er geen PET-CT-scan gemaakt wordt, dient minimaal een X-thorax gemaakt te worden.

Stadiumindeling

De stadiumindeling is volgens de FIGO-stadiëring:
- stadium I: beperkt tot de vagina;
- stadium II: uitbreiding in het paravaginale weefsel (paracolpium) maar niet tot aan de bekkenwand;
- stadium III: uitbreiding tot aan bekkenwand of regionale lymfekliermetastasen;
- stadium IVA: infiltratie in mucosa van blaas of rectum of buiten het kleine bekken;
- stadium IVB: afstandsmetastasen.

Prognose

De prognose is afhankelijk van de grootte, het stadium, de leeftijd en de bestralingsdosis. De vijfjaarsoverleving bedraagt [24]:
- stadium I: 83–92 %;
- stadium II: 68–78 %;
- stadium III: 44–58 %;
- stadium IV: 44–58 %.

3.7.2 Therapie

Meestal is radiotherapie de behandeling van keuze, vaak een combinatie van uitwendige bestraling met chemotherapie (cisplatinum wekelijks) of diepe hyperthermie gevolgd door brachytherapie. Bij zeer kleine tumoren (kleine T1) is chirurgie of alleen brachytherapie soms een optie.

Bij een contra-indicatie voor radiotherapie (bijvoorbeeld na eerdere radiotherapie) is vaak uitgebreide chirurgie noodzakelijk (voorste, achterste of totale exenteratie) met aanleg van één of twee stoma's.

Uitwendige radiotherapie
Doelgebied uitwendige radiotherapie

Het primaire doelvolume omvat het tumorgebied, de vagina, het paravaginale weefsel (paracolpium), het parametrium, de cervix en de aangedane lymfeklieren. Het electieve lymfeklierdoelgebied bestaat uit de pelviene lymfeklieren (iliaca externa en interna, obturator en presacraal), afhankelijk van de lokalisatie van de tumor inclusief iliaca communis (proximale tumor) en/of inguïnaal (distale tumor).

Kritieke organen

Als kritieke organen moeten blaas, rectum, anus, sigmoïd, dunne darm, heupkoppen en nieren ingetekend worden.

Dosis uitwendige bestraling

De dosis die gegeven wordt op het electieve doelgebied is vaak 46 tot 50,4 Gy in 23 tot 28 fracties. De pathologische klieren krijgen een boost. Met de huidige technieken wordt vaak gekozen voor een simultaan geïntegreerde boost (SIB), maar een sequentiële boost is ook mogelijk. De streefdosis op de aangedane klieren is vaak equivalent aan 60 tot 66 Gy. Bij klieren groter dan 2 cm wordt dikwijls gestreefd naar een wat hogere dosis, terwijl bij kleinere klieren meestal met een 60 Gy equivalent volstaan wordt.

De boost op de tumor zelf wordt gegeven met brachytherapie.

De uitwendige radiotherapie wordt bij patiënten met een vaginacarcinoom stadium II of hoger gecombineerd met wekelijks chemotherapie (cisplatinum 40 mg/m^2). Als cisplatinum niet mogelijk is, dan is wekelijks diepe hyperthermie of carboplatinum monotherapie een alternatief.

Techniek uitwendige bestraling

Net als voor het cervixcarcinoom geldt voor het vaginacarcinoom dat de bestralingsplannen gemaakt worden met behulp van een IMRT- of VMAT-techniek.

Ook hierbij heeft bestraling in rugligging de voorkeur, omdat deze een stabielere houding van de patiënt geeft en comfortabeler is. Met afnemende marges is de stabielere ligging te prefereren.

Positioneringscontrole tijdens uitwendige radiotherapie gebeurt meestal door dagelijkse online positieverificatie, vaak met CBCT op de benige anatomie. Eventueel ingebrachte markers kunnen helpen bepalen of de tumor goed in het veld ligt.

Brachytherapie

Brachytherapie is ook bij vaginacarcinoom een essentieel onderdeel van de radiotherapie, waarbij de overleving twee keer zo hoog is vergeleken met alleen uitwendige radiotherapie (mediane overleving 6,1 jaar versus 3,6 jaar) [25]. Zowel PDR als gefractioneerde HDR kan bij vaginacarcinoom worden gebruikt.

Applicatie

Als na de uitwendige radiotherapie de tumor niet dikker is dan 5 mm, kan volstaan worden met een intracavitaire applicator, vaak een (asymmetrische) cilinder. Deze kan dikwijls poliklinisch worden ingebracht.

Bij tumoren dikker dan 5 mm moet een interstitiële applicatie overwogen worden [26]. Vaak wordt die gecombineerd met een intracavitaire applicator, bijvoorbeeld de MUPIT-applicator (zie ▶ par. 3.3.2). Deze applicator dient onder verdoving (spinaal of algeheel) ingebracht te worden.

Als de applicator is ingebracht, kan met beeldvorming (CT of MRI) de positie worden gecontroleerd en een bestralingsplan worden gemaakt.

Doelgebied brachytherapie

Het doelgebied tijdens de brachytherapie voor de hoge dosis is de nog resterende tumor (GTV), klinisch en op beeldvorming, ten tijde van de inwendige radiotherapie. Vaak wordt op het oorspronkelijke tumorgebied en op het GTV met marge (vergelijkbaar met IR CTV bij cervixcarcinoom) nog een 'tussendosis' gegeven die equivalent is aan 60 Gy. Bij het vaginacarcinoom is er nog niet zo'n duidelijk volumedoelgebiedconcept als bij het cervixcarcinoom. Wel is vanuit de GEC-ESTRO inmiddels een taskforce opgericht die een dergelijk concept wil gaan introduceren, zodat het mogelijk wordt om uniform doelgebieden in te tekenen en op uniforme wijze dosisrapportage uit te voeren.

Dosis en planning brachytherapie

De surdosage met brachytherapie vindt plaats tot een dosisequivalent van 70–85 Gy. Bij interstitiële applicaties wordt vaak gepland vanuit het Parijse systeem, waarna op basis van de doelgebieden en de dosis op de gezonde organen geoptimaliseerd wordt. Met name bij distale tumoren moet erop gelet worden dat er geen grote hotspots zijn, liefst < 150 % in verband met de kans op toxiciteit.

3.7.3 Bijwerkingen

De bijwerkingen zijn dezelfde als bij het cervixcarcinoom. Bij distale tumoren, waarbij de liezen ook mee bestraald worden, kunnen tevens de klachten optreden die beschreven zijn bij het vulvacarcinoom.

Bij chemotherapie kunnen daarnaast bijwerkingen optreden zoals nierfunctiestoornissen en beenmergdepressie, waardoor de afweer afneemt en patiënten vatbaarder worden voor infecties.

Literatuur

1. Nederlandse Kankerregistratie (NKR), IKNL. Opgeroepen op 11 29, 2019, van ►http://www.cijfersoverkanker.nl.
2. Stichting Kankerregister. Opgeroepen op 11 29, 2019, van ►http://kankerregister.org/Statistieken_tabellen_jaarbasis.
3. Gospodarowicz M, Wittekind C, Brierley J. Cervix uteri. TNM classification of malignant tumours (8th ed., pp. 166–74). Oxford UK: John Wiley And Sons Ltd; 2016.
4. Cibula D, Pötter R, Planchamp F, Avall-Lundqvist E, Fischerova D, Haie Meder C, et al. The European Society of Gynaecological Oncology/European Society for Radiotherapy and Oncology/European Society of Pathology guidelines for the management of patients with cervical cancer. Int J Gynecolog Cancer. 2018;28:641–55.
5. Chemoradiotherapy for Cervical Cancer Meta-analysis Collaboration. Reducing uncertainties about the effects of chemoradiotherapy for cervical cancer: individual patient data meta-analysis. Cochrane Database Syst Rev. 2010;20(1). ►https://doi.org/10.1002/14651858.CD008285.
6. Schmid M, Franckena M, Kirchheiner K, Sturdza A, Georg P, Dörr W, Pötter R. Distant metastasis in patients with cervical cancer after primary radiotherapy with or without chemotherapy and image guided adaptive brachytherapy. Gynecol Oncol. 2014;133(2):256–62.
7. Lutgens L, Koper P, Jobsen J, Van der Steen-Banasik E, Creutzberg C, Van den Berg H, et al. Radiation therapy combined with hyperthermia versus cisplatin for locally advanced cervical cancer: results of the randomized RADHOC trial. Radiother Oncol. 2016;120(3):378–82.
8. Udayashankar AH, Noorjahan S, Srikantia N, Babu KR, Muzumder S. Immobilization versus no immobilization for pelvic external beam radiotherapy. Rep Pract Oncol Radiother [Internet]. 2018;23(4):233–41.
9. Jensen NBK, Assenholt MS, Fokdal LU, Vestergaard A, Schouboe A, Kjaersgaard EB, et al. Cone beam computed tomography-based monitoring and management of target and organ motion during external beam radiotherapy in cervical cancer. Phys Imaging Radiat Oncol [Internet]. 2018;2019(9):14–20.

10. Boje N, Jensen K, Sanggaard Assenholt M, Fokdal L, Vestergaard A, Schouboe A, et al. Cone beam computed tomography-based monitoring and management of target and organ motion during external beam radiotherapy in cervical cancer. Phys Imag Radiat Oncol. 2019;9:14–20.
11. Schoot A, De Boer P, Visser J, Stalpers L, Rasch C, Bel A. Dosimetric advantages of a clinical daily adaptive plan selection strategy compared with a non-adaptive strategy in cervical cancer radiation therapy. Acta Oncologica. 2017;56(5):667–74.
12. Haie-Meder C, Pötter R, Van Limbergen E, Briot E, De Brabander M, Dimopoulos, et al. Gynaecological (GYN) GEC-ESTRO Working Group. Recommendations from Gynaecological (GYN) GEC-ESTRO Working Group (I): concepts and terms in 3D image based 3D treatment planning in cervix cancer brachytherapy with emphasis on MRI assessment of GTV and CTV. Radiother Oncol. 2005;74(3):235–45.
13. Chassagne D, Dutreix A, Almond P, Burgers J, Busch M, Joslin C. Dose and volume specification for reporting intracavitary therapy in gynecology (report 38). J Int Commission Radiat Units Measurements. 1985;os20(1).
14. Charra-Brunaud S, Harter V, Delannes M, Haie-Meder C, Quetin P, Kerr C, et al. Impact of 3D image-based PDR brachytherapy on outcome of patients treated for cervix carcinoma in France: results of the French STIC prospective study. Radiother Oncol. 2012;103(3):305–13. ▶https://doi.org/10.1016/j.radonc.2012.04.007.
15. Sturdza A, Pötter R, Fokdal L, Haie-Meder C, Tan L, Mazeron R, et al. Image guided brachytherapy in locally advanced cervical cancer: improved pelvic control and survival in RetroEMBRACE, a multicenter cohort study. Radiother Oncol. 2016;120(3):428–33. ▶https://doi.org/10.1016/j.radonc.2016.03.011.
16. Mazeron R, Fokdal L, Kirchheiner K, Georg P, Jastaniyah N, Segedin B, et al.; EMBRACE collaborative group. Dose-volume effect relationships for late rectal morbidity in patients treated with chemoradiation and MRI-guided adaptive brachytherapy for locally advanced cervical cancer: results from the prospective multicenter EMBRACE study. Radiother Oncol. 2016 Sep;120(3):412–9.
17. Fokdal L, Pötter R, Kirchheiner K, Lindegaard J, Jensen N, Kirisits et al. Physician assessed and patient reported urinary morbidity after radio-chemotherapy and image guided adaptive brachytherapy for locally advanced cervical cancer. Radiother Oncol. 2018;127(3):423–30. ▶https://doi.org/10.1016/j.radonc.2018.05.002.
18. Kirchheiner K, Nout R, Lindegaard J, Haie-Meder C, Mahantshetty U, Segedin, et al. EMBRACE Collaborative Group. Dose-effect relationship and risk factors for vaginal stenosis after definitive radio(chemo)therapy with image-guided brachytherapy for locally advanced cervical cancer in the EMBRACE study. Radiother Oncol. 2016;118(1):160–6. ▶https://doi.org/10.1016/j.radonc.2015.12.025.
19. Bodurtha Smith AJ, Fader AN, Tanner EJ. Sentinel lymph node assessment in endometrial cancer: a systematic review and meta-analysis. Am J Obstet Gynecol. 2017;216(e10):459–76.
20. Stichting Oncologische Samenwerking. Opgeroepen op 11 29, 2019, van ▶http://www.soncos.org.
21. Driel WJ, Koole SN, MD, Sikorska K, Schagen van Leeuwen JF, Schreuder HWR. Hyperthermic intraperitoneal chemotherapy in ovarian cancer. N Engl J Med. 2018;378:230–40. ▶https://doi.org/10.1056/NEJMoa1708618.
22. Gaffney D, King B, Viswanathan A, Barkati M, Beriwal S, Eifel P, et al. Consensus recommendations for radiation therapy contouring and treatment of vulvar carcinoma. Int J Radiat Oncol Biol Phys. 2016;95(4):1191–200. ▶https://doi.org/10.1016/j/ijrobp.2016.02.043.
23. Froma A, Mast M, Welleweerd H, redacteuren. Techniek in de radiotherapie. 4de ed. Houten: Bohn Stafleu van Loghum; 2020.
24. Oncoline. Richtlijnen Oncologische Zorg. Opgeroepen op 11 29, 2019, van ▶http://www.oncoline.nl.
25. Orton A, Boothe D, Williams N, Buchmiller T, Huang Y, Suneja G, Poppe M, Gaffney D. Brachytherapy improves survival in primary vaginal cancer. Gynecol Oncol. 2016 Jun;141(3):501–6. ▶https://doi.org/10.1016/j.ygyno.2016.03.011.
26. Beriwal S, Demanes JD, Erickson B, Jones E, De Los Santos JF, Cormack RA, Yasharb C, Rownd JJ, Viswanathan AN. American Brachytherapy Society consensus guidelines for interstitial brachytherapy for vaginal cancer. Brachytherapy. 2012 Jan–Feb;11(1):68–75. ▶https://doi.org/10.1016/j.brachy.2011.06.008.

Urologische tumoren

M.C.C.M. Hulshof, J.H. Brondijk en A. Holtmaat

4.1 Inleiding – 66

4.2 Prostaat – 66
4.2.1 Oncologische kenmerken – 66
4.2.2 Therapie – 67
4.2.3 Anatomie en bepalen van het doelvolume – 69
4.2.4 Bestralingstechnieken – 70
4.2.5 Dosis – 77
4.2.6 Bijwerkingen – 77

4.3 Blaas – 78
4.3.1 Oncologische kenmerken – 79
4.3.2 Therapie – 79
4.3.3 Anatomie en bepalen van het doelvolume – 80
4.3.4 Bestralingstechniek – 81
4.3.5 Dosis – 84
4.3.6 Bijwerkingen – 85

4.4 Testis – 85
4.4.1 Oncologische kenmerken – 86
4.4.2 Therapie – 86
4.4.3 Regionale anatomie en bepalen van het doelvolume – 87
4.4.4 Bestralingstechniek – 87
4.4.5 Dosis – 88
4.4.6 Bijwerkingen – 88

4.5 Penis – 89
4.5.1 Oncologische kenmerken – 89
4.5.2 Therapie – 89
4.5.3 Dosis – 90

Literatuur – 90

© Bohn Stafleu van Loghum is een imprint van Springer Media B.V., onderdeel van Springer Nature 2020
L. van Zadelhoff, P. Thysebaert, R. B. Keus, en A. A. Froma, *Radiotherapie bij de oncologische patiënt*,
https://doi.org/10.1007/16013_2020_18

4.1 Inleiding

Tumoren van het urogenitaalstelsel vormen een belangrijke groep binnen de radiotherapie. Bij jonge mannen staan de maligne testistumoren op de voorgrond, terwijl op oudere leeftijd het prostaatcarcinoom de meest voorkomende maligniteit is. Het spierinvasieve blaascarcinoom is een relatief minder vaak voorkomende tumor, maar agressiever in gedrag. Deze drie tumoren zullen in dit hoofdstuk worden beschreven. Prostaat- en blaascarcinoom zijn belangrijk voor de radiotherapie gezien de vergelijkbare uitkomsten met die van een operatie en de hoge leeftijd waarop ze vaak gediagnosticeerd worden, waardoor chirurgie niet mogelijk is.

Het peniscarcinoom is relatief zeldzaam, en zal slechts kort worden behandeld. Andere urologische tumoren, waarbij bestraling alleen op specifieke indicaties een rol speelt (zoals het niercelcarcinoom), zullen hier niet aan de orde komen.

4.2 Prostaat

Het prostaatcarcinoom is de meest voorkomende tumor bij mannen in Nederland met 12.600 nieuwe gevallen per jaar (2018 ▶kanker.nl). De incidentie (aantal nieuwe gediagnosticeerde gevallen per jaar per 100.000 inwoners) neemt sterk toe met de leeftijd: onder de 50 jaar komt prostaatcarcinoom nauwelijks voor (incidentie van 4,5), maar voor mannen ouder dan 75 jaar ligt de incidentie boven de 140. Sinds de jaren negentig van de vorige eeuw is sprake van een sterke stijging van het aantal nieuwe gevallen, van 4.300 in 1990 naar 12.650 in 2018. Deze stijging kan verklaard worden door toegenomen vroegdiagnostiek met behulp van de bepaling van de hoeveelheid prostaatspecifiek antigeen (PSA) in het bloed en het ouder worden van de bevolking.

4.2.1 Oncologische kenmerken

Er zijn weinig specifieke prostaatkankersymptomen. De meeste verwijzingen vinden plaats vanwege een verhoogd PSA dat bij screening is gevonden of een nevenbevinding van klachten door benigne oorzaken (bijv. een veranderd plaspatroon door prostaathypertrofie). De belangrijkste risicofactor voor het krijgen van prostaatkanker is een familiaire belasting. Daarnaast stijgt de kans met het toenemen van de leeftijd.

De diagnose prostaatcarcinoom wordt doorgaans gesteld via een transrectale of transperineale prostaatbiopsie, die echo- of MRI-geleid wordt verricht. Een prostaatcarcinoom is bijna altijd een adenocarcinoom. Het primaire tumorstadium wordt bepaald door middel van een rectaal toucher, transrectale echografie en MRI. Met deze laatste onderzoeken kan ook eventuele ingroei in de vesiculae seminales worden vastgesteld. Met behulp van een MRI of prostaatspecifiek-membraan-antigeenscan (PSMA-scan) kunnen lymfkliermetastasen worden opgespoord. De PSMA-scan is een PET-scan waarbij het isotoop Gallium-68 gekoppeld is aan een prostaatkankerspecifiek membraan antigeen en, indien positief, een hoge (> 90 %) positief voorspellende waarde heeft [1]. Een andere methode voor klierstagering is een meer of minder uitgebreide (invasieve) lymfeklierdissectie, waarbij het histologische bewijs voor het al dan niet aangedaan zijn van lymfeklieren wordt geleverd. Van groot belang voor de prognose is ook de differentiatiegraad van de tumor, die uit het biopsiemateriaal verkregen wordt en in een Gleason-score wordt uitgedrukt. Hoe slechter de differentiatiegraad (hogere Gleason-score), hoe groter de kans op metastasering (lymfogeen en hematogeen) en hoe slechter de uiteindelijke prognose van de patiënt is. De Gleason-score is een optelsom van de Gleason-graad (lopend van 3 t/m 5) van de twee meest voorkomende differentiatiegraden binnen de tumor, en loopt dus van 6 tot en met 10. Bij een Gleason-score van minder dan 6 wordt niet gesproken van kanker.

De levensprognose na het stellen van de diagnose wordt voornamelijk bepaald door het tumorstadium. Indien er geen metastasen zijn, is de prognose goed (tien jaar ziektespecifieke overleving boven de 80 %). Dankzij de vele behandelmogelijkheden is de kans op een lange overleving zelfs bij metastasen nog groot. Binnen de groep die nog niet gemetastaseerd is, worden patiënten ingedeeld in risicogroepen: 'low-risk-', 'intermediate-risk-' en 'high-risk'-tumoren. Een hogere risicogroep betekent meer kans op lokale doorgroei en meer kans op het ontwikkelen van klier- en afstandsmetastasen. Dit risicoprofiel wordt bepaald door een combinatie van het T-stadium, de Gleason-'sum' en de hoogte van het PSA:

- T1: niet-palpabele tumor;
- T2: palpabele tumor zonder doorbraak van het prostaatkapsel;
- T3: doorbraak door het prostaatkapsel of ingroei in een vesiculum seminalis;
- T4: ingroei in andere organen (blaas, rectum, bekkenwand).

4.2.2 Therapie

De curatieve behandeling van prostaatcarcinoom in de vroege stadia (T1 en T2) kan zowel met radiotherapie als met chirurgie plaatsvinden. Radiotherapie in deze vroege stadia kan zowel uitwendig als inwendig gegeven worden. De genezingskansen lijken in beide gevallen gelijk, maar de bijwerkingen zijn verschillend [2].

Indien het prostaatcarcinoom in een vroeg stadium (T1–2) wordt gevonden, met een Gleason-score van 6 in slechts enkele biopten en een lage PSA (< 10), dan wordt een afwachtend beleid geadviseerd. Hier is sprake van indolente tumoren, die heel vaak niet progressief zijn. De patiënt wordt wel gevolgd, maar wordt pas behandeld als er progressie van de kanker ontstaat (stijging PSA, hoger T-stadium en/of hogere Gleason-score).

Chirurgie versus radiotherapie

Bij de keuze tussen chirurgie en radiotherapie speelt behalve het tumorstadium en de algemene conditie van de patiënt ook diens persoonlijke voorkeur een rol. Bij oudere patiënten (> 75 jaar) en patiënten in slechtere conditie zal de voorkeur uitgaan naar radiotherapie. Ook patiënten die een sterke wens hebben tot behoud van continentie en erectievaardigheid zullen eerder voor radiotherapie kiezen. Na een radicale prostatectomie verliest namelijk ongeveer 90 % van de patiënten zijn erectievaardigheid en heeft 20 % last van druppelincontinentie. Bij jonge patiënten, bij het bestaan van veel plasklachten en bij patiënten die waarde hechten aan het idee dat de hele prostaat met zijn tumor verwijderd wordt, zal de voorkeur uitgaan naar een radicale prostatectomie (vaak inclusief een lymfeklierdissectie). Bij een T3b-carcinoom zonder aanwijzingen voor metastasen zal meestal alleen bestraling worden gegeven, omdat een operatie wegens de uitbreiding door het prostaatkapsel of in de vesiculae seminales een grote kans op irradicaliteit heeft.

Behandeling van lymfeklieren

Bestraling kan zowel de primaire tumor betreffen als de regionale lymfeklieren. De kans op het aangedaan zijn van de lymfeklieren hangt af van de tumorgrootte, van de differentiatiegraad en van de hoogte van het PSA in het serum. Indien de kans op micrometastasen groot (> 10 %) wordt geschat ('intermediate' of 'high risk'-patiënten), wordt een PSMA-scan gemaakt. Bij minder dan vier positieve lymfeklieren wordt een curatief opgezette bestraling van prostaat en iliacale lymfeklieren, of een lymfeklierdissectie uitgevoerd in combinatie met hormoontherapie. Bij vier of meer aangedane lymfeklieren of aangedane lymfeklieren buiten het bekken wordt de patiënt als uitgebreid uitgezaaid beschouwd en is een systeemtherapie (hormonaal of chemotherapie) de eerste behandelkeus.

De rol van electieve bestraling van de klierregio's blijft onduidelijk en deze vorm van bestraling wordt niet meer standaard toegepast. De komst van de PSMA-scan, die vrij betrouwbaar aanwezigheid van kliermetastasen kan uitsluiten dan wel aantonen, heeft hieraan sterk bijgedragen.

Adjuvante hormoontherapie

Bij vergevorderde tumoren (T3) of tumoren met anderszins een groot risico op micrometastasen (hoge PSA, hoge Gleason-score, aangedane lymfeklier op PSMA-scan) vergroot de toevoeging van hormonen aan de bestraling de kans op lokale controle, verlengt de ziektevrije overleving en verbetert de langetermijnoverleving met 10–20 %. De optimale duur van deze adjuvante hormonale behandeling hangt af van het risicoprofiel. Bij intermediate-riskpatiënten wordt een halfjaar geadviseerd en bij high-riskpatiënten 18–36 maanden [3].

Behandeling bij metastasen

Bij aangetoonde metastasen op afstand, die zich meestal in de botten bevinden, zal primair met hormoontherapie gestart worden. Indien het aantal botmetastasen beperkt blijft tot vier, dan is bestraling op alleen de prostaat, naast de hormoontherapie, nog steeds zinvol. Deze verbetert de ziektevrije progressie en ook de algehele overleving. Indien er vijf of meer metastasen zijn, dan lijkt prostaatradiotherapie geen toegevoegde waarde te hebben voor de overleving en wordt de hormoontherapie gecombineerd met chemotherapie of een andere hormoonmodulator.

Bij beperkte metastasering kan, naast bestraling van de prostaat, ook overwogen worden om de metastasen te bestralen met stereotactische bestraling (SBRT) tot hoge ablatieve dosis. Deze kent een lage toxiciteit en leidt tot meer dan 80 % langdurige controle van de metastase. De toegevoegde waarde hiervan op de overleving is echter nooit aangetoond. Vooralsnog lijkt de belangrijkste indicatie hiervoor het uitstellen van de (klachten gevende) hormoontherapie.

Tot slot kan radiotherapie een grote rol spelen bij de palliatie van klachten. Bij lokale pijn door botmetastasen en bij obstructie of bloeding door de prostaattumor kunnen deze klachten met een gehypofractioneerd schema goed behandeld worden.

4.2.3 Anatomie en bepalen van het doelvolume

De prostaat bevindt zich in het kleine bekken waar de blaas uitmondt in de urethra. ◘Figuur 4.1 toont de projectie van de prostaat in laterale richting in het mediane vlak.

De lymfeklieren bevinden zich langs de grote iliacale vaten en zijn onder te verdelen in een aantal groepen die in afnemende mate zijn aangedaan:
- obturatorius;
- iliaca externa;
- iliaca interna en iliaca communis-lymfeklieren (zie ◘fig. 4.2).

Recent onderzoek met de PSMA-scan en de zogenoemde 'sentinal node'-procedure (poortwachterklierprocedure) toont aan dat ongeveer 15 % van de bekkenkliermetastasen zich buiten de anatomisch aannemelijke klierstations bevindt [1], bijvoorbeeld naast het rectum of de blaas.

Bij de lagere stadia (T1 en T2) met een lage differentiatiegraad zal het doelvolume beperkt blijven tot de prostaat met een marge van ongeveer 6–8 mm rondom. Deze kleine marge is alleen verantwoord als 'image guided'-technieken worden gebruikt met behulp van prostaatmarkers of MRI-geleide bestraling. Bij de grotere tumoren en bij een hoge maligniteitsgraad zal worden begonnen met een groter veld op de prostaat en de vesiculae seminales, gevolgd door een surdosage op de prostaat en macroscopische tumoruitbreiding.

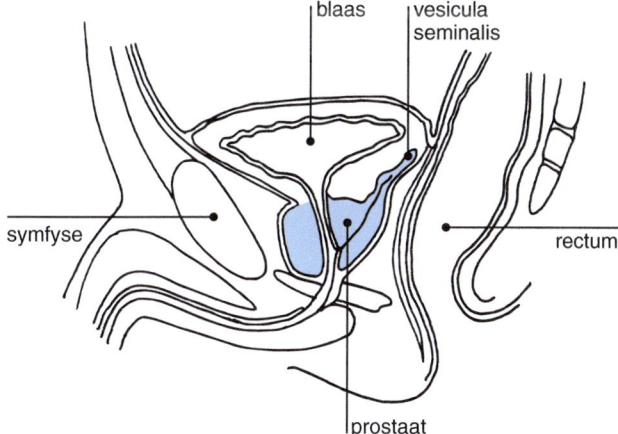

◘ **Figuur 4.1** Schematische weergave met een lateraal aanzicht door het bekken

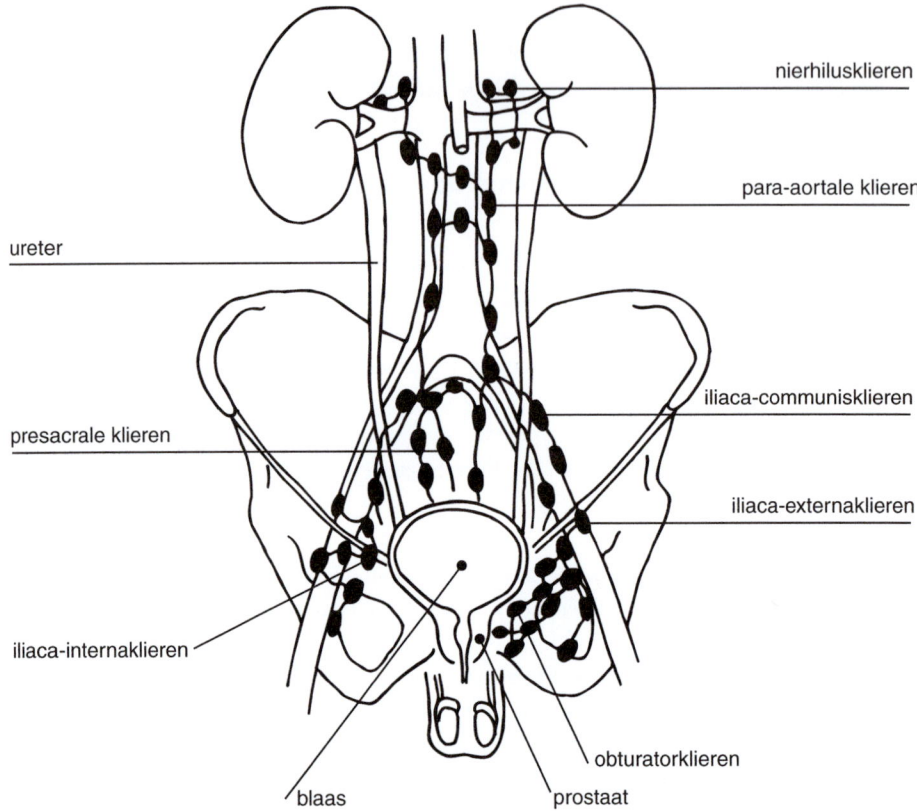

Figuur 4.2 Lymfdrainage van de prostaat

Kritieke organen

De kritieke organen en structuren bij prostaatbestraling zijn rectum, anus en blaas, maar er wordt ook gekeken naar de dosis op de femurkoppen, het sigmoïd (bij klierbestraling), de dunne darm en de erectiele neurovasculaire bundel. Om ernstige klachten van deze kritieke organen zo veel mogelijk te voorkomen, wordt gebruikgemaakt van een tolerantiedosis per orgaan. Deze tolerantiedosis mag niet worden overschreden [4, 5].

4.2.4 Bestralingstechnieken

Lokalisatie

Voorafgaand aan de bestraling worden een CT-scan en zo mogelijk een MRI-scan vervaardigd, beide in bestralingshouding, nadat vooraf prostaatmarkers (meestal 4) zijn ingebracht. Deze scans worden gefuseerd en worden beide gebruikt voor het intekenen van het doelgebied.

De bestralingshouding is in rugligging, met het hoofd op een kussen en een steun onder de knieën. De handen liggen op de borst of hoger, zodat ze buiten het doelgebied blijven.

De MBB'ers zullen met behulp van lasers lijnen en/of tatoeagepuntjes op het lichaam aanbrengen. Deze worden later op het bestralingstoestel gebruikt om de patiënt in dezelfde houding te positioneren.

Voor de CT-scan en de bestralingen is het belangrijk dat de blaas goed gevuld is. Hierdoor wordt een zo groot mogelijk gebied van de blaas gespaard en ook de dunne darm wordt door de volle blaas naar craniaal, en dus buiten het bestralingsveld gedrukt.

Het te scannen gebied:
- craniale grens: overgang L5-S1, de hele blaas dient te worden gescand;
- caudale grens: onderrand os ischii, het hele anale kanaal dient te worden gescand.

Indien de regionale lymfeklieren bestraald worden, dan dient de craniale grens te worden gescand vanaf L2-L3.

Doelgebied

Het CTV is afhankelijk van de uitgebreidheid van de tumor. Bij een cT1c- t/m cT3a-tumor zal het CTV de prostaat met of zonder de basis van de vesiculae seminales bevatten. In het geval van een cT3b- en T4-tumor zullen de vesiculae seminales in het CTV meegenomen worden. Ook kan het nodig zijn de regionale lymfeklieren mee te bestralen, mochten deze aangedaan zijn.

Bij de uitwendige bestraling kan gebruik worden gemaakt van een 'simultaneous integrated boost'-techniek (SIB). Dit betekent dat er verschillende dosisniveaus zijn op verschillende doelgebieden. Het gebruik van verschillende dosisniveaus is nodig om het rectum te sparen en toch een hogere dosis op de prostaattumor te kunnen geven.

Dosis

Voor de uitwendige bestraling van het prostaatcarcinoom bedraagt de dosis op de prostaat in EQD2-dosis 76–80 Gy [3]. Veelgebruikte conventionele schema's zijn 38 × 2 Gy en 35 × 2,2 Gy. Recent wordt ook vaak het schema van 20 × 3 Gy of 20 × 3,1 Gy gegeven. Door de ontwikkeling van stereotactische radiotherapie en MRI-geleide bestraling zijn inmiddels ook extreem gehypofractioneerde schema's van bijvoorbeeld 5 × 7,25 Gy verantwoord gebleken ten aanzien van acute toxiciteit en vroege response [6–11].

Techniek en treatment planning

Intensiteitgemoduleerde radiotherapie ('intensity modulated radiotherapy' IMRT) is een vorm van uitwendige bestralingsbehandeling waarbij de bestralingsbundel wordt opgedeeld in meerdere kleine segmenten. De bestralingsintensiteit varieert per segment met als doel een optimale en homogene dosisverdeling aan de tumor te geven en het omliggende gezonde weefsel te sparen. Vaak wordt gekozen voor 5–7 bestralingsbundels. Er kan gevarieerd worden in de gantryhoeken. De gantryhoeken worden zo gekozen dat ze niet opponeren ten opzichte van elkaar, om de dosis op de omliggende organen zo laag mogelijk te houden.

Volumetrische intensiteitgemoduleerde radiotherapie ('volumetric modulated arc radiotherapy' – VMAT of 'RapidArc') is in vele opzichten een verbetering ten opzichte van IMRT. Met VMAT kan het rectum nog beter gepaard worden. VMAT zorgt in veel gevallen voor een kortere bestralingstijd dan IMRT. De dosisverdeling bij VMAT is meer geconformeerd aan het doelvolume dan bij IMRT (zie ◘fig. 4.3 en 4.4 voor een vergelijking). Het relatieve nadeel van VMAT is dat het volume van het gebied buiten de prostaat dat een lagere dosis krijgt groter is. De integrale dosis neemt toe.

Stereotactische ablatieve radiotherapie (SABR) of radiochirurgie wordt onder andere gebruikt bij het bestralen van solitair aangedane lymfeklieren of botmetastasen, meestal tot een maximum van vier kleine metastasen [12]. Hier wordt gebruikgemaakt van meerdere smalle bestralingsbundels. Door deze precisietechniek en de kleine volumina is het mogelijk

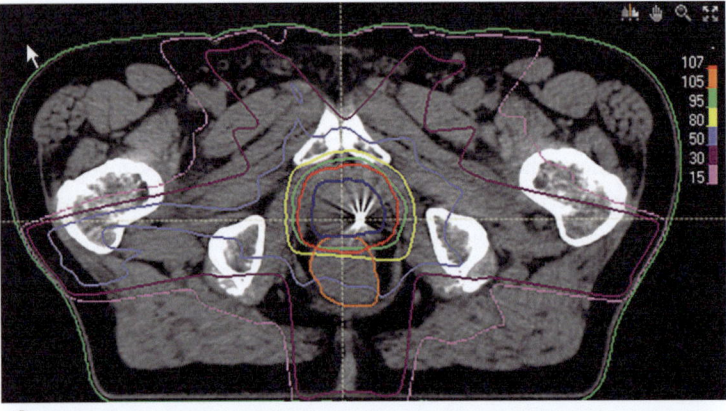

a

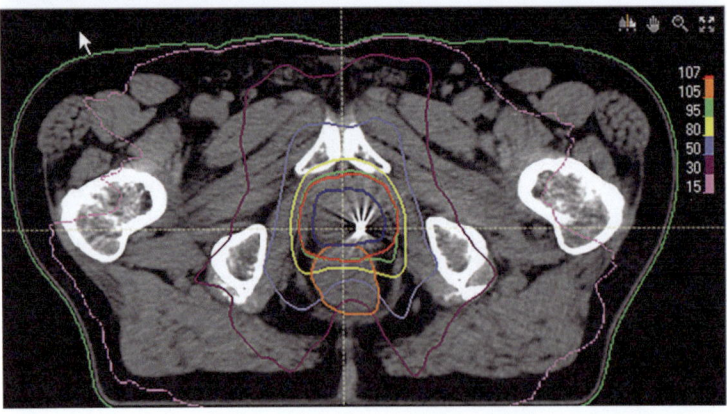

b

Groene lijn: 95 %-isodoselijn; oranje lijn: rectum; lichtgele lijn: anale kanaal; lichtblauwe lijn: blaas; blauwe lijn: GTV; lichtgroene lijn: vesikelbasis; rode lijn: PTV

◘ **Figuur 4.3** (a) Transversale CT-coupe met de dosisverdeling van een vijfvelden-IMRT-techniek. (b) Transversale CT-coupe met de dosisverdeling gepland met een VMAT-techniek

4.2 · Prostaat

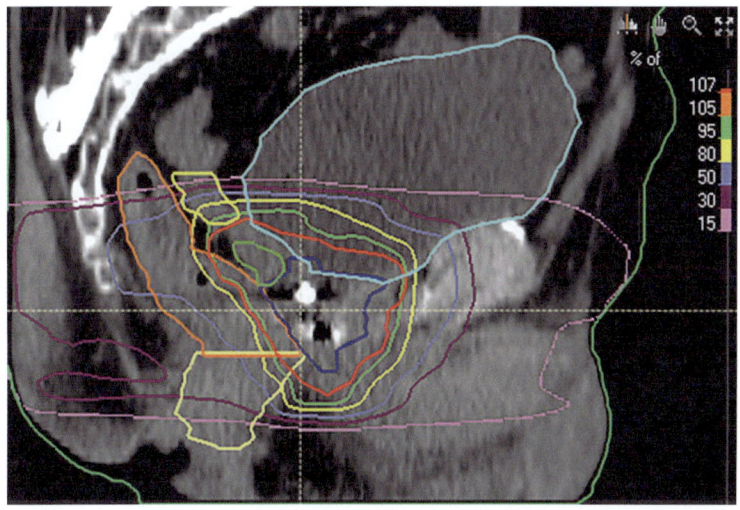

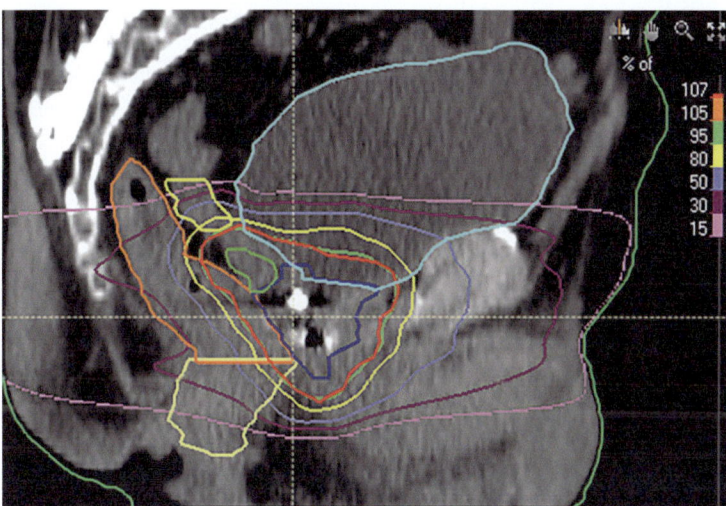

Groene lijn: 95 %-isodoselijn; oranje lijn: rectum; lichtgele lijn: anale kanaal;
lichtblauwe lijn: blaas; blauwe lijn: GTV; lichtgroene lijn: vesikelbasis; rode lijn:
PTV

◘ **Figuur 4.4** (a) Sagittale CT-coupe met de dosisverdeling van een vijfvelden-IMRT-techniek. (b) Sagittale CT-coupe met de dosisverdeling gepland met een VMAT-techniek

een zeer hoge dosis op het doelgebied te krijgen en omliggende gezonde weefsels te sparen. Vaak gaat het hier om een klein aantal bestralingen (1–5), doordat per fractie een hoge dosis wordt gegeven. Ook de prostaat zelf kan tegenwoordig met stereotactische technieken in een gehypofractioneerd schema behandeld worden [12].

Bestralingstoestel: positieverificatie

Voorafgaand aan het behandelingstraject worden goudmarkers in de prostaat geplaatst. Dit zijn kleine goudstaafjes (ongeveer 1 mm dik en 5 mm lang) die goed op de 3D-CBCT en 2D-MV- of kV-opnames te zien zijn. Door een wisselende vulling van de darmen en de blaas kan de prostaat elke dag net iets anders liggen. Met behulp van de goudmarkers kan een verificatie van de prostaatpositie worden verricht en kunnen eventueel correcties in de tafelpositie worden doorgevoerd. Door deze positieverificatie kunnen kleinere PTV-marges gebruikt worden, met als voordeel minder dosis op de kritieke organen (●fig. 4.5).

Een andere manier van positieverificatie wordt verricht op de MRI-versneller. De patiënt krijgt bij elke fractie een MRI en een eventuele aanpassing van het doelgebied met een nieuw plan [5, 6]. Ook tijdens de bestraling wordt positieverificatie verricht. Met deze techniek kunnen nog kleinere PTV-marges worden gebruikt. Het apparaat kan zo ingesteld worden dat het automatisch afslaat als het doelgebied buiten het PTV komt [13]. Bij deze manier van bestralen zijn goudmarkers niet nodig.

Inwendige bestraling
I-125 (Low Dose Rate) brachytherapy

Inwendige bestraling van de prostaat is mogelijk door implantatie van radioactieve jodium-125-bronnen (zie ●fig. 4.6). Het betreft een permanent implantaat. De implantatie vindt plaats via de transperineale route op geleide van transrectale echografie op de operatiekamer.

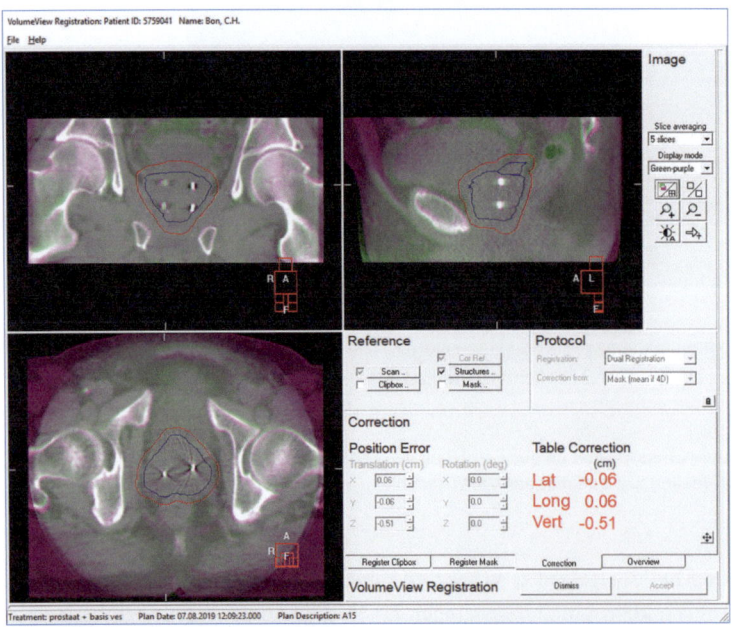

Groen: CBCT; paars: planning-CT; rode cijfers: correcties in tafelpositie

● **Figuur 4.5** Voorbeeld CBCT: met groen/paars worden de beelden transparant over elkaar heen geprojecteerd (gematcht)

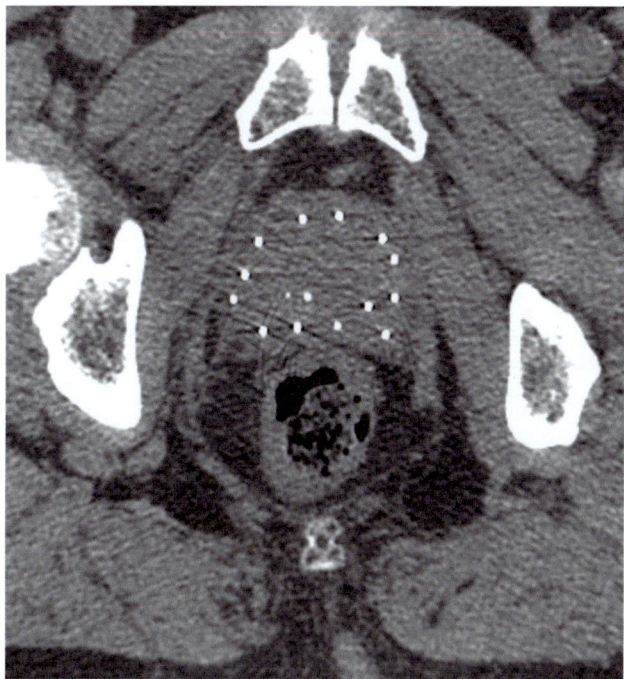

Figuur 4.6 Axiale CT-coupe met geïmplanteerde jodium-125-bronnen

Om in aanmerking te komen voor deze techniek moet de tumor in een vroeg stadium gevonden zijn (T1–T2). Het volume is bij voorkeur niet groter dan 60 ml. Bij grote volumina kan sprake zijn van botinterferentie van het schaambeen tijdens het implanteren; de implantatie is dan technisch niet haalbaar. T3-tumoren kunnen ook met I-125-bronnen behandeld worden als 'boost'-dosis na uitwendige radiotherapie. Hoge Gleason-scores (≥ 8) en hoge PSA (> 15) zijn ook contra-indicaties voor I-125-behandeling, omdat de kans op extracapsulaire uitbreiding hierbij te groot wordt.

De implantatie wordt mogelijk gemaakt door de naaldhouder te fixeren aan de echoprobe en door een vaste tafelopstelling. De prikrichting is parallel aan de longitudinale as van de echoprobe (zie fig. 4.7). Tijdens de implantatie wordt spinale of algehele anesthesie toegepast.

Afhankelijk van de grootte van de prostaat en de activiteit van de bronnen worden tussen de 40 en 120 I-125-bronnen geplaatst met behulp van holle naalden.

HDR (high dose rate)

Op een soortgelijke manier als bij de jodium-125-implantatie worden bij HDR ('high dose rate') 10–20 katheters/naalden in de prostaat geplaatst. Vervolgens wordt een MRI gemaakt waarop een dosisplanning wordt gedaan (zie fig. 4.8).

De katheters/naalden worden daarna in een speciale bestralingskamer aangesloten op het bestralingsapparaat ('afterloader'). Deze techniek wordt uitgevoerd met een radioactieve iridium-192-bron die vastzit aan een dunne metalen kabel. De kabel met radioactieve bron

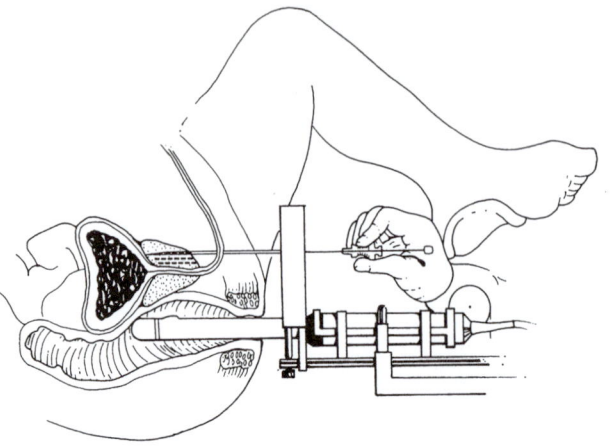

Figuur 4.7 Sagittaal aanzicht van jodiumimplantatie

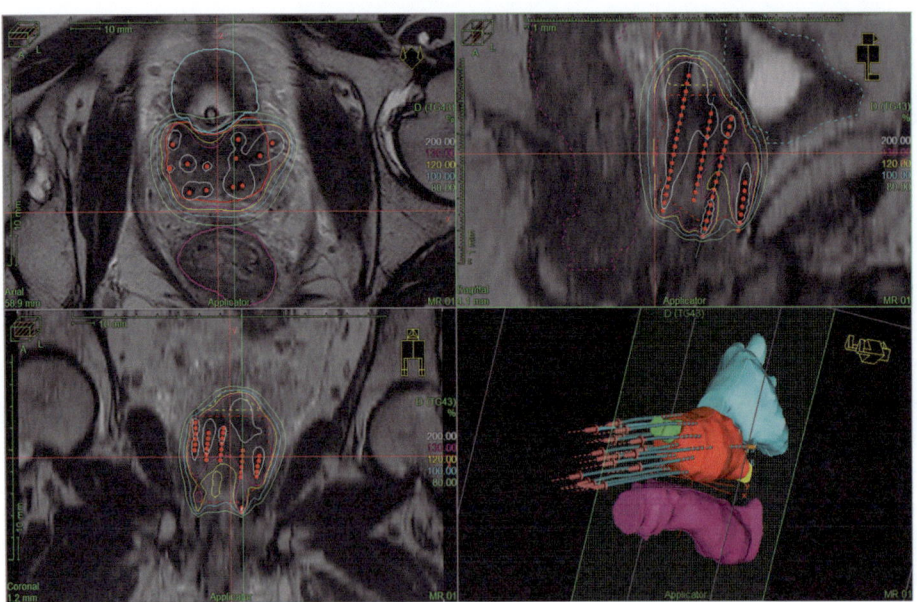

Rood: prostaatdoelvolume; paars: rectum; (licht)blauw: blaas

Figuur 4.8 HDR-implantaat met dosisverdeling in verschillende vlakken

wordt door de afterloader via de naalden/katheters uitgestuurd tot in de prostaat en bezet daar gedurende een bepaalde tijd de verschillende geplande posities om zo de juiste dosis op het doelgebied af te geven. Na afloop van de bestraling verblijft de radioactieve bron in de kluis van de afterloader. De prostaat wordt gedurende ongeveer 10 minuten bestraald. Hierna worden de naalden/katheters uit het lichaam verwijderd. Bij lokaal gevorderde ziekte (T3) kan deze techniek gecombineerd worden met uitwendige bestraling.

4.2 · Prostaat

Het voordeel van de tijdelijke implantaties is dat na de plaatsing van de naalden de dosisverdeling nog bepaald kan worden, hetgeen na de implantatie van jodiumbronnen niet mogelijk is. Om die reden en vanwege de hogere penetratiediepte van iridiumstraling ten opzichte van jodiumstraling, worden de kleine tumoren (beperkt tot binnen de prostaat) meestal met jodium behandeld en de grotere tumoren (beginnende kapsel of bij ingroei in de vesiculae) met een HDR-bron.

4.2.5 Dosis

Voor de uitwendige bestraling van het prostaatcarcinoom ligt de dosis op 76–80 Gy in fracties van 2 Gy of het biologische equivalent van dit schema. Dosisescalatiestudies hebben aangetoond dat dit tot betere resultaten leidt dan de vroegere standaarddosis van 70 Gy. Inmiddels hebben hypofractioneringsstudies aangetoond dat biologisch equivalente doses met hogere fractiedoses tot vergelijkbare lokale controle en PSA-progressievrije periodes leiden. In Nederland is het schema van 20×3 Gy nu standaard voor de low- en intermediateriskgroepen, alsook voor de beperkt gemetastaseerde patiënten [10, 14]. Voor de highriskgroepen, met vaak meer rectumbelasting, is nog niet bewezen dat hypofractionering even veilig is ten aanzien van rectumschade en wordt nog 78 Gy geadviseerd [8]. Er lopen inmiddels ook studies die hierbij hypofractioneren, wat vooralsnog ook veilig lijkt (bijvoorbeeld $20 \times 3{,}1$ Gy). De aanvankelijke dosisescalatie en later de hypofractionering zijn mogelijk gemaakt door het gebruik van nauwkeuriger technieken, zoals markers, MRI, VMAT/IMRT-planning en dagelijkse positieverificatie. Hiermee kan de dosis op het omliggende weefsel dusdanig beperkt worden dat de intensivering veilig is. Lopende studies gaan zelfs door naar extreme hypofractionering, waarbij schema's van $5 \times 7{,}125$ Gy (of equivalent) al haalbaar lijken ten aanzien van toxiciteit en tot even goede tumorcontrole leiden. Het gebruik van een MRI-versneller kan hierbij behulpzaam zijn [12].

In het geval van bekkenklierbestraling wordt een dosis van 46 Gy in 2 Gy aangehouden in combinatie met prostaatbestraling.

Bij bestraling van beperkte kliermetastasen, klierrecidieven of solitaire (tot drie) botmetastasen met een stereotactische techniek wordt meestal een dosis van 5×7 Gy gegeven.

4.2.6 Bijwerkingen

Acute bijwerkingen

Acute bijwerkingen ontstaan tijdens of kort na de bestraling en herstellen doorgaans na 2–4 weken. Door de bestraling raakt het slijmvlies van de blaas en de urethra geïrriteerd. Hierdoor kan de mictiefrequentie omhooggaan, kan het plassen gevoelig worden en kunnen obstructieve mictieklachten ontstaan. Door irritatie van de urethra kan een orgasme pijnlijk en niet prettig zijn. Door de bestraling raakt het deel van het slijmvlies van het rectum dat in het bestralingsveld ligt geïrriteerd, wat de aandrangfrequentie kan verhogen. Het ontlasten kan ook wat gevoelig zijn door irritatie van de anus. De ontlasting kan dunner zijn dan normaal en gepaard gaan met wat bloed- en/of slijmbijmenging.

Late bijwerkingen

Late bijwerkingen komen niet vaak voor; minder dan 15 % van de patiënten heeft er last van. Late radiatieproctitis gaat gepaard met frequente ontlastingsaandrang, waarbij ook bloed- en slijmbijmenging kan optreden. Impotentie en erectiestoornissen door bestraling vormen een complicatie die in ongeveer 30 % van de gevallen voorkomt. Aangezien bij brachytherapie de dosisafval sneller is dan bij uitwendige radiotherapie, kon hiermee de dosis op de neurovasculaire bundel verminderd worden, met meer kans op behoud van de erectievaardigheid. Door de betere uitwendige technieken lijken de verschillen in behoud van erectievaardigheid echter minder te worden, zoals uit de recente ProZIB-data blijkt. De hoeveelheid vocht bij een zaadlozing zal verminderen of verdwijnen doordat de prostaat en de zaadblaasjes hun vocht- en enzymproducerend vermogen verliezen.

Bijwerkingen die heel soms optreden

Er zijn ook bijwerkingen die slechts zelden voorkomen en waarvan minder dan 5 % van de patiënten last heeft. Bij beschadiging van het slijmvlies van de blaas en urethra kunnen bloedingen ontstaan. Verhoogde mictiefrequentie en obstructieve klachten zijn mogelijke late symptomen van radiotherapie. Perforaties en fistelvorming zijn uitermate zeldzaam (< 1 %) en ontstaan meestal bij een al bestaande oorzaak (bijv. eerdere ingrepen of infecties).

De verbeterde bestralingstechnieken, met minder belasting van omliggende organen, hebben het aantal ernstige late bijwerkingen duidelijk verminderd.

De adjuvante hormonale behandeling (meestal via onderdrukking van de LHRH-secretie uit de hypofysekwab en daardoor onderdrukking van het testosteron) leidt in 100 % van de gevallen tot impotentie en verlies van libido. Ook neemt de energiestatus hierdoor af (moeheid, inactiever) en treden opvliegers en emotionele veranderingen op. Bij een korte hormoonbehandeling van een halfjaar verdwijnen deze klachten meestal, maar pas ongeveer een jaar na de laatste hormooninjectie. Bij langdurige hormoontherapie is de kans op blijvend potentieverlies groot. Borstvorming (gynaecomastie) treedt op als alleen een anti-androgene behandeling wordt gegeven, en slechts zelden bij een behandeling met LHRH (het standaard hormonale behandeladvies).

4.3 Blaas

In Nederland wordt jaarlijks bij ruim zesduizend mensen de diagnose blaascarcinoom gesteld. De meeste blaastumoren zijn urotheelcelcarcinomen. Plaveiselcelcarcinomen komen minder vaak voor en adenocarcinomen zijn nog zeldzamer. Een groot deel hiervan is oppervlakkig groeiend, waarbij radiotherapie geen rol speelt. Het invasief groeiende blaascarcinoom wordt in Nederland per jaar bij ongeveer 2.400 patiënten vastgesteld. De incidentie kende een stijgende lijn sinds 1990, maar lijkt de laatste jaren te stabiliseren. De leeftijd van de meeste patiënten ligt tussen 60 en 85 jaar. Bij mannen komt de tumor viermaal vaker voor dan bij vrouwen. Etiologische factoren zijn onder andere roken, chronische irritatie door infecties, blaasstenen en langdurige blootstelling aan bepaalde chemische stoffen zoals in verfstoffen (o.a. aromatische amines).

4.3 · Blaas

4.3.1 Oncologische kenmerken

Het meest bekende symptoom van een blaastumor is bloed in de urine (hematurie). Ook kunnen klachten van nierstuwing (hydronefrose) door ureterobstructie of lokale pijn optreden. Het belangrijkste onderzoek bij de stagering van het blaascarcinoom is een cystoscopie, waarbij biopten van de verdachte afwijkingen worden genomen. Het grootste deel van de blaastumoren gaat uit van het overgangsepitheel (urotheelcelcarcinoom); in veel minder gevallen is sprake van een plaveiselcelcarcinoom. Een spierinvasief carcinoom kan direct ontstaan of vanuit een oppervlakkig groeiend proces. Er wordt nog wel eens een combinatie van een infiltrerend carcinoom met een carcinoom in situ gezien. Een carcinoom in situ (CIS) groeit altijd oppervlakkig en kan zich (nog) niet uitzaaien. Het groeit vaak diffuus en dient behandeld te worden gezien de neiging om zich tot een infiltrerend carcinoom te ontwikkelen.

4.3.2 Therapie

Kleine, oppervlakkige en niet-infiltrerende tumoren (T1 en CIS) worden met een transurethrale resectie (TUR) behandeld, waarna als aanvullende behandeling intravesicale spoelingen met cytostatica of Bacillus Calmette-Guerin (BCG) plaatsvinden. Invasief groeiende tumoren (T2 en T3) kunnen met een radicale cystectomie inclusief klierdissectie en urinedeviatie behandeld worden of met radio(chemo)therapie. Preoperatieve radiotherapie voorafgaand aan een cystectomie wordt zelden meer toegepast. Deze behandeling liet in studies wel een vermindering van locoregionale recidivering zien, maar had geen effect op overleving. Preoperatieve chemotherapie wordt vaak wel geadviseerd als de conditie van de patiënt dit toelaat. Hiermee wordt tumorregressie bereikt, en deze behandeling kan ook effect op micrometastasen hebben.

Het spierinvasiecarcinoom kan met een radicale cystectomie en klierdissectie behandeld worden of met radio(chemo)therapie. Er bestaat geen gerandomiseerde vergelijking tussen de resultaten van beide behandelopties. Grote vergelijkende studies en systematische reviews laten echter geen eenduidig verschil in overleving of locoregionale recidieven zien [15, 16].

Individuele patiënt- en tumorfactoren zullen bepalen welke behandeling de voorkeur verdient. Bij solitaire tumoren zonder hydronefrose en bij patiënten die niet fit genoeg zijn voor een operatie heeft de radio(chemo)therapie de voorkeur, terwijl bij patiënten met multipele tumoren, met ingroei in de ureter, of met een slechte blaasfunctie een cystectomie de voorkeur geniet. Uiteraard speelt ook de wens van de patiënt een rol. Met chemoradiatie kunnen de blaas en blaasfunctie inclusief de seksuele functies behouden blijven. De combinatie van radio- en chemotherapie heeft een bewezen beter locoregionaal effect dan radiotherapie alleen en is daarmee standaard als de patiënt de chemotherapie aankan. Met radiotherapie alleen wordt ongeveer 60–70 % langdurige locoregionale controle bereikt en met radiochemotherapie 70–85 % (afhankelijk van de vraag of de oppervlakkige recidieven meegeteld worden). Voor kleinere (< 3 centimeter) solitaire tumoren is interstitiële brachytherapie een geschikte behandeling. Hiermee is ook een langdurige lokale controle tot 70–75 % te bereiken.

Neoadjuvante chemotherapie voorafgaand aan de lokale behandeling (operatie of radiotherapie) heeft in verschillende gerandomiseerde onderzoeken geleid tot een 5–10 % betere overleving [17]. In hoeverre dit klinisch relevant is en opweegt tegen de bijwerkingen dient met iedere patiënt besproken te worden. Voor patiënten met een groot risico op afstandsmetastasen (N+, T3) wordt deze behandeling meestal wel geadviseerd. De behandeling voor T4-tumoren met doorgroei door de blaas naar de bekkenwand of naar andere organen in het bekken is meestal palliatief van aard. Chemotherapie is dan de beste keuze bij aanwezigheid van afstandsmetastasen en palliatieve radiotherapie is het meest geschikt ter bestrijding van lokale klachten, zoals pijn en hematurie.

4.3.3 Anatomie en bepalen van het doelvolume

De blaas bevindt zich in het kleine bekken direct craniaal van de symfyse en ligt ventraal van het rectum en de uterus. De eerste lymfeklierstations van de blaas bevinden zich langs de iliacale vaten (arteria iliaca interna, externa en communis) en de obturatoriusklieren (zie fig. 4.2). Bij een curatief opgezette behandeling bestaat het electieve doelgebied uit de gehele blaas inclusief de klierstations en wordt daarnaast een hogere dosis op de tumor zelf gegeven.

De grootte en de vorm van de blaas worden bepaald door de vulling van zowel de blaas als de omliggende darmen en de tumor beweegt mee met de blaasvulling. Onderzoek heeft vastgesteld dat ondanks vaste instructies voor blaasvulling (bijv. uitplassen voor elke bestraling of 1,5 uur voor de bestraling niet meer plassen) toch dagelijks forse verschillen in blaasvulling in alle richtingen blijven bestaan, tot 2–2,5 cm. Hiermee moet men rekening houden bij het bepalen van het doelgebied. Dit kan door het gebruik van grote marges of door IGRT en adaptieve planningstechnieken.

In de meeste beschreven blaasseries worden de iliacale lymfe klieren (t/m de splitsing van de art. iliaca communis) en de gehele blaas in het electieve veld opgenomen. Bij tumoren in de blaashals wordt de urethra prostatica in het doelvolume opgenomen. De boostbestraling wordt nog vaak op de gehele blaas gegeven, maar bij solitaire tumoren kan ook goed een focale boost op de echte tumor gegeven worden. Hierdoor is het wel nodig dat de tumor goed te zien is op de CT-scan en de CBCT-scan. Blaasmarkers (fiducials of lipiodol) om de tumor kunnen hierbij zeer behulpzaam zijn, zowel voor het aantekenen als bij de dagelijkse positieverificatie. In een aantal instituten in Nederland wordt deze focale boostbestraling nu standaard toegepast. De blaasfunctie is na focale of partiële blaasboostbestraling in het algemeen niet aantoonbaar verslechterd ten opzichte van voor de bestraling.

Kritieke organen

Kritieke organen voor bestraling van blaastumoren zijn vooral de darmen. Bij een focale boostbestraling wordt ook geprobeerd het gezonde deel van de blaas zo veel mogelijk te sparen.

4.3.4 Bestralingstechniek

Het doel van de treatmentplanning bij een blaasbehandeling is het verkrijgen van een homogene, conformele dosisverdeling, waarbij de dosis op de kritieke organen zo laag mogelijk blijft. Dit is mogelijk met IMRT of VMAT/RapidArc [18].

Daarnaast kan op de tumor een hogere dosis gegeven worden dan op de blaas en de lymfeklieren. Deze boostdosis kan sequentieel (aansluitend op de primaire bestraling) gegeven worden, maar de voorkeur gaat uit naar een SIB-techniek. Bij deze techniek wordt de boost tegelijkertijd met de primaire bestraling c.q. met het grote(re) PTV gegeven [18]. De fractiedosis op de tumor is met een SIB hoger, en heeft dus een hoger biologisch effect. Daarnaast wordt met een SIB-techniek de behandeltijd verkort, wat voor de (vaak oudere blaas)patiënt prettig is.

Bij deze SIB-techniek is het belangrijk om een strakke dosisafval rondom het SIB-gebied te creëren, zodat er geen overdoseringen/hotspots ontstaan. Dit kan beter bereikt worden met een VMAT-planning dan met een meervelden-IMRT-planning.

Doordat de blaasvulling vaak moeilijk te reguleren is, maar wel (electief) doelgebied is, kan gekozen worden voor een adaptieve radiotherapie (ART)-techniek, waarbij vooraf meerdere blaasvolumes worden gesimuleerd en bijbehorende planningen worden gemaakt (zie ◘ fig. 4.9). Daarmee wordt de individuele blaas- en tumorbeweging voor iedere patiënt bepaald en worden meerdere plannen gemaakt voor de verschillende blaasposities. Met de

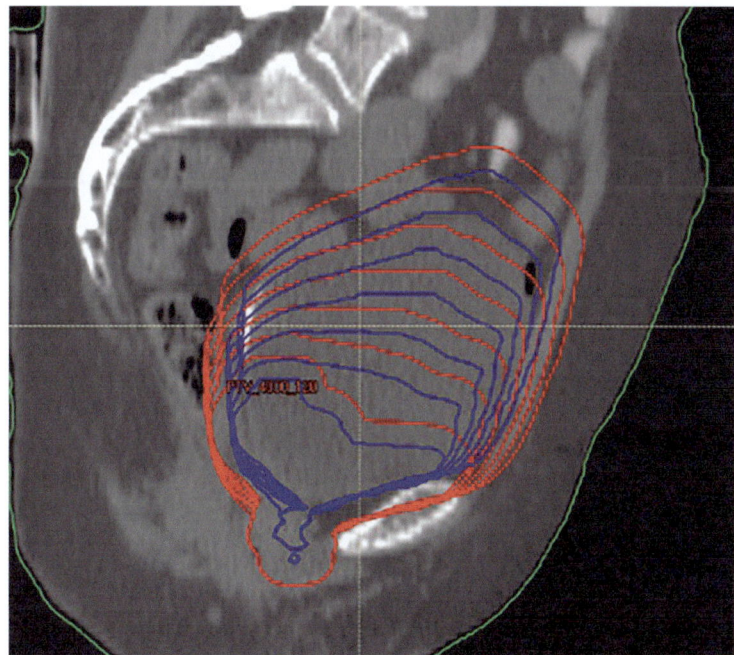

Rode lijnen: verschillende PTV-volumes; blauwe lijnen: verschillende CTV-volumes. Variërend van 0 (lege blaas) tot 120% (meer dan volle blaas)

◘ **Figuur 4.9** Sagittale CT van bekkengebied van patiënt met een blaastumor

'cone beam'-CT-scan wordt dagelijks op het toestel bepaald welk plan het beste past ('plan of the day' ofwel 'adaptive margin strategy'). Er zijn versnellers op de markt met online planningfaciliteiten, waarbij dagelijks een nieuwe image guided planning gemaakt kan worden. Dat betekent wel extra intekenwerk op het toestel, maar dit lijkt binnen 15–20 minuten haalbaar.

VMAT is in vele opzichten een verbetering ten opzichte van IMRT. Vaak wordt gekozen voor twee bogen ('dual arc'), zodat meer mogelijkheden ontstaan voor het optimaal moduleren van de intensiteit, waardoor het hogedosisgebied conformer aan het PTV loopt. Daarbuiten is dosisafval dan steil. Vergelijk ◘ fig. 4.10 (IMRT) met ◘ fig. 4.11 (VMAT/RapidArc). VMAT zorgt in veel gevallen voor een kortere bestralingstijd dan IMRT. De dosisverdeling bij VMAT is meer geconformeerd aan het doelvolume dan bij IMRT. Een nadeel van VMAT kan zijn dat het volume van het gebied buiten de blaas dat een lagere dosis krijgt, groter is. De integrale dosis neemt toe.

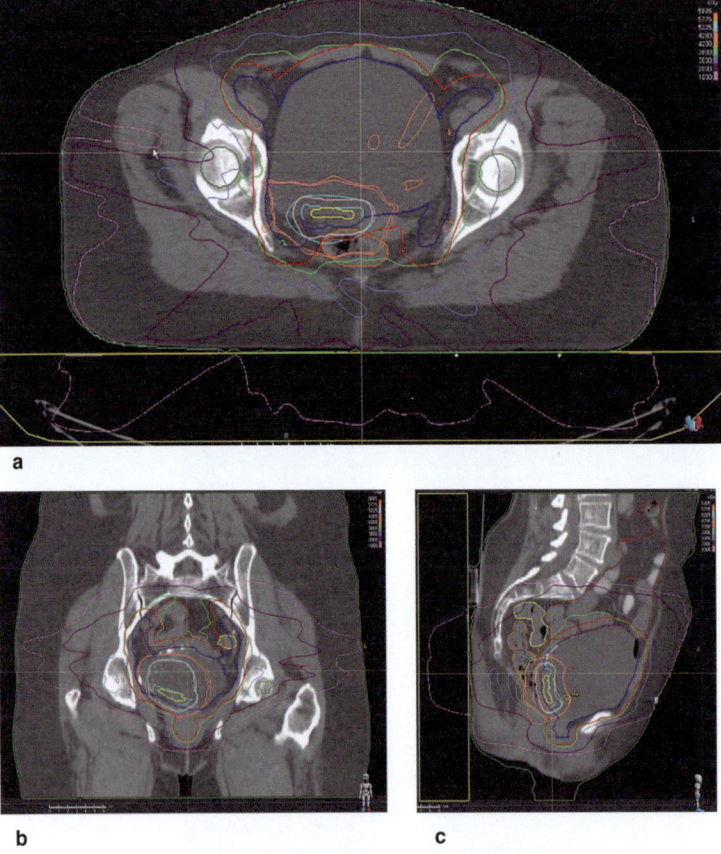

Groene lijnen: 95% isodose; rode lijnen: electief doelgebied bestaande uit blaas, urethra en bekkenklieren; gele lijnen: tumor; lichtblauwe lijnen: boost-doelgebied

◘ **Figuur 4.10** Drie CT-coupes met de dosisverdeling met behulp van IMRT. (**a**) Axiale CT-coupe. (**b**) Coronale CT-coupe. (**c**) Sagittale CT-coupe

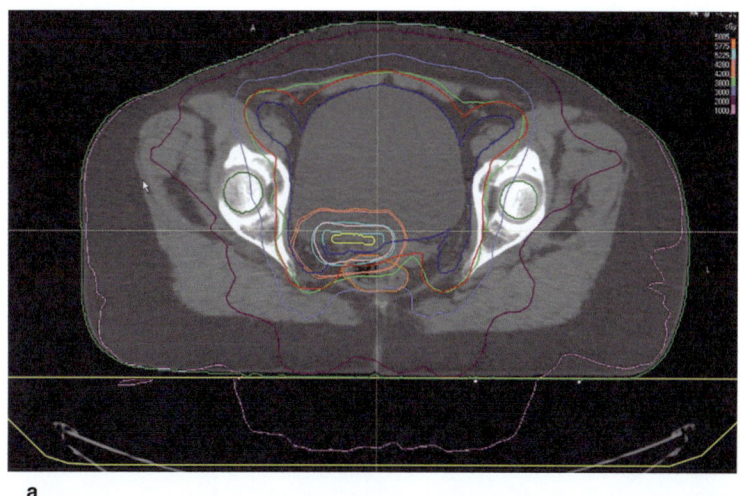
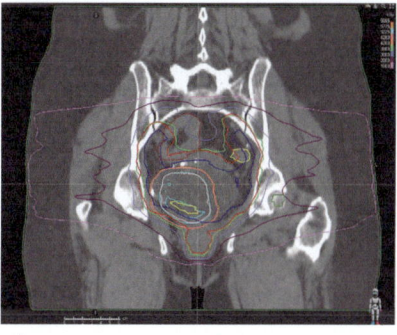
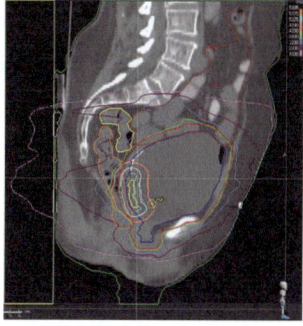

Groene lijnen: 95% isodose; rode lijnen: electief doelgebied bestaande uit blaas, urethra en bekkenklieren; gele lijnen: tumor; lichtblauwe lijnen: boost-doelgebied

Figuur 4.11 Drie CT-coupes met de dosisverdeling met behulp van VMAT. (**a**) Axiale CT-coupe. (**b**) Coronale CT-coupe. (**c**) Sagittale CT-coupe

Bestralingstoestel: positieverificatie

Bij een 'plan of the day'-techniek wordt de patiënt gevraagd om met een gevulde blaas naar de behandeling te komen. De blaasvulling zal echter dagelijks variëren en meestal in de loop van de bestraling minder worden. Zoals in fig. 4.9 te zien is, wordt hierop van tevoren geanticipeerd door meerdere planningen te maken. Na het positioneren van de patiënt op de tafel wordt een CBCT gemaakt, wordt de blaasvulling beoordeeld en gematcht met de 'library of plans', en wordt het best passende plan ten aanzien van de blaasvulling gekozen. Daarbij dient altijd gewaarborgd te worden dat de blaastumor zelf goed in het boostveld ligt. Blaasmarkers (fiducials of lipiodol) zijn hierbij zeer behulpzaam [19, 20].

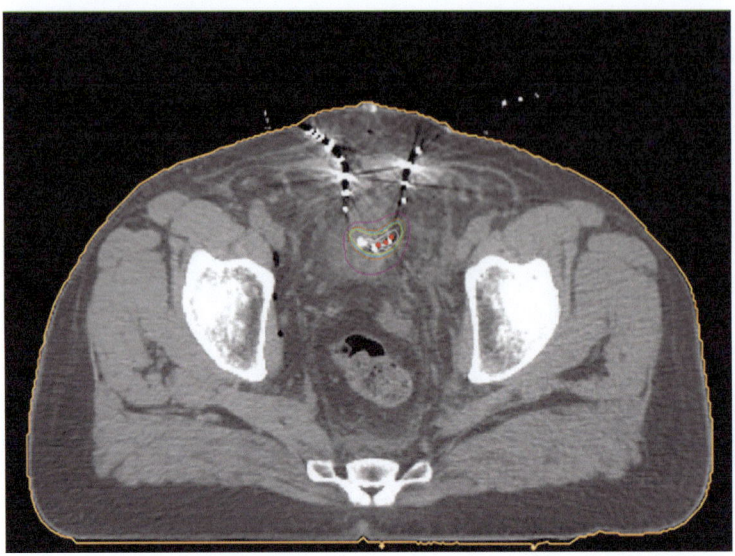

◻ **Figuur 4.12** CT-coupe met katheters vanuit buik naar de blaas en dosisverdeling rondom het geladen deel in de blaas

Interstitiële brachytherapie

Om in aanmerking te komen voor brachytherapie van een blaastumor zal de tumor solitair en kleiner dan 3-4 centimeter moeten zijn. Voorafgaand aan de implantatie zal een uitwendige voorbestraling worden gegeven. De meest gebruikte implantatietechniek is die met behulp van afterloading-katheters. Onder algehele narcose wordt in samenwerking met de uroloog via de buik de blaas geopend en worden de katheters (meestal twee tot vier) op de plaats van de tumor in de blaaswand gebracht en weer door de buikwand naar buiten geleid (zie ◻fig. 4.12). Hierna worden de blaas en de buikwand gesloten en vervolgens kunnen via deze katheters de radioactieve bronnen, zoals iridiumbronnen, al dan niet via een 'remote-afterloading'-apparaat worden ingebracht. De katheters kunnen ook via een laparoscopische techniek aangebracht worden, waarbij de buik en de blaas niet geopend hoeven te worden. Deze techniek vermindert het bloedverlies en verkort de herstelperiode. De katheters worden aan het eind van de behandeling, zonder narcose, weer uit de buik getrokken.

4.3.5 Dosis

Bij een eventuele preoperatieve bestraling voorafgaand aan een cystectomie of brachytherapie wordt vaak een dosis van 30-40 Gy in 15-20 fracties van 2 Gy gegeven, maar kan ook 5 × 4 Gy gebruikt worden.

Dosisschema's voor curatieve radiotherapie van het blaascarcinoom dienen equivalent te zijn aan 64-66 Gy in fracties van 2 Gy. Veelgebruikte schema's zijn 55 Gy in 20 × 2,75 Gy of 60 Gy in 25 fracties van 2,4 Gy. Hierbij kan goed een simultane geïntegreerde boost worden gegeven, waarbij de blaas en de electieve lymfeklieren 40 Gy krijgen en de tumor/partiële blaas 15–20 Gy via een geïntegreerd boostveld. De totale behandeltijd blijft dan vier weken. De tumordosis die bij een interstitiële behandeling wordt toegediend, is afhankelijk van de gegeven voorbestraling, maar zal opgeteld ook het equivalent van 66–70 Gy bedragen.

4.3.6 Bijwerkingen

De bijwerkingen van de bestraling kunnen zowel tijdens de behandeling als later optreden. Tijdens de behandeling (acuut) ontstaan vaak dunne ontlasting als gevolg van bestraling van het darmweefsel en verhoogde aandrang als gevolg van bestraling van het rectum. Dit kan gepaard gaan met bijmenging van bloed en/of slijm. Klachten van frequente mictie met blaaskrampen zijn soms al voor aanvang van de bestraling aanwezig als gevolg van eerdere behandelingen of de tumor zelf. Tijdens de bestraling kan een radiatiecystitis beeld ontstaan dat de klachten van mictiefrequentie doet toenemen. Deze acute klachten verdwijnen doorgaans in de eerste 2–4 weken na einde van de radiotherapie.

Als late bijwerking moet een chronische radiatiecystitis genoemd worden. Bij een hoge dosis op de gehele blaas kan fibrose ontstaan, waardoor de elasticiteit van de blaas en hiermee de functionele blaascapaciteit verminderen, waardoor de plasfrequentie toeneemt. In ernstige gevallen spreekt men van een 'blaascripple'; een patiënt met een zeer hoge plasfrequentie, waarvoor een cystectomie geïndiceerd kan zijn. Bij een focale boostbestraling treedt dit symptoom nog nauwelijks op. In een klein deel van de gevallen kunnen door de atrofie van de blaasmucosa radiatiegeïnduceerde bloedingen optreden die zich uiten door hematurie. Na een hoge dosis op het rectum kan een radiatieproctitis optreden, gekenmerkt door verhoogde aandrang en bloed- en slijmbijmenging. Door de relatief lage dosis op het rectum bij blaasbestraling gebeurt dit echter zelden. Bestaande comorbiditeit, zoals chronische darmontsteking (M. Crohn, ulceritis ulcerosa), diabetes mellitus en vaatstoornissen, vergroot de kans op late radiatie-effecten van de darm. Ook roken kan neveneffecten vergroten.

4.4 Testis

Bij de vooral bij jonge mannen voorkomende maligne testistumoren wordt een belangrijk onderscheid gemaakt tussen het seminoma testis en de overige tumoren, die tezamen de non-seminomen worden genoemd. Terwijl bij het seminoom de metastasering voornamelijk lymfogeen plaatsvindt en pas in latere stadia ook hematogeen, is bij de non-seminomen de uitbreiding veel vaker direct hematogeen en vertonen deze tumoren in het algemeen een minder voorspelbaar gedrag. Ook onderscheidt het seminoom zich door zijn grotere stralingsgevoeligheid van de non-seminomen.

Non-seminomapatiënten worden bij gelokaliseerde ziekte alleen behandeld met het verwijderen van de teelbal (orchidectomie), en bij lymfogene en/of hematogene verspreiding met chemotherapie. Aangezien radiotherapie bij non-seminoma geen rol speelt, zullen deze in dit hoofdstuk verder buiten beschouwing blijven.

Voor beide tumorsoorten geldt tegenwoordig dat indien goed behandeld de kansen op genezing voor de patiënten erg groot zijn (> 95 %).

De incidentie van testistumoren laat een stijgende tendens zien: van vier in 1989 tot twaalf in 2018. De reden hiervoor is onbekend. In 2018 werden 485 patiënten met een seminoma testis gediagnosticeerd.

4.4.1 Oncologische kenmerken

Seminoma testis

Bij verreweg de meeste patiënten met een seminoma testis bevindt de ziekte zich in een vroeg stadium. De tumor presenteert zich vaak als een pijnloze zwelling in het scrotum zonder andere symptomen. Soms is er sprake van pijn en ontstekingsverschijnselen en moet de aandoening worden onderscheiden van orchitis, epididymitis of torsio testis.

Echo-onderzoek van het scrotum kan belangrijke aanwijzingen geven voor de aanwezigheid van een tumor.

4.4.2 Therapie

De uroloog zal bij voorkeur een orchidectomie verrichten via een inguïnale incisie. Postoperatief volgt dan het stageringsonderzoek naar regionale en afstandsmetastasen met een CT-scan of PET-scan. Serummarkers zoals hCG en AFP zullen worden bepaald, maar zijn bij seminoma (in tegenstelling tot bij non-seminomen) niet verhoogd, behoudens een soms geringe stijging van het hCG. Indien op de CT-scan geen pathologische lymfeklieren te zien zijn, is de kans op subklinische metastasen 15 %. Dit relatief lage risico rechtvaardigt een 'wait-and-see'-beleid, mede door de goede genezingskansen met chemotherapie, indien er later toch metastasen optreden. Patiënten dienen bij een wait-and-see-beleid echter wel gedurende vijf jaar voor controle te komen (de eerste tweeënhalf jaar om de drie maanden, daarna halfjaarlijks) en voorafgaand aan die controles moet steeds een CT-scan worden gemaakt. Zijn er twee of meer lokaal ongunstige factoren (tumorgrootte, doorgroei en vaatinvasie), dan wordt tegenwoordig aanvullende adjuvante chemotherapie geadviseerd, meestal in de vorm van één kuur carboplatin [21]. Alleen in het geval van beperkte lymfekliermetastasen in de nierhilus (< 5 cm) is er nog een indicatie voor bestraling, al kan ook hierbij chemotherapie overwogen worden. Het doelgebied voor de radiotherapie bestaat dan uit de para-aortale lymfeklierketen, eventueel aangevuld met de iliacale lymfeklierketen.

Het voordeel van chemotherapie ten opzichte van radiotherapie is de kleinere kans op eventueel latere secundaire maligniteiten. Nadelen van chemotherapie lijken de iets grotere kans op een para-aortale recidief (5–7 %) ten opzichte van radiotherapie (0–2 %) en het feit dat ook na chemotherapie een toename van secundaire maligniteiten wordt gezien met cisplatinum bevattende schema's.

Bij de aanwezigheid van grotere abdominale lymfekliermetastasen (stadium II-c) en afstandsmetastasen wordt chemotherapie gegeven, waarbij zeer goede behandelresultaten worden behaald. Als na chemotherapie nog een tumorrest wordt aangetroffen, kunnen een aanvullende operatie en/of bestraling worden overwogen.

4.4.3 Regionale anatomie en bepalen van het doelvolume

Voor de bepaling van de uitbreiding van het tumorproces wordt een CT-scan of PET-CT-scan van het abdomen gemaakt. De lymfedrainage van de testis vindt plaats langs het vaatverloop van de testis naar het eerste lymfeklierstation para-aortaal ter hoogte van de nierhilus; links bij de uitmonding van de vena spermatica in de vena renalis en rechts in de vena cava. Van hieruit kunnen de metastasen zich naar caudaal uitbreiden naar de lagergelegen klieren para-aortaal en iliacaal. Zeldzamer is uitbreiding naar craniaal via de ductus thoracicus naar de supraclaviculaire lymfeklieren.

Doelvolume

Wanneer bij het stageringsonderzoek beperkte lymfekliermetastasering wordt vastgesteld (stadium IIa), zal het doelvolume de para-aortale lymfeklieren van de elfde thoracale wervel tot en met de vierde lumbale wervel omvatten. Volgens de richtlijn (►www.oncoline.nl) zou ook de ipsilaterale iliacale klierketen bij N+-ziekte meegenomen moeten worden, maar dit wordt regelmatig achterwege gelaten vanwege de grotere kans op toxiciteit in combinatie met een zeer kleine kans op iliacale kliermetastasen en het feit dat de patiënten ook bij een recidief nog goed met chemotherapie genezen kunnen worden.

Een gestoorde lymfeafvloed kan optreden na vroegere chirurgie in de lies voor bijvoorbeeld een liesbreuk of een niet-ingedaalde testis, en vormt dan ook een indicatie voor bestraling van de lies. Bij doorgroei van de tumor via de tunica albuginea in de tunica vaginalis of langs de funiculus in het resectievlak kan tijdens de operatie verspreiding van tumorcellen optreden en moet ook bestraling van het scrotum worden overwogen.

4.4.4 Bestralingstechniek

De gebruikelijke methode voor bestraling van de para-aortale en iliacale klieren is die door middel van een IMRT- of VMAT-techniek na intekenen van het para-aortale doelgebied. Het scrotum en/of de lies worden zo nodig bestraald met een aansluitend elektronenveld.

Een lokalisatie-CT-scan met intraveneus contrast wordt gemaakt met de patiënt in rugligging met de handen boven het hoofd. Het gebruik van een focus-huidafstand (FHA) groter dan 100 cm vanwege de grote veldlengte (> 40 centimeter) is sinds de introductie van VMAT-bestraling niet meer nodig. Bij erg grote velden kan met twee isocentra gewerkt worden. Het doelgebied bestaat uit de para-aortale klierregio's inclusief linker nierhilusregio in geval van linkszijdige ligging van de tumor.

Indien ook iliacale bestraling wordt toegepast, ligt de caudale grens bij het ligamentum inguinale.

Liesbestraling/scrotumbestraling

Het scrotum en/of de lies worden zo nodig bestraald met een elektronenveld of orthovoltstraling (250 kV), waarbij de energie van de elektronenstraling afhankelijk is van de maximale diepte van het doelvolume. Een vuistregel daarbij is dat de elektronenenergie in MeV drie keer de diepte (in cm) van het doelgebied moet zijn. Aansluiting van de velden vindt plaats met een kleine 'gap' van 2–5 mm op de tekening op de huid. Vaak gebruikt men hierbij een individueel vervaardigd elektronenframe. De vorm daarvan wordt tijdens lokalisatie bepaald. Meer uitleg over deze techniek is te vinden in het boek *Techniek in de radiotherapie* [18].

Surdosage

Bij pathologische abdominale klieren wordt een surdosage gegeven middels een sequentiële VMAT-boost.

4.4.5 Dosis

De dosis voor electieve bestraling van de para-aortale en iliacale kliergebieden, de lies en het scrotum bedraagt 20–26 Gy in 10–13 fracties van 2 Gy. Een surdosage op een pathologische lymfeklier bedraagt nog eens 4–10 Gy, ook in fracties van 2 Gy.

4.4.6 Bijwerkingen

Bestraling van het abdomen geeft vaak misselijkheid als bijwerking, soms met braken. Gezien de lage dosis zal in het algemeen geen grote beenmergremming optreden.

Bij de keuze van de velden zal, om nierschade te voorkomen, vooral moeten worden gelet op de hoeveelheid nierweefsel die wordt bestraald. Met een IMRT- of VMAT-bestraling kan de nierdosis vaak gemakkelijk onder de tolerantiedosis van 20 Gy gehouden worden.

In het algemeen wordt voorafgaand aan de bestraling spermaonderzoek gedaan. Indien gewenst en mogelijk kan aan de patiënt spermapreservatie worden voorgesteld. De kans dat oligospermie of genetische schade aan sperma stamcellen optreedt bij para-aortale velden is echter zeer gering (< 2 %). Indien het veld met de iliacale regio wordt uitgebreid, wordt deze kans groter. De dosis op de testikels kan met ongeveer 50 % gereduceerd worden door een loden bol om de testikels te leggen (zogenoemde testikelbeschermer). Aangezien een zeer geringe dosis al wel genetische schade aan de aanwezige spermatocyten zou kunnen geven, wordt patiënten geadviseerd om gedurende de eerste zes maanden na bestraling voorbehoedsmiddelen te gebruiken. Uit fertiliteitsonderzoek blijkt overigens dat ongeveer de helft van de patiënten met een testistumor al voor de behandeling een verminderde fertiliteit heeft.

4.5 Penis

Het peniscarcinoom is in Nederland een zeldzame tumor en komt het meest voor bij mannen tussen de 50 en 80 jaar.

4.5.1 Oncologische kenmerken

De tumor, doorgaans een plaveiselcelcarcinoom, gaat uit van de huid van de penis en kan zich lymfogeen (naar iliacale lymfeklieren) en hematogeen naar de longen en andere organen verspreiden.

4.5.2 Therapie

De behandeling is in de meeste gevallen chirurgisch. Bij kleinere tumoren kan een lokale excisie plaatsvinden, terwijl voor grotere tumoren gedeeltelijke of gehele penisamputatie noodzakelijk zal zijn. Voor oppervlakkige tumoren wordt tegenwoordig met succes laserbehandeling uitgevoerd. Bij lymfekliermetastasering vindt een lymfadenectomie plaats.

Radio(chemo)therapie speelt een rol als alternatief voor chirurgie bij kleine tumoren, bij patiënten die hun penis willen behouden en als palliatieve behandeling voor inoperabele processen. De curatieve bestraling van het peniscarcinoom kan zowel met een uitwendige techniek als met brachytherapie plaatsvinden. Bij regionale recidieven na chirurgie of inoperabele processen, zonder afstandsmetastasen, is er een voorkeur voor bestraling met gelijktijdige chemotherapie.

Voor uitwendige bestraling zijn orthovoltfotonen (250 kV) of megavoltfotonen geschikt. Bij gebruik van megavoltfotonen moeten wel maatregelen genomen worden om het huidsparend effect op te heffen. Dit wordt gedaan door aanbrengen van weefselequivalent materiaal. De lokale tumorcontrole na radiotherapie is goed te noemen en varieert afhankelijk van het stadium van 60 tot 85 %.

Brachytherapie

Brachytherapie vindt plaats met behulp van iridiumbronnen. Met behulp van twee kunststofplaatjes aan weerszijden van de penis kan een één- of tweevlaksimplantaat worden aangebracht, waarbij de bronnen in holle metalen naalden of in nylon katheters kunnen worden geladen. De naalden kunnen ook interstitieel in de penis geplaatst worden.

Tijdens de behandeling wordt een urinewegkatheter ingebracht.

4.5.3 Dosis

De toegediende dosis zal in het algemeen hoog zijn, analoog aan de behandeling van plaveiselcelcarcinomen op andere plaatsen. Bij uitwendige bestraling bedraagt de dosis ter plaatse van het isocentrum ongeveer 70 Gy in fracties van 2 Gy op de primaire tumor en 50 Gy of meer op de regionale lymfeklieren. Bij een implantaat wordt een dosis van 60–70 Gy in 5–7 dagen gegeven.

Literatuur

1. Vis AN, Jansen B, Oprea-Lager DE. PSMA-PET/CT-imaging bij de diagnostiek van prostaatkanker. Tijdschr Urol. 2018;8(1):10–7.
2. Moon DH, Efstathiou JA, Chen RC. What is the best way to radiate the prostate in 2016? Urol Oncol. 2016;35(2):59–68.
3. Bolla M, Descotes JL, Artignan X, Fourneret P. Adjuvant treatment to radiation: combid hormone therapy and external radiotherapy for locally advanced prostate cancer. BJU Int. 2007;100(suppl 2):44–78.
4. de Ru VJ, Scheurleer JS, Welleweerd J, editors. Radiobiologie en stralingsbescherming. 6e Serie: Medische Beeldvorming en Radiotherapie. Houten: Bohn Stafleu van Loghum; 2016.
5. Coia L, Emami B, Solin LJ, Munzenrider JE, Lyman J, Shank B, et al. Tolerance of normal tissue to therapeutic irradiation. Int J Radiat Oncol Biol Phys. 1991;21(1):109–22.
6. McPartlin AJ, Li XA, Kershaw LE, Heide U, Kerkmeijer L, Lawton C, et al. MRI-guided prostate adaptive radiotherapy: a systematic review. Radiother Oncol. 2016;119(3):371–80.
7. Hunt A, Hansen VN, Oelfke U, Nill S, afeez S. Adaptive radiotherapy enabled by MRI guidance. Clin Oncol. 2018;30(11):711–9. ▸ https://doi.org/10.1016/j.clon.2018.08.001.
8. Pinitpatcharalert A, Happersett L, Kollmeier M, McBride S, Gorovets D, Tyagi N, et al. Early tolerance outcomes of stereotactic hypofractionated accelerated radiation therapy concomitant with pelvic node irradiation in high-risk prostate cancer. Adv Radiat Oncol. 2019;4(2):337–44. ▸ https://doi.org/10.1016/j.adro.2018.12.001.
9. De Vries KC, Wortel RC, Oomen-de Hoop E, Heemsbergen WD, Pos FJ, Incrocci L. Hypofractionated versus conventionally fractionated radiation therapy for patients with intermediate- or high-risk, localized, prostate cancer: 7-year outcomes from the randomized, multicenter, open-label, phase 3 HYPRO trial. Int J Radiat Oncol Biol Phys. 2010;106(1):108–15. ▸ https://doi.org/10.1016/j.ijrobp.2019.09.007.
10. Catton CN, Lukka H, Gu CS, Martin JM, Supiot S, Chung PWM, et al. Randomized trial of a hypofractionated radiation regimen for the treatment of localized prostate cancer. Clin Oncol. 2017;35(17):1884–90. ▸ https://doi.org/10.1200/JCO.2016.71.7397.
11. Beckta JM, Nosrati JD, Yu JB. Moderate hypofractionation and stereotactic body radiation therapy in the treatment of prostate cancer. Urol Oncol Sem Origin Investig. 2019;37(9):619–27. ▸ https://doi.org/10.1016/j.urolonc.2019.01.015.
12. Viani GA, Arruda CV, Hamamura AC, Faustino AC, Freitas Bendo Danelichen A, Guimarães FS. Stereotactic body radiotherapy for oligometastatic prostate cancer recurrence: a meta-analysis. Am J Clin Oncol. 2020;43(2):73–81. ▸ https://doi.org/10.1097/COC.0000000000000635.
13. Bruynzeel AME, Tetar SU, Oei SS, Senan S, Haasbeek CJA, Spoelstra FOB, et al. A prospective single-arm phase 2 study of stereotactic magnetic resonance guided adaptive radiation therapy for prostate cancer: early toxicity results. Int J Radiat Oncol Biol Phys. 2019;105(5):1086–94.
14. Wortel RC, Oomen-de Hoop E, Heemsbergen WD, Pos FJ, LucaIncrocci MD. Moderate hypofractionation in intermediate- and high-risk, localized prostate cancer: health-related quality of life from the randomized, phase 3 HYPRO trial. Int J Radiat Oncol Biol Phys. 2019;103(4):823–33. ▸ https://doi.org/10.1016/j.ijrobp.2018.11.020.
15. Arcangeli G, Strigari L, Arcangeli S. Radical cystectomy versus organ sparing trimodality treatment in muscle invasive bladder cancer: a systematic review of clinical trials. Crit Rev Oncol Hematol. 2015;95(3):387–96.

Literatuur

16. Kulkarni GS, Hermanns T, Wei Y, Bhindi B, Satkunasivam R, Athanasopoulos P, et al. Propensity score analysis of radical cystectomy versus bladder-sparing trimodal therapy in the setting of a multidisciplinary bladder cancer clinic. Clin Oncol. 2017;35(20):2299–305. ▶ https://doi.org/10.1200/JCO.2016.69.2327.
17. Calabrò F, Sternberg CN. Neoadjuvant and adjuvant chemotherapy in muscle-invasive bladder cancer. Eur Urol. 2009;55(2):348–58.
18. Froma A, Mast M, Welleweerd H, editors. Techniek in de radiotherapie. Houten: Bohn Stafleu van Loghum; 2020.
19. Collins SD, Leech MM. A review of plan library approaches in adaptive radiotherapy of bladder cancer. Acta Oncol. 2018;57(5):566–73. ▶ https://doi.org/10.1080/0284186X.2017.1420908.
20. Beulens AJW, Van der Toorn PP, De Wildt MJ, Scheepens WA. High-precision bladder cancer irradiation in the elderly: clinical results for a plan-of-the-day integrated boost technique with image guidance using lipiodol markers. Euro Urol Oncol. 2019;2(1):39–46. ▶ https://doi.org/10.1016/j.euo.2018.08.012.
21. Tandstad T, Ståhl O, Dahl O, Haugnes HS, Håkansson U, Karlsdottir Å, et al. Treatment of stage I seminoma, with one course of adjuvant carboplatin or surveillance, risk-adapted recommendations implementing patient autonomy: a report from the Swedish and Norwegian Testicular Cancer Group (SWENOTECA). Ann Oncol. 2016;27(7):1299–304. ▶ https://doi.org/10.1093/annonc/mdw164.

Tumoren van de tractus digestivus

M.P.W. Intven, M.T.A. van Iersel-Vet en K.A.F. Kremer

5.1 Inleiding – 95

5.2 Tumoren van de slokdarm – 95
5.2.1 Etiologie – 95
5.2.2 Oncologische kenmerken – 95
5.2.3 Therapie – 97
5.2.4 Bepalen doelvolume – 98
5.2.5 Bestralingstechnieken – 98
5.2.6 Dosis – 100
5.2.7 Bijwerkingen – 100

5.3 Tumoren van de maag – 101
5.3.1 Etiologie – 101
5.3.2 Oncologische kenmerken – 101
5.3.3 Therapie – 102
5.3.4 Bepalen van het doelvolume – 103
5.3.5 Bestralingstechnieken – 103
5.3.6 Bijwerkingen – 103

5.4 Tumoren van de dunne darm – 104

5.5 Tumoren van de dikke darm – 104
5.5.1 Etiologie – 104
5.5.2 Oncologische kenmerken – 105
5.5.3 Therapie – 106

© Bohn Stafleu van Loghum is een imprint van Springer Media B.V., onderdeel van Springer Nature 2020
L. van Zadelhoff, P. Thysebaert, R. B. Keus, en A. A. Froma, *Radiotherapie bij de oncologische patiënt*,
https://doi.org/10.1007/16013_2020_16

5.6 Tumoren van het rectum – 106
5.6.1 Etiologie – 106
5.6.2 Oncologische kenmerken – 106
5.6.3 Therapie – 108
5.6.4 Bepalen doelvolume – 109
5.6.5 Bestralingstechnieken – 110
5.6.6 Dosis – 110
5.6.7 Bijwerkingen – 110

5.7 Tumoren van de anus – 112
5.7.1 Etiologie – 112
5.7.2 Oncologische kenmerken – 112
5.7.3 Therapie – 113
5.7.4 Bepalen doelvolume – 114
5.7.5 Bestralingstechnieken – 114
5.7.6 Dosis – 115
5.7.7 Bijwerkingen – 115

5.8 Tumoren van de pancreas – 116
5.8.1 Etiologie – 116
5.8.2 Oncologische kenmerken – 117
5.8.3 Therapie – 118
5.8.4 Bepalen doelvolume – 118
5.8.5 Bestralingstechnieken – 118
5.8.6 Dosis – 119
5.8.7 Bijwerkingen – 119

5.9 Tumoren van de lever – 119
5.9.1 Etiologie – 119
5.9.2 Oncologische kenmerken – 120
5.9.3 Therapie – 120

5.10 Tumoren van de galblaas en de galwegen – 121
5.10.1 Etiologie – 121
5.10.2 Oncologische kenmerken – 121
5.10.3 Therapie – 122

Literatuur – 122

5.1 Inleiding

In het maag-darmkanaal kan een grote diversiteit aan tumoren optreden. Ze worden onderverdeeld in tumoren van het maag-darmkanaal zelf, zoals slokdarm-, maag-, dunnedarm-, dikkedarm-, rectum- en anustumoren, en tumoren van de bij de spijsvertering betrokken organen, zoals alvleesklier-, lever-, galweg- en galblaastumoren. Naast tumoren die hun oorsprong hebben in het maag-darmkanaal komen ook metastasen van andere tumoren in de lever voor. De behandeling van de meeste maag-darmtumoren is chirurgisch. Radiotherapie wordt vooral toegepast als neoadjuvante behandeling bij slokdarm- en rectumtumoren en als primaire behandeling bij anustumoren en levermetastasen. Steeds frequenter wordt radiotherapie echter ook toegepast op andere locaties, zoals bij alvleesklier tumoren en maagtumoren. De tumoren van het maag-darmkanaal zullen in dit hoofdstuk per lokalisatie besproken worden.

5.2 Tumoren van de slokdarm

Maligniteiten van de slokdarm komen in de westerse wereld relatief weinig voor. In Aziatische landen is de incidentie veel hoger.

In Nederland is ongeveer 10 % van de maag-darmtumoren een slokdarmcarcinoom. De laatste decennia is de incidentie fors gestegen: tussen 1990 en 2018 met bijna 400 %. Bij mannen komt het slokdarmcarcinoom drie keer zo vaak voor als bij vrouwen. Het merendeel van de tumoren, meer dan 60 %, zijn adenocarcinomen. De toegenomen incidentie betreft dit subtype. Voor plaveiselcelcarcinomen is de incidentie ongeveer gelijk gebleven. Slokdarmkanker komt vooral voor bij mensen ouder dan 60 jaar [1].

5.2.1 Etiologie

Als etiologische factoren spelen alcohol en roken de belangrijkste rol bij het ontstaan van plaveiselcelcarcinoom. Wanneer deze twee gecombineerd worden, neemt het risico sterk toe. Andere etiologische factoren zijn overgewicht en mogelijk het vaak drinken van erg hete dranken. Bij het adenocarcinoom speelt reflux van maagzuur een belangrijke rol.

5.2.2 Oncologische kenmerken

Symptomen

De aanwezigheid van slokdarmcarcinoom uit zich vooral in slikklachten (dysfagie). De slikklachten kunnen snel toenemen en de passage van voedsel bemoeilijken. Als de tumor de slokdarm verder afsluit, kan ook dysfagie voor vloeibaar voedsel en dranken optreden. Ongeveer de helft van de patiënten heeft pijn bij het eten, wat leidt tot verminderd eten. Afvallen is dan ook een veelvoorkomend verschijnsel. Gewichtsafname van meer dan 10 % is een slecht prognostisch teken. Als late symptomen komen verder voor: heesheid (ten gevolge van druk op de nervus recurrens), benauwdheid en hoesten door een pneumonie bij verslikken, mediastinitis en bloedingen.

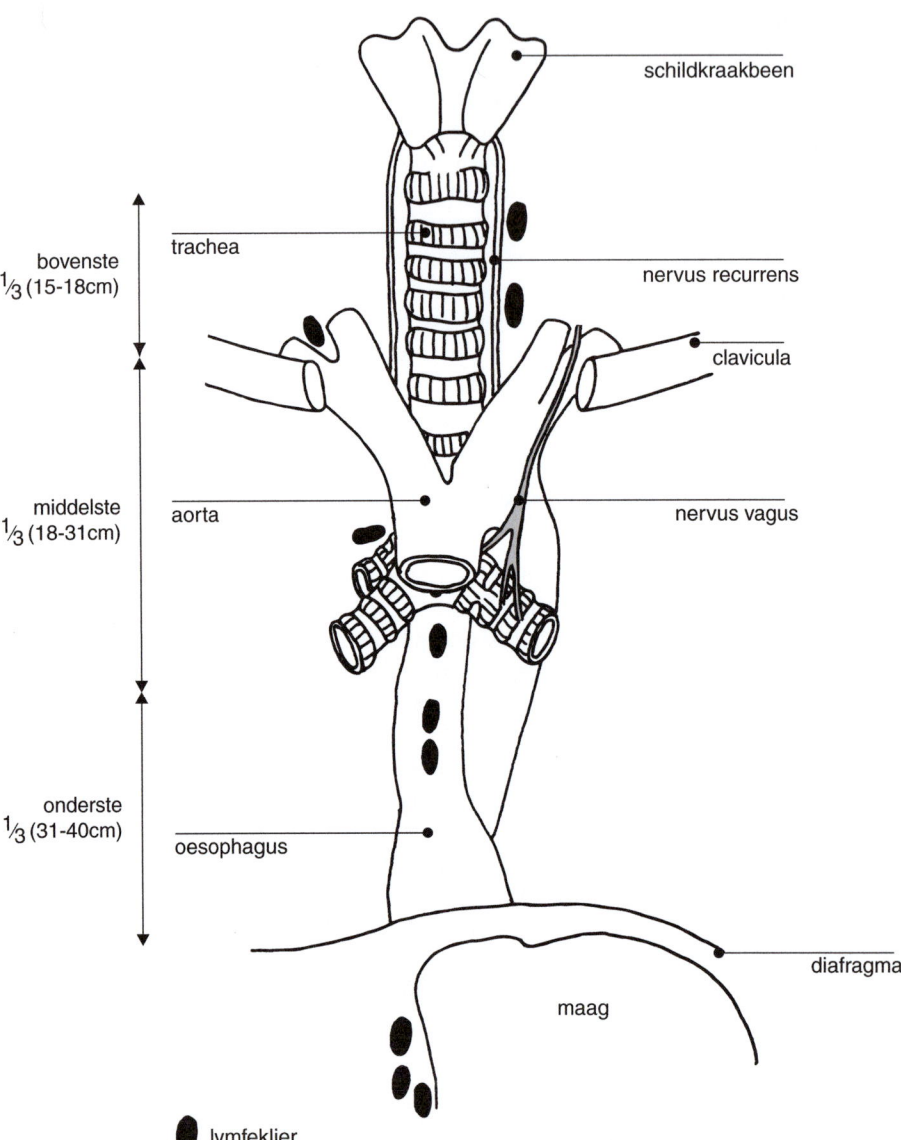

Figuur 5.1 Anatomie van de slokdarm

Uitbreiding

Slokdarmcarcinomen breiden zich vaak submucosaal uit, wat bij scopie lastig is vast te stellen. Aangezien de slokdarm niet omgeven is door een serosa, vindt uitbreiding in de directe omgeving vaak relatief vroeg plaats. Figuur 5.1 toont schematisch de anatomie van de slokdarm.

Diagnose en stagering

De diagnose slokdarmcarcinoom wordt meestal gesteld met behulp van oesofago-/gastroscopie, waarbij biopten voor pathologisch (PA) onderzoek kunnen worden genomen. Voor beoordeling van de lokale uitbreiding en de aanwezigheid van metastasen in regionale lymfeklieren wordt gebruikgemaakt van endoscopische ultrasonografie (echografie) (EUS), waarbij eveneens biopten kunnen worden genomen. De lokale uitbreiding kan ook worden beoordeeld op een CT-scan, maar EUS is hiervoor betrouwbaarder. De CT-scan wordt meestal gecombineerd met een FDG-PET-scan. Afstandsmetastasen, die onder andere voorkomen in longen en lever, kunnen hiermee worden opgespoord. Een echografie van de hals wordt gemaakt bij verdenking op pathologische lymfeklieren in de hals, waarbij een punctie voor PA gedaan kan worden. Bij verdenking op ingroei in de trachea wordt een bronchoscopie verricht. Classificatie van de tumor vindt plaats volgens het TNM-systeem.

Prognose

De prognose van slokdarmcarcinoom als geheel is slecht. De vijfjaarsoverleving is circa 25 %, maar neemt het laatste decennium wel langzaam toe. Niet-gemetastaseerd adenocarcinoom heeft een wat betere vijfjaarsoverleving dan niet-gemetastaseerd plaveiselcelcarcinoom, 36 % versus 27 %. Patiënten met een gemetastaseerd slokdarmcarcinoom hebben een mediane overleving van minder dan een halfjaar [2].

5.2.3 Therapie

Bij de behandeling van oesofaguscarcinoom worden zowel chirurgie als radiotherapie en chemotherapie toegepast. Bij ongeveer 50 % van de patiënten is chirurgie niet meer mogelijk op het moment van de diagnose vanwege de grootte van de tumor, de aanwezigheid van afstandsmetastasen of de slechte conditie van de patiënt.

Met curatieve intentie

Bij kleine, niet-gemetastaseerde slokdarmcarcinomen (cT1/T2N0) heeft primaire chirurgie de voorkeur. Hierbij wordt normaal gesproken de gehele slokdarm verwijderd en wordt de maag in de thorax gebracht, waarna een naad wordt aangelegd. Er ontstaat dan een buismaag.

Bij de wat grotere slokdarmcarcinomen of wanneer er regionale lymfekliermetastasen aanwezig zijn, wordt neoadjuvante chemoradiatie gegeven en vindt bij respons chirurgie plaats. De meest gebruikte chemotherapie is de combinatie van carboplatinum en paclitaxel.

Patiënten met een irresectabele, niet-gemetastaseerde tumor krijgen primair chemoradiatie. Bij patiënten die vanwege hun conditie de combinatietherapie niet aankunnen, wordt alleen uitwendige bestraling gegeven. Nog slechts zelden wordt een combinatie van uitwendige bestraling met intraluminale brachytherapie gegeven.

Met palliatieve intentie

Patiënten met een op afstand gemetastaseerd slokdarmcarcinoom worden palliatief bestraald om een betere voedselpassage te verkrijgen. Dit kan zowel met intraluminale brachytherapie als met een korte serie uitwendige bestralingen. Wanneer de levensverwachting van de patiënt erg beperkt is (korter dan zes weken), kan ook een intraluminale stent geplaatst worden, wat zeer snelle palliatie geeft.

5.2.4 Bepalen doelvolume

De slokdarm strekt zich uit van het gebied C6 tot iets voorbij het diafragma, ongeveer ter plaatse van Th9, ofwel van 15 tot 40 centimeter vanaf de tandenrij. De tracheabifurcatie bevindt zich ongeveer op 25 cm van de tandenrij.

De meeste carcinomen zijn gelokaliseerd in het middelste een derde deel van de slokdarm (40–50 %). 15–20 % bevindt zich in het proximale deel en ongeveer 35 % bevindt zich in het distale een derde deel. In dit laatste deel bevinden zich de meeste adenocarcinomen.

Doelvolume bij curatieve intentie

Het tumorvolume (GTV) wordt ingetekend aan de hand van de CT en/of PET-CT. Hierbij wordt ook gebruikgemaakt van de gegevens van de scopie en de endoluminale echo. Omdat de slokdarm kan meebewegen met de ademhaling, kan een 4D-CT gemaakt worden [3].

Vanwege de submucosale uitbreiding van een slokdarmtumor wordt bij de bepaling van het klinische doelvolume (CTV) een ruime marge genomen, meestal 2–3 cm in craniale en caudale richting. De uitbreiding van het CTV naar lateraal wordt bepaald door de slokdarm met een marge (1 cm) en de eventueel aangedane lymfeklieren die moeten worden bestraald. Alleen als er aanwijzingen zijn dat de tumor doorgroeit in organen zoals de pleura, de longen of de aortawand, worden deze meegenomen in het CTV. Als dit niet zo is, wordt het CTV hierop aangepast.

Doelvolume bij palliatieve intentie

Bij palliatieve bestralingen wordt volstaan met een beperkt bestralingsveld om de morbiditeit van de behandeling te verminderen. Hierbij wordt de tumor ingetekend, maar kunnen lymfeklieren of electieve gebieden achterwege gelaten worden.

Doelvolume bij intraluminale bestraling

Bij een intraluminale bestraling omvat het doelvolume de tumor en wordt gedoseerd op 1 cm van de bron-as. Voor deze bestraling moet door de maag-darm-leverarts (MDL-arts) een sonde worden ingebracht.

Kritieke organen

Als kritieke organen gelden het myelum, het hart, de longen, de lever, de maag en soms de nieren en de milt.

5.2.5 Bestralingstechnieken

Indien bij een patiënt met een slokdarmcarcinoom wordt gekozen voor een uitwendige bestraling, dan zijn verschillende technieken mogelijk. In de meeste gevallen zal er gekozen worden voor een IMRT- techniek of VMAT-techniek, aangezien bij gebruik van deze technieken de kritieke organen het meest gespaard kunnen worden.

Lokalisatie

De lokalisatie vindt plaats met behulp van een planning-CT-scan (◘fig. 5.2). Hierbij kunnen eventuele uitbreidingen naar lateraal en aangedane lymfeklieren goed geïdentificeerd worden. Een PET-CT in bestralingshouding kan gebruikt worden om de exacte tumoruitbreiding te bepalen.

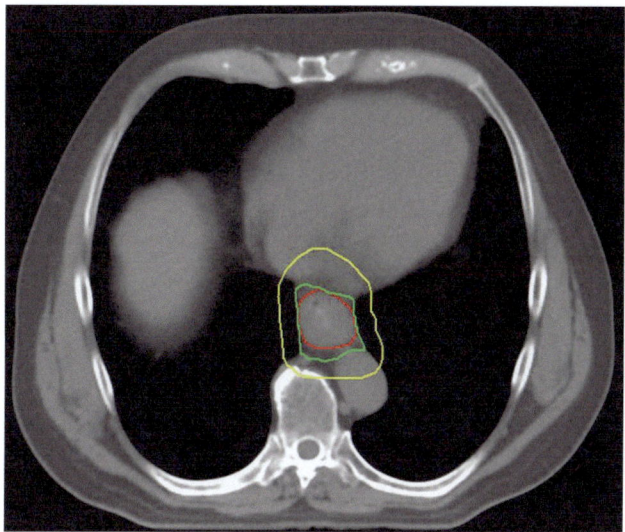

☐ **Figuur 5.2**   Lokalisatie van het doelvolume van een slokdarmbestraling met behulp van CT-scanbeelden

Het doelvolume van de intraluminale bestraling wordt bepaald aan de hand van een endoscopie in combinatie met een CT.

Houding

Met betrekking tot de houding van de patiënt tijdens de bestraling kan onderscheid worden gemaakt op basis van de lokalisatie van de tumor. Bij proximale tumoren (in het cervicale gedeelte van de slokdarm) wordt gebruikgemaakt van een masker, waarmee de kaak en schouders worden gefixeerd. Bij tumoren in het overige deel van de slokdarm wordt de patient met de armen boven het hoofd gepositioneerd in een speciale armsteun. Op deze wijze zijn bestralingsbundels uit alle richtingen mogelijk en kunnen tevens VMAT-bundels toegepast worden.

Planning

De bestraling wordt uitgevoerd met een IMRT- of VMAT-techniek.

Bij IMRT kan een vijf- of zevenveldentechniek gebruikt worden. De hoeken van deze velden worden zo gekozen dat longen, myelum, hart en nieren zo veel mogelijk gespaard worden.

In het geval van VMAT kan gekozen worden voor één of meerdere bogen ('arcs'). In de meeste gevallen zullen twee bogen een goed resultaat geven. De collimatorrotatie zal in dat geval voor beide bogen verschillend zijn, waardoor de 'leafs' in een andere richting in het bestralingsgebied bewegen. Hierdoor worden de kritieke organen zo veel mogelijk gespaard en wordt 'interleave'-lekkage uitgesmeerd. Eventueel kan ook een 'avoidance'-sector gebruikt worden tijdens een boogbundel. Hierbij wordt gedurende een gedeelte van de boog niet gestraald en is het mogelijk een kritiek orgaan extra te sparen. Zie ☐fig. 5.3 voor voorbeeld van een VMAT-planning.

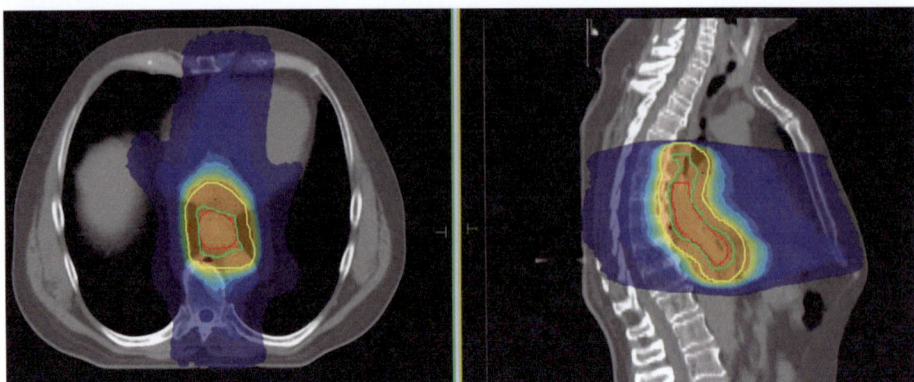

Figuur 5.3 Axiale en sagittale dosisverdeling van een slokdarmcarcinoom bij een VMAT-planningtechniek

Intraluminale brachytherapie

Voor intraluminale brachytherapie wordt bij voorkeur een 'High Dose Rate (HDR) afterloading'-machine gebruikt. Endoscopisch wordt de tumorlocatie bepaald. De MDL-arts plaatst een voedingssonde, waarin een katheter met 'X-ray markers' wordt gebracht om de boven- en ondergrens van de tumor te markeren. Op de CT-scan kan door deze markers het doelvolume bepaald worden. Vervolgens worden de markers uit de sonde verwijderd en wordt via dezelfde sonde de bestralingssonde geplaatst. De bestralingssonde wordt meestal van 1 cm boven tot 1 cm onder de zichtbare tumor geladen. Er wordt gedoseerd op 1 cm van de bron-as. Omdat slikken tijdens de bestraling niet mogelijk is, krijgt de patiënt een afzuigapparaat om indien nodig zelf te gebruiken.

5.2.6 Dosis

Radiotherapie wordt in de meeste gevallen gecombineerd met chemotherapie en al dan niet gevolgd door chirurgische behandeling. In het geval van definitieve chemoradiatie wordt een dosis van 50,4 Gy gegeven in 28 fracties van 1,8 Gy. Deze behandeling wordt in principe niet gevolgd door chirurgie. In het geval van neoadjuvante chemoradiatie wordt een dosis van 41,4 Gy gegeven in 23 fracties van 1,8 Gy. Chirurgische behandeling zal circa acht weken na het einde van de chemoradiatie volgen. Bij palliatieve bestralingen wordt veelal een dosis van 20 Gy gegeven in 5 fracties van 4 Gy. In geval van intraluminale radiotherapie wordt eenmalig een dosis van 8–15 Gy gegeven.

5.2.7 Bijwerkingen

Bijwerkingen van de bestraling zijn vooral een gevolg van bestralingsoesofagitis en bestaan uit pijn bij het slikken en verminderde voedselpassage. Niet zelden zal de patiënt alleen gemalen of vloeibaar voedsel tot zich kunnen nemen en zal de voeding ondersteund worden door flesjes drinkvoeding. Als dit ook niet meer lukt, kan een voedingssonde geplaatst worden. Voor voedingsadviezen wordt de patiënt verwezen naar een diëtist. Pijnklachten worden behandeld met pijnstillers, waarbij paracetamol de basis is. Sterkere pijnstillers als morfine worden voorgeschreven. Een morfinepleister is vaak handig, omdat de patiënt dan geen pijnstillers hoeft te slikken. Daarnaast kunnen patiënten last krijgen van vermoeidheid en bijwerkingen van de chemotherapie en/of de operatie. Een enkele keer treedt door tumornecrose een fistel naar het mediastinum op, resulterend in een mediastinitis of een fistel tussen slokdarm en trachea, resulterend in hoesten en pneumonie. Er kan ook een radiatiepneumonitis ontstaan, waarbij hoesten en benauwdheid kunnen optreden. Als late bijwerking kan een stenose van de slokdarm optreden, die leidt tot passagestoornissen. Endoscopische controle is dan noodzakelijk om een eventueel recidief uit te sluiten en de vernauwing op te rekken.

5.3 Tumoren van de maag

De incidentie van het maagcarcinoom is duidelijk geografisch bepaald. Zo is in Japan het maagcarcinoom verantwoordelijk voor bijna de helft van alle sterfgevallen aan kanker. In het Westen daarentegen daalt de incidentie sterk. In Nederland is de incidentie ongeveer 1.200 patiënten per jaar, waarvan circa 60 % bij mannen.

De meeste maagtumoren zijn adenocarcinomen. Tumoren die zijn ontstaan in het bovenste derde deel van de maag hebben een slechtere prognose, vooral de tumoren in de cardia. Maagcarcinomen geven vaak een ulcus met daaruit bloedverlies, maar groeien soms ook diffuus in het slijmvlies (linitis plastica).

5.3.1 Etiologie

De belangrijkste factor die geassocieerd is met het ontstaan van maagkanker is voedsel. Een hogere inname van plantaardige producten en fruit vermindert de kans op maagkanker, evenals een lage inname van dierlijke voedingsstoffen. Alcohol verhoogt de kans op maagkanker, net als roken.

Daarnaast bestaat er een associatie met chronische infectie met Helicobacter pylori een bacterie die chronische gastritis kan veroorzaken. Het is echter niet aangetoond dat behandeling van deze infectie met antibiotica het risico op maagkanker kan verkleinen.

Genetische afwijkingen, zoals bij het Lynch-syndroom en bij een mutatie in E-cadherine, geven een vergroot risico op het ontwikkelen van een maagcarcinoom.

5.3.2 Oncologische kenmerken

Symptomen

Klachten ontstaan meestal pas in een laat stadium en kunnen variëren van vage pijn in de maagstreek (bij het maagkuiltje onder het borstbeen), gewichtsverlies en bloedarmoede tot het opgeven van bloed (haematemesis) en donkergekleurd bloed in de ontlasting (melaena). Passagestoornissen treden meestal pas in een zeer laat stadium op.

Uitbreiding

Het maagcarcinoom kan zich intraluminaal uitbreiden, maar ook doorgroeien in de directe omgeving, naar het omentum of in de dunne darm. Metastasering vindt voornamelijk plaats naar de lymfeklieren en het peritoneum of hematogeen naar de lever.

Diagnose en stagering

De diagnostiek van maagklachten begint vaak met een gastroscopie. Om het tumorstadium vast te stellen, wordt gebruikgemaakt van endosonografie (EUS). Hiermee kan de diepte van de tumor worden vastgesteld en kan worden nagegaan of deze is doorgegroeid in de serosa of omliggende organen. Een CT-scan met contrast en een MRI-scan kunnen van aanvullende waarde zijn om onderscheid te maken tussen oppervlakkige en diep doorgedrongen tumoren. Om metastasen uit te sluiten, die voornamelijk in lever en peritoneum voorkomen, wordt een CT-scan gemaakt. Een diagnostische laparoscopie om peritoneale metastasen aan te tonen of uit te sluiten, kan bij grotere tumoren (T3/T4) van meerwaarde zijn. Stagering van de maag geschiedt door middel van het TNM-systeem.

Prognose

De prognose van het maagcarcinoom is slecht: de vijfjaarsoverleving van de gehele groep van patiënten met een maagcarcinoom is rond de 20 %. Stadium I- en II-tumoren hebben een vijfjaarsoverleving boven de 50 %. Als er bij diagnose metastasen worden aangetroffen, is de gemiddelde overleving minder dan één jaar.

5.3.3 Therapie

Met curatieve intentie

Voor het maagcarcinoom is de primaire behandeling chirurgie. Afhankelijk van de positie van de tumor kan dit een totale maagresectie of een subtotale resectie betreffen. Daarnaast is het van belang voldoende lymfeklieren te verwijderen (met een zogenoemde gemodificeerde D2-lymfadenectomie). Desondanks is er een groot risico op terugkeer van het maagcarcinoom. De laatste jaren wordt daarom meer onderzoek naar (neo-)adjuvante behandelingen verricht.

Uit de Britse MAGIC-studie komt naar voren dat bij patiënten in goede conditie met een tumor hoger dan stadium I de toevoeging van perioperatieve chemotherapie (voor en na de operatie) de overleving significant verbetert en de tumor verkleint [4].

Er is onvoldoende bewijs om adjuvante (chemo)radiotherapie te geven na neoadjuvante chemotherapie in combinatie met een radicale resectie (R0). Wanneer er voor de operatie geen chemo is gegeven en bij slechte kenmerken zoals een T3/T4 of N2/3, kan adjuvante chemoradiatie overwogen worden. Ook bij niet-radicale resectie (R1) kan chemoradiatie overwogen worden, maar voor het nut hiervan bestaat weinig bewijs.

Met palliatieve intentie

In palliatieve situaties kan eveneens chirurgie toegepast worden. Er zijn aanwijzingen dat dit de overleving en de kwaliteit van leven kan verbeteren. Bij een verwachte overleving < 6 weken kan een stent geplaatst worden om passagestoornissen snel te verminderen. Radiotherapie wordt in de palliatieve setting vooral gebruikt bij bloedverlies.

5.3.4 Bepalen van het doelvolume

In 2020 loopt in Nederland de CRITICS-II-studie, waarbij patiënten met maagcarcinoom preoperatief worden bestraald in combinatie met chemotherapie. Het doelvolume (CTV) omvat de tumor, de gehele maag en de eerste drainerende lymfeklierstations, zoals perigastrisch, coeliacaal en rond de milt. In welk deel van de maag de tumor ligt – proximaal (cardia), midden (corpus) of distaal (antrum) – bepaalt de mee te nemen klierstations.

Indien er postoperatief bestraald wordt, wat relatief weinig voorkomt, omvat het CTV het tumorbed, de anastomosen en de kliergebieden. Dit doelvolume is lastiger te bepalen dan wanneer de maag in situ is.

In geval van palliatieve bestralingen wordt alleen de maag bestraald of bij goede zichtbaarheid of een duidelijk bloedingsfocus alleen de tumor zelf met een uitgebreide marge.

Kritieke organen

Als kritieke organen gelden het hart, de longen, de lever, de milt, het myelum en de nieren.

5.3.5 Bestralingstechnieken

Met het gebruik van een planning-CT scan kan het doelvolume nauwkeurig bepaald worden en kan een planning met IMRT of VMAT gemaakt worden. Hierbij kan de dosis in de kritieke organen beperkt worden. Het gebruik van 'image-guided' technieken kan veel winst opleveren wat betreft het juist bestralen van het doelvolume. Palliatieve bestralingen kunnen eventueel ook uitgevoerd worden met een conventionele techniek met meerdere statische velden of in uiterst palliatieve gevallen met een AP/PA-techniek.

Lokalisatie en houding

De lokalisatie voor postoperatieve bestraling vindt plaats met behulp van een planning-CT-scan. Een 4D-CT kan hulp bieden bij het in kaart brengen van de beweging van het diafragma. Voor de planning wordt dan meestal gebruikgemaakt van de scan in midventilatiefase of van een gemiddelde intensiteitsprojectie.

Bestraling vindt plaats in rugligging, bij voorkeur met de armen boven het hoofd gepositioneerd in een armsteun.

Dosis

Bij postoperatieve bestraling zal een dosis van 45 Gy in 25 fracties van 1,8 Gy gegeven worden, gecombineerd met dagelijkse of wekelijkse chemotherapie. Preoperatieve radiotherapie wordt enkel in studieverband gegeven met een dosis van 45 Gy in fracties van 1,8 Gy. Voor palliatieve indicatie variëren doseringen van 30–40 Gy in drie tot vier weken tot 20 Gy in één week of zelfs 1×8 Gy of 1×10 Gy.

5.3.6 Bijwerkingen

Bestraling van de maag gaat vaak gepaard met misselijkheid, die direct na de bestraling optreedt. Een preventief gegeven anti-emeticum, zoals granisetron, één uur voor de bestraling kan dit verminderen.

Ook verminderde eetlust en pijn bij het eten zijn veelvoorkomende verschijnselen; de voedselinname moet dan ook in de gaten gehouden worden. Daarnaast treedt vermoeidheid op en kan buikpijn ontstaan.

Een bijwerking op lange termijn kan het ontstaan van functionele asplenie zijn. Wanneer de gemiddelde dosis op de milt boven 20 Gy komt, neemt het risico hierop sterk toe. Door de verminderde werking van de milt lopen patiënten een vergroot risico op het krijgen van levensbedreigende infecties met bepaalde typen bacteriën. Geadviseerd wordt deze patiënten extra te laten vaccineren tegen pneumokokken, Haemophilus influenza type B en meningokokken. Daarnaast moeten patiënten antibiotica in huis hebben, zoals Augmentin, en die bij koorts meteen gebruiken.

5.4 Tumoren van de dunne darm

Maligne tumoren van de dunne darm zijn zeer zeldzaam. Naast adenocarcinomen, die het meest voorkomen bij mensen die erfelijk belast zijn, worden ook non-Hodgkinlymfomen, carcinoïden, sarcomen en metastasen sporadisch in de dunne darm aangetroffen.

Radiotherapie heeft bij tumoren van de dunne darm geen betekenis, omdat de benodigde dosis voor tumorcontrole ruim boven de tolerantie van het normale darmweefsel ligt.

5.5 Tumoren van de dikke darm

Vanwege verschillende behandelstrategieën wordt bij tumoren in de dikke darm onderscheid gemaakt tussen tumoren in het rectum en tumoren in de rest van de dikke darm. Tumoren in het rectum worden apart besproken in ▶ par. 5.6.

Tumoren van de dikke darm komen veel voor, circa 12 % van alle tumoren is in de dikke darm gelokaliseerd. Vooral in de westerse landen is de frequentie hoog, stijgend met de leeftijd. In Nederland is de incidentie circa 14.000 per jaar – ongeveer 7.800 nieuwe tumoren bij mannen en 6.200 bij vrouwen per jaar [1].

5.5.1 Etiologie

De oorzaak van dikkedarmkanker is een combinatie van omgevingsfactoren en aanleg. Uit diverse epidemiologische onderzoeken komt naar voren dat er meer tumoren voorkomen bij mensen met overgewicht, weinig lichamelijke activiteit, een hoog vetgehalte in het dieet, een lage inname van granen, fruit en groenten en een hoger dan gemiddelde alcoholconsumptie.

Genetische factoren

Naast levensstijlfactoren speelt aanleg een rol. Familiaire afwijkingen spelen in ongeveer 10 % van de gevallen een belangrijke rol. De meest voorkomende erfelijke aanleg van darmkanker is het Lynch-syndrom, ofwel hereditair non-polyposis colorectaal carcinoom (HNPCC). Patiënten met deze genafwijking hebben 50–70 % kans om darmkanker te ontwikkelen in hun leven. Een andere erfelijke aandoening die de kans op darmkanker vergroot, is polyposis coli. Patiënten met deze aandoening hebben veel poliepen (vaak > 100) in de darm die uiteindelijk meestal maligne ontaarden, vaak al op jonge leeftijd.

Dikkedarmkanker ontstaat uit een poliep (adenoom). De kans dat een adenoom ontaardt in een carcinoom is ongeveer 5 %. Poliepen groter dan 1 cm hebben een groter risico op ontaarding.

Het voorkomen van coloncarcinomen neemt naar distaal in het colon toe. Verhoudingsgewijs komen er dus meer tumoren linkszijdig voor dan rechtszijdig.

5.5.2 Oncologische kenmerken

Symptomen

De klachten van een coloncarcinoom zijn: verandering van defecatiepatroon, bloed of slijm in of op de ontlasting, bloedarmoede en gewichtsverlies. De symptomen zijn sterk afhankelijk van de lokalisatie van de tumor in het darmkanaal. Zo is rood bloedverlies vooral zichtbaar bij distale tumoren. De proximale tumoren geven vaak minder duidelijk omschreven klachten.

Uitbreiding

Colontumoren zijn bijna altijd adenocarcinomen, die ofwel polypeus naar het lumen groeien of (vaker) als een ulcus in de darmwand. Metastasering vindt zowel lymfogeen als hematogeen plaats. De lymfeklieren zijn vooral gelegen in het mesocolon, dat samen met de tumor gereseceerd wordt bij chirurgische behandeling. Hematogene verspreiding vindt vooral plaats naar de lever, en verder naar de longen en het skelet.

Diagnose en stagering

Indien er een sterke verdenking op maligniteit is, kan het best een totale scopie van het colon plaatsvinden met biopsie van de verdachte laesies. Bij patiënten met contra-indicaties voor een coloscopie kan een CT met contrast in de darm worden gebruikt om de darm te onderzoeken, de zogenoemde CT-colografie [5]. Dit laatste onderzoek is echter minder sensitief voor het vinden van afwijkingen dan de coloscopie. Het grote voordeel van endoscopie is dat hiermee materiaal van de primaire tumor voor histologisch onderzoek kan worden verkregen, terwijl poliepen, al dan niet met een beginnende infiltratie, verwijderd kunnen worden door middel van een lis met diathermie. Voor de stagering is verder een CT-scan van het abdomen gebruikelijk. Stagering vindt plaats volgens het TNM-systeem.

Prognose

De gemiddelde vijfjaarsoverleving is afhankelijk van het ziektestadium. Tumoren beperkt tot de darmwand hebben een vijfjaarsoverleving tussen de 85 % en 95 %. Bij aanwezigheid van pathologische lymfeklieren is dit ongeveer 70 % en bij uitzaaiingen naar andere organen 10 %. In de afgelopen jaren is er sprake van een langzame daling van de mortaliteit doordat meer kankergevallen vroeg ontdekt worden, de chirurgische behandeling verbeterd is en er voor het coloncarcinoom een effectieve adjuvante behandeling beschikbaar is.

5.5.3 Therapie

De behandeling van coloncarcinoom is primair chirurgisch. Het stuk darm waar de tumor zich bevindt, wordt verwijderd met een ruime marge inclusief de lymfeklierstations langs de grote vaten. Inmiddels is aangetoond dat bij tumoren met aangedane lymfeklieren sprake is van een overlevingswinst door adjuvante chemotherapie.

Bij gemetastaseerde ziekte wordt steeds vaker resectie van levermetastasen overwogen wanneer dit technisch haalbaar is.

Voor colontumoren heeft radiotherapie nauwelijks waarde. Incidenteel worden lokale recidieven of in de huid doorgegroeide tumoren bestraald. Frequenter worden klachten gevende metastasen bestraald.

5.6 Tumoren van het rectum

In tegenstelling tot de andere dunne- en dikkedarmtumoren worden tumoren van het rectum vaak wel bestraald. Daarom worden ze in dit hoofdstuk apart van de overige colontumoren besproken. Per jaar worden in Nederland ongeveer 4.500 nieuwe rectumcarcinomen gediagnosticeerd. In het merendeel van de gevallen betreft dit adenocarcinomen. Bij het rectumcarcinoom is een lokaal recidief een groot probleem: het geeft veel klachten, is moeilijk te behandelen en leidt meestal tot overlijden.

5.6.1 Etiologie

De etiologische factoren zijn gelijk aan die voor het coloncarcinoom.

5.6.2 Oncologische kenmerken

Symptomen

Tumoren in het rectum geven vaak een veranderd defecatiepatroon, met wisselende, meer frequente ontlasting en bloed- en slijmverlies via de anus. Patiënten klagen ook geregeld over loze aandrang. Bij de wat hoger gelegen tumoren van het rectosigmoïd kan ook obstructie optreden. Verder kunnen pijnklachten (met name bij zitten) voorkomen, wat een teken kan zijn van een uitgebreidere tumor.

Uitbreiding

Rectumcarcinomen breiden zich lokaal uit in het omliggende vet. Bij verdere uitbreiding kan doorgroei in het sacrum of in omliggende organen optreden (bijvoorbeeld in de prostaat). In het omliggende vet (mesorectum) bevinden zich ook de eerste lymfeklierstations, die regelmatig zijn aangedaan. Ook hematogene metastasering vindt plaats, waarbij de lever een duidelijke voorkeursplaats is en meer dan bij coloncarcinomen ook de long.

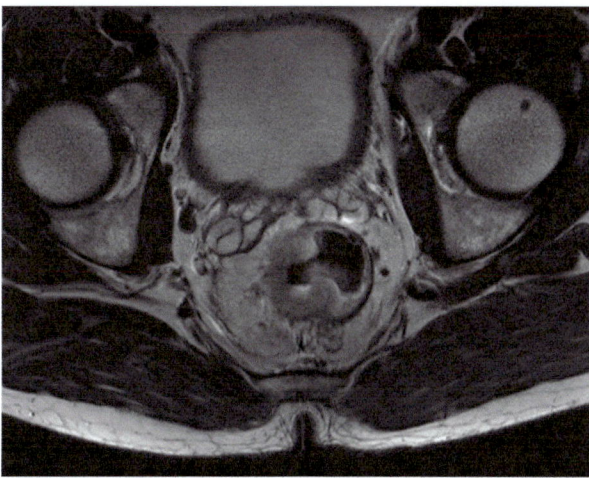

Figuur 5.4 Axiaal MRI-beeld van een rectumcarcinoom

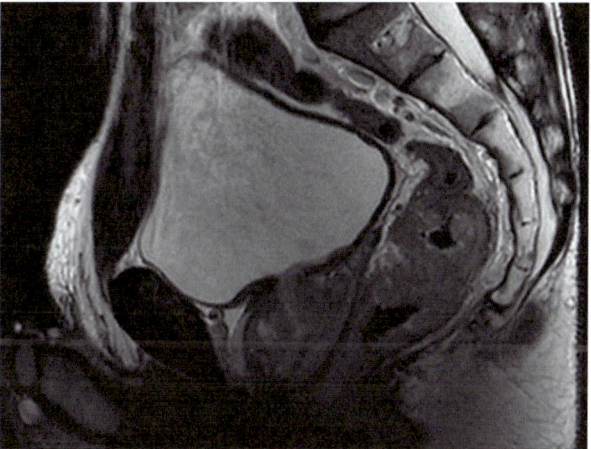

Figuur 5.5 Sagittaal MRI-beeld van een rectumcarcinoom

Diagnose en stagering

De diagnostiek van het rectumcarcinoom is anders dan die van het coloncarcinoom. Net zoals bij coloncarcinomen wordt standaard een volledige coloscopie met het nemen van biopten verricht. Als een tumor in het rectum wordt aangetroffen, wordt een MRI-scan gemaakt om de lokale situatie van de tumor te beoordelen. Op de MRI kan goed beoordeeld worden wat de uitbreiding van de tumor in het omgevende vetweefsel is en of er andere organen bij betrokken zijn (zie fig. 5.4 en 5.5). Daarnaast kunnen op de MRI de lymfeklieren in het bekken beoordeeld worden. Om eventuele metastasen te kunnen vinden, wordt naast de MRI ook standaard een CT thorax/abdomen gemaakt. Transrectale endo-echografie is niet standaard in de stadiëring. Dit onderzoek wordt eventueel gedaan als er twijfel is over de diepte van invasie van de tumor in de darmwand indien lokale, rectum sparende behandeling wordt overwogen. Stagering vindt plaats volgens het TNM-systeem.

Prognose

De prognose van het rectumcarcinoom is redelijk vergelijkbaar met die van het coloncarcinoom. De gemiddelde vijfjaarsoverleving is afhankelijk van het ziektestadium. Tumoren beperkt tot de darmwand hebben een vijfjaarsoverleving tussen de 80 % en 90 %. Bij aanwezigheid van pathologische lymfeklieren is de vijfjaarsoverleving ongeveer 75 % en bij uitzaaiingen naar andere organen 15 %.

5.6.3 Therapie

Voor het niet-gemetastaseerd rectumcarcinoom is chirurgie de hoeksteen van de behandeling. Bij resectie worden naast het rectum met de tumor ook het omgevende mesorectaal vetweefsel en de mesorectale fascie meegenomen. Deze operatie noemt men een totale mesorectale excisie of TME-procedure. Afhankelijk van de lokalisatie van de tumor wordt de sfincter bij de resectie meegenomen en krijgt de patiënt een definitieve stoma (abdomino-perineale resectie of TME-APR) of kan de darmcontinuïteit worden hersteld ('low anterior resection' of TME-LAR).

Neoadjuvante therapie

Radiotherapie wordt bij rectumcarcinomen toegepast voorafgaand aan de chirurgie als neoadjuvante therapie. Deze neoadjuvante radiotherapie heeft als doel de kans op terugkeer van de ziekte te verkleinen. Daarnaast wordt neoadjuvante radiotherapie bij lokaal gevorderde tumoren toegepast om de tumor te verkleinen voorafgaand aan de operatie, waardoor er een grotere kans is op een radicale resectie. Vooral bij de lokaal gevorderde tumoren wordt radiotherapie toegepast in combinatie met chemotherapie. De chemotherapie die gegeven wordt bij dit chemoradiatieschema werkt als radiosensitizer, ofwel om het effect van radiotherapie op de tumor te vergroten.

Neoadjuvante radiotherapie

Het gekozen bestralingsschema is afhankelijk van de stagering van de tumor. Voor tumoren met ruime afstand tot de mesorectale fascie (MRF negatief) in combinatie met een beperkt aantal pathologische lymfeklieren (N1) is aangetoond dat neoadjuvante radiotherapie het lokaalrecidiefpercentage doet afnemen. Het schema dat in dit geval gebruikt wordt, is 25 Gy in 5 fracties van 5 Gy. Dit schema wordt meestal gegeven in de week voorafgaand aan de operatie. Vanwege recent onderzoek dat minder perioperatieve problemen liet zien als een ruimer interval wordt gehanteerd tot de operatie, wordt tegenwoordig echter steeds vaker een interval van vier tot acht weken tussen radiotherapie en operatie gehanteerd [6].

Neoadjuvante chemoradiatie

Indien sprake is van een lokaal gevorderde tumor met krappe afstand tot de mesorectale fascie (MRF positief), betrokkenheid van andere organen (T4) of vier of meer pathologische lymfeklieren (N2), wordt gekozen voor een neoadjuvante behandeling van vijf weken, waarbij in dagelijkse fracties van 2 Gy een totale dosis van 50 Gy wordt gegeven. Deze behandeling vindt plaats in combinatie met chemotherapie, capecitabine, in tabletvorm tweemaal per dag op de dagen van bestraling. Na deze behandeling volgt de operatie na een interval van tien tot twaalf weken. In dit interval vindt verkleining van de tumor plaats, zodat er meer kans is op een radicale resectie.

Intraoperatieve radiotherapie

Als de tumor onvoldoende verkleind is na chemoradiatie en als radicale resectie nog steeds problematisch is, dan wordt soms intraoperatieve radiotherapie (IORT) of intraoperatieve brachytherapie (IOBT) gegeven om een betere lokale controle te bewerkstelligen. De waarde hiervan is echter niet geheel duidelijk. Deze technieken worden soms ook gebruikt bij de behandeling van lokale recidieven.

Wait-and-see

Bij zeer goede response op (chemo)radiotherapie, als er bij een MRI en endoscopie na chemoradiatie geen tumor meer te zien is, kan gekozen worden voor een 'wait-and-see'-aanpak. Hierbij wordt patiënt regelmatig gecontroleerd met MRI en endoscopie en wordt het rectum niet verwijderd. De kans dat een dergelijke aanpak mogelijk is, is na chemoradiatie ongeveer 20 %. Deze aanpak wordt bij voorkeur vooralsnog alleen uitgevoerd in studieverband in centra met expertise op dit vlak [7].

Therapie met palliatieve intentie

Bij uitgebreid gemetastaseerde ziekte worden patiënten vaak behandeld met chemotherapie. Radiotherapie wordt in dit geval alleen toegepast bij lokale klachten door de tumor zoals bloedverlies of frequente aandrang. Men spreekt in dat geval van palliatieve radiotherapie. Ook bij patiënten die een te slechte conditie hebben om geopereerd te worden, kan radiotherapie als palliatieve behandeling gegeven worden, bijvoorbeeld om passagestoornissen te voorkomen.

5.6.4 Bepalen doelvolume

Het klinisch doelvolume (CTV) omvat de tumor, het perirectale vet (mesorectum) met de presacrale klieren en de bekkenlymfeklieren (para-iliacaal, presacraal en obturatorius). Welke gebieden meegenomen worden, is afhankelijk van de stagering van de tumor. Voor het PTV wordt een marge van ongeveer 1 cm aangehouden rondom het CTV. Een alternatief is een 'library of plans'-strategie waarbij afhankelijk van de darmvulling dagelijks op het bestralingstoestel een passend plan gekozen kan worden [8]. Ook kan gekozen worden voor MRI-geleide adaptieve technieken waarbij dagelijks online een nieuw bestralingsplan gemaakt kan worden. Een voordeel van deze adaptieve technieken is dat de noodzakelijke PTV-marges eventueel verkleind kunnen worden.

Kritieke organen

Als kritieke organen worden in ieder geval de dunne darm en de blaas ingetekend, en eventueel ook de heupkoppen.

5.6.5 Bestralingstechnieken

Bestraling vindt meestal plaats met een IMRT- of VMAT-techniek. Bij palliatieve bestralingen kan gekozen worden voor een drie- of vierveldentechniek.

Lokaliseren

Voor het lokaliseren wordt gebruikgemaakt van een planning-CT- of -MRI-scan met gevulde blaas. Indien er geen planning-MRI-scan gemaakt wordt, kan de diagnostische MRI ondersteuning bieden bij het intekenen van het doelvolume.

Houding

De behandeling vindt in de meeste centra plaats in rugligging. Zowel bij CT als bij bestraling heeft de patiënt een gevulde blaas om zo min mogelijk blaasslijmvlies te bestralen en tevens zo veel mogelijk dunne darm uit het bestralingsveld te duwen.

Planning

Bestraling vindt plaats via een IMRT- of VMAT-techniek of eventueel met drie of vier statische velden.

In geval van een IMRT- of VMAT-techniek kunnen de kritieke organen optimaal gespaard worden.

Bij een techniek met drie (PA en twee laterale) of vier (PA/AP en twee laterale) statische velden is het vaak lastig zowel de heupkoppen als de blaas en de dunne darm optimaal te sparen.

Met een vierveldenbestraling ontvangen de heupkoppen een lagere dosis, maar met een drieveldentechniek is de darmbelasting geringer. Met IMRT en VMAT kan zowel op de darmbelasting als op de dosis in de heupkoppen gericht gestuurd worden. Zie voor de dosisverdeling met VMAT ◘fig. 5.6.

5.6.6 Dosis

De gebruikelijke dosering bij kortdurende preoperatieve bestraling is 25 Gy in 5 fracties van 5 Gy, gedoseerd volgens de ICRU-voorschriften. Wanneer gekozen is voor een langdurige voorbestraling, wordt 50 Gy gegeven in fracties van 2 Gy. Voor palliatieve bestralingen wordt in veel gevallen 20 of 25 Gy in 5 fracties van 4 of 5 Gy gegeven.

5.6.7 Bijwerkingen

Bijwerkingen van de bestraling kunnen zowel tijdens de behandeling (acuut) als later (chronisch) optreden.

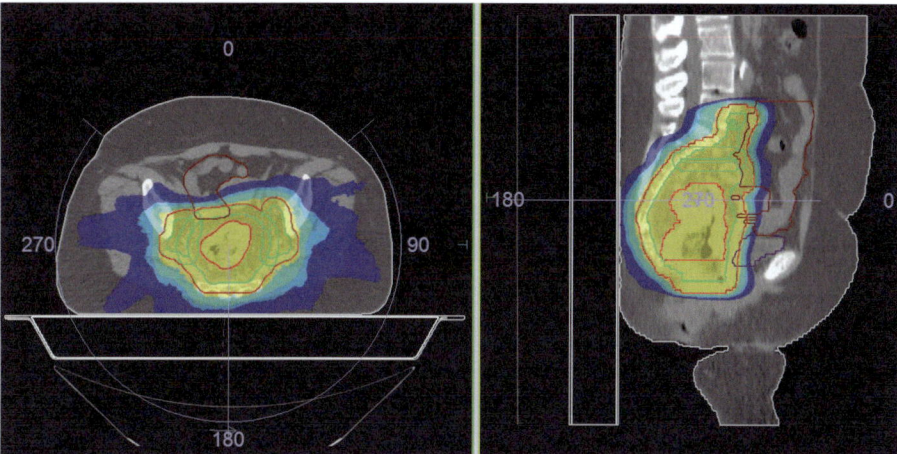

Figuur 5.6 Dosisverdeling van een rectumbestraling met VMAT

Acute bijwerkingen

Bij de kortdurende bestraling met 5 × 5 Gy en directe resectie treden weinig tot geen acute bijwerkingen op. Bij chemoradiatie of 5 × 5 Gy met interval tot operatie zijn loze aandrang, soms in combinatie met buikkrampen, en slijm- c.q. bloedbijmenging regelmatig een probleem. Deze klachten zijn vaak ook al aanwezig als gevolg van de tumor zelf, maar kunnen door radiatieproctitis (ontsteking van het rectum) verergeren. Bij chemoradiatie nemen deze klachten toe vanaf ongeveer twee weken behandeling en nemen ze vanaf twee weken na de behandeling weer af. Bij 5 × 5 Gy met interval tot chirurgie treedt het maximum aan klachten ongeveer twee weken na de behandeling op.

Naast klachten als gevolg van radiatieproctitis kan ook irritatie van de blaas optreden (radiatiecystitis). Dit geeft klachten die lijken op die van een bacteriële blaasontsteking, maar dan zonder koorts. Het verloop van deze klachten volgt ongeveer het verloop van de darmklachten.

Doordat bestralingsvolumina de laatste jaren sterk verkleind zijn, is het voorkomen van perianale huidreacties de laatste jaren sterk verminderd. Bij zeer lage tumoren, bijvoorbeeld tumoren ingroeiend in de sfincter, zullen aan het einde van de chemoradiotherapiebehandeling heftige huidreacties te verwachten zijn in de vorm van erytheem en perianale epidermolyse. Deze klachten verminderen vanaf ongeveer twee weken na de behandeling. Bij deze patiënten kunnen als een APR verricht wordt ook perineale wondgenezingsproblemen ontstaan na de operatie.

Chronische bijwerkingen

De genoemde acute klachten kunnen geleidelijk verdwijnen of overgaan in chronische klachten zoals krampen, slijm en diarree. Zeer zelden ontstaan verklevingen en daardoor obstructieverschijnselen of fistels tussen darmlissen onderling of met bijvoorbeeld de vagina of de blaas. Defecatieproblemen (met name incontinentie) komen voor bij ongeveer 60 % van de bestraalde patiënten na een TME-LAR. Na alleen TME-LAR is dit bij 40 % van de patiënten het geval. Naast deze klachten komen ook impotentie bij mannen en seksuele functiestoornissen door vaginale droogte bij vrouwen veel voor na behandeling van een rectumcarcinoom.

5.7 Tumoren van de anus

De incidentie van anuscarcinomen is laag, zij omvatten circa 1 % van alle maligne tumoren van de tractus digestivus. Per jaar worden in Nederland ongeveer driehonderd nieuwe patiënten gezien, van wie ongeveer 50 % vrouw is. Anuskanker komt voor op hogere leeftijd, het grootste deel van de patiënten is ouder dan 55 jaar [1].

5.7.1 Etiologie

De meest voorkomende tumor van de anus is het plaveiselcelcarcinoom. Hierbij is een duidelijke associatie gevonden met humaan papillomavirus (HPV)-infecties en het humaan immunodeficiëntievirus (HIV), beide seksueel overdraagbare virussen. Het risico neemt toe bij meerdere seksuele contacten met anale seks. Ook patiënten die immuunsuppressiva gebruiken, zoals na een orgaantransplantatie, hebben een vergroot risico op het krijgen van anuskanker.

Indien sprake is van een HPV-infectie, kan een voorstadium van anuscarcinoom ontstaan, anale intraepitheliale neoplasie (AIN) genoemd. Bij hooggradige AIN bestaat een vergrote kans op het krijgen van anuscarcinoom. Dit wordt meestal lokaal behandeld met wegbranden, zalf met chemotherapie (5-fluorouracil) of een antiviraal middel (imiquimod).

5.7.2 Oncologische kenmerken

Symptomen

Klachten van het anuscarcinoom zijn bloedverlies bij de ontlasting of aan het wc-papier, jeuk aan de anus of pijn (bij het zitten en bij poepen) en incontinentie voor ontlasting. Aanvankelijk worden deze klachten vaak geduid als passend bij aambeien. Bij een grote tumor kan obstipatie of juist overloopdiarree ontstaan.

Uitbreiding

Anatomisch wordt het gebied van de anus verdeeld in het anaal kanaal en de anusrand (zie ◘ fig. 5.7). Dit gebied is bekleed met plaveiselepitheel, zodat tumoren van deze regio, in tegenstelling tot tumoren in de verdere tractus digestivus, plaveiselcelcarcinomen zijn.

In ongeveer 40 % van de patiënten is er op het moment van diagnose sprake van lymfekliermetastasen. Lieskliermetastasen komen het meest frequent voor, maar ook metastasen in de iliacale lymfklieren worden gezien.

Grotere tumoren kunnen doorgroeien naar craniaal in het rectum en in omliggende organen zoals de vagina, de prostaat en de blaas. Ook intraluminaal kunnen deze tumoren flink groeien, waardoor zij soms uitwendig al zichtbaar zijn.

Diagnose en stagering

Gezien de lokalisatie van de tumor is er bij inspectie regelmatig al een sterke verdenking op een carcinoom. Dit vermoeden zal altijd met een biopt moeten worden bevestigd. Bij tumoren groter dan 2 cm wordt MRI gebruikt om de lokale en regionale tumoruitbreiding vast te stellen. Bij het plannen van radiotherapie wordt vaak gebruikgemaakt van een PET-CT, waarop metastasen op afstand zichtbaar kunnen worden. Er kan echter sprake zijn van

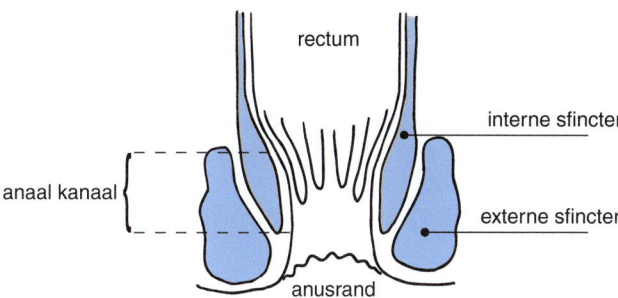

■ **Figuur 5.7**   Anatomie van de anus

foutpositieve uitslagen. Bij positieve liesklieren wordt een echo met biopten aanbevolen. Eventueel kan de HIV-status van een patiënt door middel van bloedonderzoek bepaald worden. De classificatie bij anuscarcinomen vindt plaats via het TNM-systeem.

Prognose

De prognose van het anuscarcinoom is relatief gunstig. De gemiddelde vijfjaarsoverleving van de gehele groep ligt rond de 65 %. Wanneer er uitzaaiingen geconstateerd worden, is de gemiddelde overleving één jaar. Stadium I en II hebben een vijfjaarsoverleving boven de 75 %.

5.7.3 Therapie

Met curatieve intentie

Voor kleine, goed gedifferentieerde tumoren geeft lokale excisie goede resultaten. Deze afwijkingen lenen zich echter ook zeer goed voor lokale bestraling. In het verleden werden grotere tumoren ook geopereerd, waarbij een definitieve colostoma werd aangelegd. Tegenwoordig wordt voornamelijk chemoradiatie toegepast, met eenmalig mitomycine-C en dagelijks capecitabine, met goede uitkomsten. Hiermee wordt geprobeerd de anorectale functie te behouden. Chirurgie wordt dan gebruikt bij residu na chemoradiatie of wanneer een recidief in bestraald gebied optreedt. Hierdoor is het aantal patiënten met een anuscarcinoom dat een definitieve stoma nodig heeft sterk afgenomen.

Met palliatieve intentie

Palliatieve radiotherapie kan bij gemetastaseerde ziekte lokaal worden gegeven om klachten van pijn en bloedverlies te verminderen. In geselecteerde gevallen kan gekozen worden voor een schema met langdurige chemoradiatie, omdat dit tot de beste lokale controle leidt.

5.7.4 Bepalen doelvolume

Het doelvolume bij het anuscarcinoom wordt bepaald door de ligging en de grootte van de tumor. Hierbij kan gebruikgemaakt worden van een planning-MRI en/of -PET-CT:
- Bij een kleine tumor (T1) van het anale kanaal is het klinisch doelvolume (CTV) de primaire tumor (met ruime marge naar caudaal en craniaal). Bij 'grote' T1-tumoren (groter dan 1 cm of met een invasiediepte van meer dan 1 cm) is het te overwegen de perirectale lymfeklieren electief te bestralen.
- Bij grotere tumoren of wanneer regionale lymfekliermetastasen zijn aangetoond, omvat het klinisch doelvolume de primaire tumor (met ruime marge naar caudaal en craniaal), de aangedane lymfeklieren en de electieve kliergebieden. Hierbij worden de electieve gebieden onderverdeeld in pelvien (perirectaal/mesorectaal, iliacaal, ischiorectaal) en inguïnaal (in de lies). Inguïnale klieren hoeven niet electief te worden meegenomen bij een tumor kleiner dan 4 cm in combinatie met N0/1.

De primaire tumor en aangedane lymfeklieren krijgen een boost, terwijl gelijktijdig de electieve gebieden een lagere dosis krijgen. Dit wordt gedaan met een *simultaneous integrated boost* (SIB-techniek).

Kritieke organen

Bij de behandeling worden de penis en het scrotum, de vulva, de blaas, de dunne darm en de femurkoppen als kritieke organen gekenmerkt. Bij jonge vrouwen behoren ook de ovaria tot de kritieke organen.

5.7.5 Bestralingstechnieken

Bij bestralingen van het anuscarcinoom worden vaak meerdere gebieden met meerdere dosisniveaus (geïntegreerde boost) bestraald. Dit gebeurt in combinatie met soms uitgebreide doelgebieden, inclusief de liezen. Meestal wordt daarom voor IMRT of VMAT gekozen. Hiermee kunnen organen ventraal van de anus beter gespaard worden dan met de voorheen gebruikte boxtechnieken. De boost kan eventueel ook sequentieel worden gegeven na de bestraling van het electieve gebied. Om de dunne darm zo veel mogelijk te kunnen sparen, dient de patiënt met een gevulde blaas bestraald te worden.

Lokalisatie

Het bepalen van het doelvolume vindt plaats met behulp van een planning-CT-scan, een (planning-)MRI-scan en/of een FDG-PET-CT-scan.

Houding

Patiënten worden over het algemeen bestraald in rugligging. Indien de liezen doelgebied zijn, kan gekozen worden voor een houding met de benen in 'kikkerstand'. De voeten worden hierbij opgetrokken en de knieën vallen naar buiten. Deze houding is echter lastiger te reproduceren op het bestralingstoestel dan de houding met gestrekte benen. Soms kan bolus of weefselequivalent materiaal tegen de tumor in de bilspleet noodzakelijk zijn voor een goede huiddosis.

5.7 · Tumoren van de anus

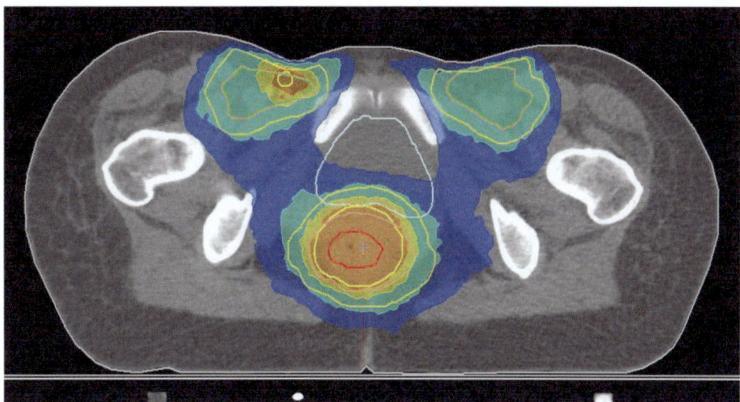

■ **Figuur 5.8** Axiale dosisverdeling van een VMAT-planning bij anuscarcinoom met liesklieren

Planning

Bestraling van het anuscarcinoom gebeurt tegenwoordig met een IMRT- of VMAT-techniek. In geval van VMAT zal, bij een beperkt doelvolume, volstaan kunnen worden met één of twee bogen (arcs). Indien ook de lymfeklieren in de liezen worden meegenomen, is meestal een techniek met drie bogen nodig aangezien de velden anders erg groot worden en de leafs niet meer optimaal kunnen bewegen. Voorheen werd wel een boost gegeven met een perianaal (elektronen)veld, maar dit biedt met de huidige technieken geen meerwaarde. Zie ■ fig. 5.8 voor een voorbeeld van dosisverdeling van een VMAT-planning anus met liesklieren.

5.7.6 Dosis

Radiotherapie van het anuscarcinoom wordt meestal gecombineerd met chemotherapie, alleen bij de kleine tumoren kan deze achterwege worden gelaten. Via uitwendige bestraling wordt een dosis gegeven in fracties van 1,8 Gy per dag. Als er electief lymfeklieren worden bestraald, krijgen die een dosis van 45 Gy in 30 fracties. Bij grotere tumoren of positieve lymfeklieren wordt 59,4 Gy in 33 fracties gegeven op de tumor en aangedane lymfeklieren, met soms nog een sequentiële boost tot 64,8 Gy. Electief wordt dan 49,5 Gy in 33 fracties gegeven. In het verleden werd een pauze ingelast halverwege de bestralingsperiode vanwege de huidtoxiciteit, maar dit is met de huidige, verbeterde technieken niet meer nodig.

5.7.7 Bijwerkingen

De voornaamste bijwerking is een ernstige huidreactie perianaal maar ook in de liezen, waarbij vaak natte epidermolyse ontstaat. Dit gebied is lastig te verzorgen en zowel mictie als defecatie kan zeer pijnlijk zijn, zeker als patiënten last hebben van diarree of incontinentie voor ontlasting. Zitten kan hierdoor ook pijnlijk zijn. Andere bijwerkingen zijn vermoeidheid en klachten van cystitis zoals pijn bij het plassen en frequent kleine beetjes plassen. De huid herstelt vrij snel na de behandeling, maar er kunnen wel verandering in pigmentatie en fibrose rond de anus optreden.

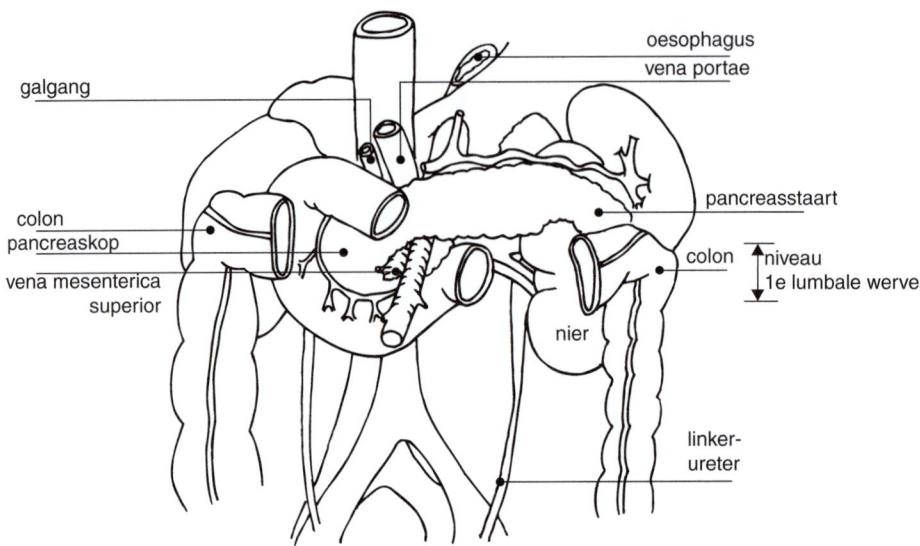

Figuur 5.9 Anatomie van de pancreas

Op de lange termijn kunnen problemen met de ontlasting ontstaan of blijven bestaan, waarbij vooral verminderde continentie of zelfs incontinentie een vervelend probleem is. Dit kan een reden zijn om alsnog een colostoma aan te leggen. Bij vrouwen kunnen vaginale droogheid, vaginale fibrosevorming en een vervroegde menopauze optreden. Bij mannen kan impotentie optreden.

5.8 Tumoren van de pancreas

Tumoren van de pancreas komen frequent voor. Ongeveer 2.500 patiënten krijgen per jaar de diagnose pancreascarcinoom. De incidentie is voor mannen en vrouwen gelijk. De tumor ontstaat vooral na het zestigste levensjaar, waarbij de helft van de patiënten ouder is dan 70 jaar. De meeste tumoren zijn gelokaliseerd in de kop van de pancreas (zie ◘ fig. 5.9). Histologisch is er meestal sprake van een adenocarcinoom.

5.8.1 Etiologie

Roken is de belangrijkste risicofactor voor alvleesklierkanker. Rokers hebben ongeveer tweemaal zo veel kans op het krijgen van een pancreascarcinoom als niet-rokers. Mensen met diabetes of chronische pancreatitis hebben ook een vergroot risico op alvleesklierkanker.

5.8.2 Oncologische kenmerken

Symptomen

Een pancreascarcinoom geeft meestal pas laat klachten, vandaar dat bij het stellen van de diagnose de tumor vaak al uitgebreid is. Het bekendste symptoom van de tumor is een stille of pijnloze icterus (geelzucht), die ontstaat door obstructie van de galwegen ten gevolge van tumorgroei. Andere symptomen zijn gebrek aan eetlust, gewichtsverlies en pijnklachten in de rug.

Uitbreiding

Tumoren van de pancreas worden over het algemeen laat gevonden en zijn daarom meestal vrij uitgebreid. Lokale uitbreiding vindt vaak plaats langs de grote bloedvaten van de bovenbuik. De positie van de tumor ten opzichte van deze bloedvaten wordt gebruikt om te bepalen of een patiënt te opereren is. Naast lokale groei kunnen er pathologische lymfeklieren aanwezig zijn in de buurt van de pancreas. Bij ongeveer 50 % van de diagnoses is al sprake van uitzaaiingen, meestal in lever of long of peritoneaal.

Diagnose en stagering

Bij vermoeden van een pancreascarcinoom wordt een CT-scan gemaakt van de buik met contrast in een vroegportale en portoveneuze fase. Hierop kan meestal het onderscheid gemaakt worden tussen goed- en kwaadaardige afwijkingen en kan de positie van de tumor ten opzichte van de vaten bekeken worden. Indien naar aanleiding van een CT-scan twijfel bestaat over de vraag of sprake is van een kwaad- of een goedaardige afwijking, kan een endo-echografie worden verricht waarbij via een punctie weefsel kan worden verkregen. Bij patiënten met een vermoeden van een resectabel pancreascarcinoom die voldoende fit zijn, wordt vaak direct overgegaan tot een poging tot resectie, waarbij begonnen wordt met een stageringslaparoscopie om de eventuele aanwezigheid van peritoneale metastasen te bepalen. De definitieve histologische diagnose bij deze patiënten wordt dus pas tijdens de operatie gesteld.

Indien de tumor obstructie geeft van de galwegen met een icterus tot gevolg, dan zal vaak een endoscopische retrograde cholangio-pancreatografie (ERCP) vervaardigd worden, gecombineerd met het inbrengen van een stent in de galwegen om de icterus te bestrijden.

Voor het stageren van het pancreascarcinoom wordt het TNM-systeem gebruikt. De behandeling wordt echter vooral bepaald door de positie van de tumor ten opzichte van de vaten, niet zozeer door het TNM-stadium.

Prognose

De prognose van het pancreascarcinoom is erg slecht en zonder therapie is de mediane overleving na diagnose slechts vier maanden. Indien wel een in opzet curatieve resectie verricht kan worden, blijft de prognose slecht met een vijfjaarsoverleving van ongeveer 20 %.

5.8.3 Therapie

De enige curatieve behandeloptie bij het pancreascarcinoom is een zogenoemde 'Whipple'-operatie, waarbij naast de pancreas een deel van het duodenum, de milt en de galblaas worden verwijderd. Ongeveer 20 % van de patiënten komt voor deze operatie in aanmerking. Na de operatie wordt standaard adjuvante chemotherapie gegeven.

Voor het resectabel pancreascarcinoom wordt in studieverband gekeken naar de rol van neoadjuvante chemoradiotherapie om de kans op een radicale resectie te vergroten en de kans op terugkeer na resectie te verkleinen. De PREOPANC-1-studie liet een licht voordeel zien voor de toepassing van neoadjuvante chemoradiatie met gemcitabine met adjuvant gemcitabine ten opzichte van adjuvant gemcitabine alleen. In de PREOPANC-2-studie wordt dit schema momenteel vergeleken met neoadjuvant FOLFIRINOX. Toepassing van neoadjuvante radiotherapie vindt dus nog voornamelijk plaats in studieverband.

Voor het lokaal gevorderd pancreascarcinoom zonder metastasen is de standaardbehandeling het geven van chemotherapie, meestal in de vorm van FOLFIRINOX. Bij goede respons op de chemotherapie kan resectie worden overwogen. Alternatieve lokale therapieën, zoals radiotherapie na FOLFIRINOX, worden bij voorkeur gegeven in studieverband.

Palliatieve behandeling bij metastasen vindt ook meestal plaats in de vorm van FOLFIRINOX-chemotherapie.

5.8.4 Bepalen doelvolume

Voor neoadjuvante therapie volgens het PREOPANC-protocol bestaat het GTV uit de tumor met de regionale pathologische lymfeklieren. Het CTV omvat het GTV met een marge van 5 mm. Daarbovenop komt een ITV van 7 mm marge circumferentieel en 10 mm craniocaudaal. Het PTV wordt gemaakt op basis van het ITV met 10 mm marge.

Als stereotactische radiotherapie wordt toegepast, is het doelvolume over het algemeen de tumor met een marge naar PTV. Deze PTV-marge is afhankelijk van de gebruikte bestralingstechniek.

Kritieke organen

Kritieke organen bij het bestralen van de pancreas zijn het duodenum, de maag, de nieren, de dunne darm, het myelum en de lever.

5.8.5 Bestralingstechnieken

Bij neoadjuvante radiotherapie en bij stereotactische radiotherapie wordt meestal gebruikgemaakt van een IMRT- of VMAT-techniek. Stereotactische radiotherapie vindt in Nederland weinig plaats op conventionele bestralingstoestellen, en vaker met MRI-geleide radiotherapie of via een Cyberknife.

Lokalisatie

De lokalisatie vindt plaats met behulp van een planning-CT-scan en vaak ook een planning-MRI-scan. Eventueel wordt gebruikgemaakt van een 4D-CT om de beweging van het doelvolume te bepalen. Hierbij worden met behulp van de diagnostische gegevens het doelvolume en de kritieke organen ingetekend. De bestraling vindt plaats in rugligging met de armen omhoog in een armsteun.

Planning

Bij voorkeur wordt de behandeling uitgevoerd via IMRT- of VMAT-techniek, waarmee de dosis in de kritieke organen zo veel mogelijk beperkt kan worden.

5.8.6 Dosis

Bij neoadjuvante radiotherapie wordt een dosis gegeven van 36 Gy in 15 fracties van 2,4 Gy. Deze behandeling vindt plaats in combinatie met gemcitabinechemotherapie. Stereotactische radiotherapie wordt vaak gegeven in 5 fracties van 8 Gy.

5.8.7 Bijwerkingen

De belangrijkste bijwerkingen bij bestraling van de pancreas zijn misselijkheid en gebrek aan eetlust. Goede dieetadviezen en eventueel een anti-emeticum helpen deze symptomen te controleren.

5.9 Tumoren van de lever

In tegenstelling tot in niet westerse landen komen primaire levertumoren in westerse landen weinig voor. Per jaar worden in Nederland ongeveer achthonderd patiënten met een primaire levertumor gediagnosticeerd. Bij bijna zeshonderd patiënten gaat het hierbij om leverkanker ontstaan uit de levercellen zelf en bij ongeveer tweehonderd patiënten om tumoren ontstaan uit de intrahepatische galwegen. De primaire levertumoren komen meer voor bij mannen dan bij vrouwen. De meeste tumoren van de lever betreffen metastasen van bijvoorbeeld maag/darm-, bronchus- of mammatumoren.

5.9.1 Etiologie

De belangrijkste factor bij het ontstaan van een primair levercarcinoom is de aanwezigheid van levercirrose. Die kan ontstaan ten gevolge van een hepatitis (veelal in niet-westerse landen) of een ernstige alcoholabusus (vaker in westerse landen). Ook de aanwezigheid van grote hoeveelheden aflatoxine B1 in het voedsel (een carcinogeen dat kan voorkomen in pinda's, vooral in China en Afrika) geeft een duidelijk vergroot risico op levercelcarcinoom.

5.9.2 Oncologische kenmerken

Symptomen
De symptomen zijn meestal aspecifiek: algemene malaise, gebrek aan eetlust en een vol gevoel met vage pijn in de rechter bovenbuik. Soms kan ook een icterus ontstaan.

Uitbreiding
Histologisch blijkt een primaire levertumor te kunnen uitgaan van de levercellen (hepatocellulair carcinoom) of van cellen van de galwegen (intrahepatisch cholangiocarcinoom); in beide gevallen betreft het een adenocarcinoom.

Diagnose en stagering
Meestal zal een meerfasen-CT met intraveneus contrast of een dynamische MRI met intraveneus contrast van het abdomen gemaakt worden om een eventuele afwijking in de lever vast te stellen. Op basis van deze beeldvorming is de diagnose van een hepatocellulair carcinoom vaak al mogelijk zonder histologische bevestiging. Bioptem worden in dit geval meestal niet verkregen en er wordt overgegaan tot behandeling zonder histologische bevestiging. Bij twijfel wordt eventueel wel een cytologische of histologische punctie onder echogeleide verricht. Voor het stageren van levertumoren kan het TNM-systeem gebruikt worden.

Prognose
De prognose is over het algemeen slecht met een gemiddelde vijfjaarsoverleving van rond de 15 %. Na chirurgische behandeling (resectie of transplantatie) is deze wel aanmerkelijk beter, rond de 50 %.

5.9.3 Therapie

Therapie bij primaire tumoren van de lever
De behandeling is chirurgisch middels een partiële leverresectie of eventueel een levertransplantatie. Helaas komt slechts een gering aantal patiënten hiervoor in aanmerking. Alternatieve behandelingen zijn transarteriële chemo-embolisatie (TACE), radiofrequente ablatie (RFA), 'microwave'-ablatie (MWA), radio-embolisatie en stereotactische radiotherapie. De precieze rol van de niet-chirurgische behandelingen ten opzichte van elkaar is onduidelijk, en deze vinden dan ook bij voorkeur plaats in studieverband. Bij gemetastaseerde ziekte zal vaak worden gekozen voor sorafenib, een proteïnekinase-inhibitor.

Therapie bij levermetastasen
De behandeling van levermetastasen is afhankelijk van de uitgebreidheid van ziekte en de aard van primaire tumor. In situaties waarin de ziekte beperkt is tot de lever, kan gekozen worden voor een lokale behandeling van levermetastasen. Hiervoor bestaan vele opties. Chirurgie is, vanwege de beste lokale controle, te verkiezen boven andere lokale behandelopties. Niet-chirurgische opties zijn onder andere radiofrequentie ablatie, microwave-ablatie en stereotactische radiotherapie.

Stereotactische radiotherapie

Stereotactische radiotherapie is mogelijk. Hierbij is het belangrijk een geschikte strategie te kiezen die anticipeert op de beweging van dit doelgebied die gerelateerd is aan de ademhaling. Doel hierbij is het bestralingsgebied zo beperkt mogelijk te houden. Dit kan door gebruik te maken van 4D-beeldvormende technieken met CT of MRI [9]. De resultaten van stereotactische radiotherapie zijn helaas nog niet direct in een studie vergeleken met de andere niet-chirurgische behandelopties. Een landelijke registratiestudie na stereotactische radiotherapie liet een 1-jaarcontrole van de bestraalde metastase zien van 85–90 %, afhankelijk van het gekozen schema voor stereotactische radiotherapie. De meest gebruikte schema's in Nederland zijn 60 Gy in 3 fracties van 20 Gy, 5 fracties van 12 Gy of 8 fracties van 7,5 Gy. Het schema wordt gekozen op basis van de nabijheid van risico-organen zoals de dunne darm, het duodenum en de maag, en de hoeveelheid gezond leverweefsel die overblijft na radiotherapie van de metastase.

5.10 Tumoren van de galblaas en de galwegen

Het galblaascarcinoom en het galwegcarcinoom zijn relatief zeldzame tumoren, waarbij in Nederland per jaar in totaal ongeveer vijfhonderd nieuwe patiënten worden gezien. In ongeveer 150 van deze gevallen gaat het om galblaascarcinomen.

5.10.1 Etiologie

Bijna alle patiënten met een galblaascarcinoom hebben galstenen. Van alle patiënten met galstenen krijgt echter maar 0,2 % ooit een galblaascarcinoom. Galwegcarcinomen zijn niet geassocieerd met galstenen. In beide gevallen betreft het een adenocarcinoom.

5.10.2 Oncologische kenmerken

Symptomen
Beide tumoren worden doordat ze weinig klachten geven vaak pas laat ontdekt. Een galblaascarcinoom wordt dikwijls bij toeval gevonden wanneer de galblaas wordt verwijderd vanwege stenen. Bij een galwegcarcinoom kan door de obstructie geelzucht optreden als eerste symptoom. Daarnaast zijn er vage klachten als gewichtsverlies, algemene malaise, gebrek aan eetlust en misselijkheid.

Uitbreiding
Beide tumoren metastaseren snel, zowel lymfogeen als hematogeen. Ook uitbreiding in de lever door lokale doorgroei komt regelmatig voor.

Diagnose en stagering
Het diagnostisch traject van deze tumoren is min of meer gelijk aan dat van het pancreascarcinoom.

Prognose

In het algemeen is de prognose voor tumoren van galblaas en galwegen slecht. Alleen bij een klein carcinoom dat bij toeval wordt gevonden en dat chirurgisch kan worden behandeld, is de prognose iets beter.

5.10.3 Therapie

Ook hier is de behandeling primair chirurgisch, maar in veel gevallen is chirurgische behandeling niet meer mogelijk. Behandeling met chemotherapie is dan de enige optie.

Literatuur

1. IKNL (z.d.). Cijfers over kanker. ▶ https://www.iknl.nl, geraadpleegd op 19 januari 2020.
2. Van Putten M, Vos de-Geelen J, Nieuwenhuijzen G, Siersma P, Lemmens V, et al. Long-term survival improvement in oesophageal cancer in the Netherlands. Euro J Cancer. 2018;94:138–47. ▶ https://doi.org/10.1016/j.ejca.2018.02.025.
3. Mathews E, Gwynne N. Systematic review of Image Guided Radiotherapy (IGRT) in oesophageal cancer. Radiother Oncol. 2018;27(Suppl. 1):S783–4. ▶ https://www.thegreenjournal.com/article/S0167-8140(18)31750-X/pdf.
4. Cunningham D, Allum WH, Stenning SP, Thompson JN, Van de Velde CJ, Nicolson M, et al. MAGIC trial participants. Perioperative chemotherapy versus surgery alone for resectable gastroesophageal cancer. N Engl J Med. 2006;355(1):11–20. PubMed PMID: 16822992.
5. Pagés Llinás M, Darnell Martín A, Ayuso Colella JR. CT colonography: what radiologists need to know. Radiología (English Edition). 2011;53(4):315–25. ▶ https://doi.org/10.1016/j.rxeng.2011.01.003.
6. Erlandsson J, Holm T, Pettersson D, Berglund Å, Cedermark B, Radu C, et al. Optimalfractionation of preoperative radiotherapy and timing to surgery for rectal cancer (Stockholm III): a multicentre, randomised, non-blinded, phase 3, non-inferiority trial. Lancet Oncol. 2017;18(3):336–46. ▶ https://doi.org/10.1016/S1470-2045(17)30086-4.
7. Martens MH, Maas M, Heijnen LA, Lambregts DM, Leijtens JW, Stassen LP, et al. Long-term outcome of an organ preservation program after neoadjuvant treatment for rectal cancer. J Natl Cancer Inst. 2016;108(12). pii: djw171. ▶ https://doi.org/10.1093/jnci/djw171.
8. Jong R, Visser J, Crama KF, Wieringen N, Wiersma J, Geijsen ED, Bel A. Dosimetric benefit of an adaptive treatment by means of plan selection for rectal cancer patients in both short and long course radiation therapy. Radiat Oncol. 2020;15(1):13. ▶ https://doi.org/10.1186/s13014-020-1461-3.
9. Lindt T. Managing motion in MRI-guided liver radiation therapy references (thesis University of Amsterdam). 2019. ▶ https://pure.uva.nl/ws/files/38671539/Thesis_complete_.pdf.

Longtumoren

J.J.C. Verhoeff

6.1 Inleiding – 124

6.2 Diagnostiek – 125
6.2.1 Anatomie van de longen – 125
6.2.2 TNM-systeem – 126
6.2.3 Histologie en pathologie – 126

6.3 Behandeling – 128
6.3.1 Behandelkeuzes bij longkanker – 129
6.3.2 Voorbereiding – 131
6.3.3 Dagelijkse behandeling – 133
6.3.4 Dosis op risico-organen en PTV – 134

6.4 Follow-up: toxiciteit en bijwerkingen – 134

Literatuur – 136

© Bohn Stafleu van Loghum is een imprint van Springer Media B.V., onderdeel van Springer Nature 2020
L. van Zadelhoff, P. Thysebaert, R. B. Keus, en A. A. Froma, *Radiotherapie bij de oncologische patiënt*,
https://doi.org/10.1007/16013_2020_17

6.1 Inleiding

Tumoren van de longen, de luchtwegen en de pleura vormen samen de groep tumoren van de tractus respiratorius, vanaf hier samenvattend longtumoren genoemd. Longtumoren vormen in aantal de grootste groep van alle kankersoorten, omdat ze sekseaspecifiek voorkomen. Helaas wordt de helft van de longtumoren pas ontdekt als er reeds uitzaaiingen op afstand zijn, zogeheten stadium IV-ziekte. Dit maakt deze tumorsoort een echte sluipmoordenaar.

Radiotherapie speelt een grote rol bij longkanker. Bestraling kan curatief worden ingezet als stereotactische radiotherapie (SABR) in de stadia I en II, gecombineerd met chemotherapie in stadium III of palliatief ter verlichting van de klachten in stadium IV.

Alle behandelbeslissingen worden geverifieerd in het multidisciplinair overleg (MDO, Nederland) of multidisciplinair oncologisch consult (MOC, België), waarbij onder anderen longartsen, thoraxchirurgen, radiotherapeut-oncologen, radiologen, nucleair geneeskundigen, pathologen en verpleegkundig specialisten aanwezig zijn.

Op een gemiddelde afdeling Radiotherapie zijn de meeste patiënten met longkanker voor curatieve SABR verwezen. Met het laagdrempeliger verrichten van een CT-scan van de longen (bij klachten of ter screening) worden meer stadium I-II-afwijkingen gevonden. De behandeling hiervoor is invasieve thoraxchirurgie of SABR, waarbij de laatste minder morbiditeit en mortaliteit kent, voor patiënten logistiek weinig belastend is en een goede kans op curatie biedt.

Voor stadium III-patiënten zijn de cijfers minder rooskleurig. Door betere selectie met PET-CT van het lichaam en MRI van de hersenen voorafgaand aan de behandeling, en door toevoeging van immuuntherapie, lijkt de overleving wat verbeterd, maar deze is nog steeds bedroevend laag. De mediane overleving ligt rond de 1,5 jaar en de overleving na 3 jaar is rond de 30 %. Voor Nederland en België zijn de meest recente cijfers te vinden op de websites ▶CijfersOverKanker.nl en ▶KankerRegister.org.

De helft van de longkankerpatiënten heeft bij de diagnose al stadium IV-ziekte, vaak vanwege uitzaaiingen naar de bijnieren of de hersenen. Voor deze groep is de overleving ronduit slecht te noemen, slechts 1–3 % na vijf jaar. Deze is voor een subgroep verbeterd tot 13 % sinds de introductie van immuuntherapie [1]. Voor geselecteerde patiënten met een specifieke genmutatie (ALK, 5 % van de populatie) zijn gerichte therapieën beschikbaar. Hierdoor is bij deze populatie een veel betere vijfjaarsoverleving van ruim één op de drie patiënten haalbaar [2].

Bij ingroei van een longtoptumor in het mediastinum wordt gesproken van een Pancoast-tumor, naar de radioloog Henry Pancoast, die dit syndroom met de typische zenuwuitval in het aangezicht heeft beschreven in 1932.

Primaire tumoren van de trachea zijn in tegenstelling tot de overige tumoren van de luchtwegen zeer zeldzaam. Bij tumoren uitgaande van de pleura (mesothelioom) speelt radiotherapie een uiterst bescheiden rol. Deze processen beslaan vaak grote delen van de pleuraholte(n) en laten zich daardoor technisch uiterst moeilijk of niet bestralen vanwege de te grote schade aan omliggend gezond longweefsel. Voor pijnbestrijding kan wel bestraling worden toegepast. De vaker in het mediastinum voorkomende slokdarmtumoren worden elders in dit boek besproken, terwijl de schildkliertumoren verder niet aan bod komen vanwege de beperkte rol die de radiotherapie hierbij speelt.

Daarnaast kan zich in het mediastinum een veelvoud van meestal zeldzame primaire goed en kwaadaardige aandoeningen bevinden, zoals:
- thymomen (tumoren van het thymusepitheel met sterk wisselend weefselbeeld dat soms maligne wordt, namelijk bij infiltratieve groei in de omringende organen);
- morbus Hodgkin;
- non-Hodgkinlymfomen;
- kiemceltumoren.

Afhankelijk van de histologie en uitbreiding kan ook hierbij primaire radiotherapie worden overwogen. Vaak wordt radiotherapie toegepast als aanvulling op chemotherapie (bijvoorbeeld voor kiemceltumoren en lymfomen) en op chirurgie (bij thymomen). In geval van de ziekte van Hodgkin is radiotherapie afhankelijk van het stadium vaak in opzet curatief. Deze zeldzame aandoeningen komen in een ander hoofdstuk van dit boek aan de orde. Hier wordt gefocust op de tumoren in de longen zelf.

6.2 Diagnostiek

6.2.1 Anatomie van de longen

De meeste longtumoren zijn op een CT-scan en bij bronchoscopie zichtbaar in een van de hoofd- of kwabbronchi. Zij groeien door in het omliggende longweefsel en kunnen zich daarbij uitbreiden in het mediastinum en de hierin gelegen organen, pleurae of thoraxwand.

Het eerst aangedane lymfeklierstation is in het algemeen in de longhilus gelegen en vervolgens is een station in het mediastinum aangedaan (zie ◻fig. 6.1). Ten slotte kunnen ook de supraclaviculair gelegen klieren een uitzaaiing bevatten. De Japanner Naruke heeft in 1967

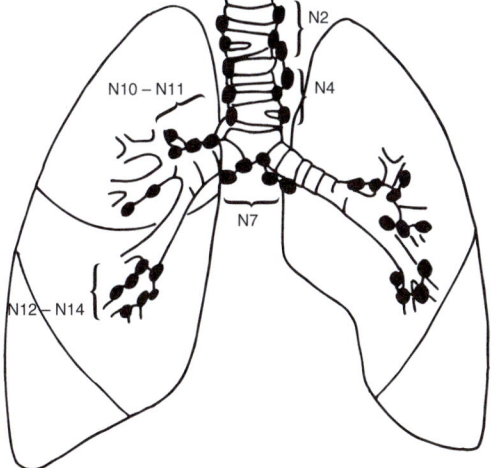

N2: hoog-paratracheale klieren
N4: laag-paratracheale klieren
N7: subcarinale klieren
N10: hilaire klieren
N11: interlobaire klieren
N12: lobaire klieren
N13: segmentale klieren
N14: subsegmentale klieren

◻ **Figuur 6.1** Schematische weergave van de belangrijkste longanatomie, met daarin de aanduiding van de belangrijkste lymfeklierstations volgens Naruke

	N0	N1	N2	N3
T1	IA	IIB	IIIA	IIIB
T2a	IB	IIB	IIIA	IIIB
T2b	IIA	IIB	IIIA	IIIB
T3	IIB	IIIA	IIIB	IIIC
T4	IIIA	IIIA	IIIB	IIIC
M1a	IVA	IVA	IVA	IVA
M1b	IVA	IVA	IVA	IVA
M1c	IVB	IVB	IVB	IVB

Figuur 6.2 Vertaling van TNM-categorie naar stadium (versie 8): groen I, geel II, blauw III en paars IV [4]

een internationaal geaccepteerde kaart gepubliceerd, zodat de klieren overal dezelfde stationscode krijgen [3]. Lymfeklierstation Naruke 7 (N7) is bijvoorbeeld een klier die subcarinaal ligt onder de splitsing van de trachea in de twee hoofdbronchi (zie fig. 6.1).

6.2.2 TNM-systeem

Het bijhouden van de TNM-indeling van longtumoren ligt in handen van de in 1974 opgerichte International Association for the Study of Lung Cancer (IASLC). Eens in de zoveel jaar brengt men een nieuwe update uit, waarbij het doel is om de verschillen in overleving van de patiënten zo goed mogelijk te sorteren in de subklassen. Het kan hierdoor gebeuren dat een patiënt in een nieuwere versie in een ander, beter bij de overleving passend stadium terechtkomt. Versie 9 zal waarschijnlijk rond 2023 uitkomen.

Voor longtumoren geldt de indeling volgens het TNM-systeem versie 8 (2017), zie tab. 6.1.

Omdat er wel veertig verschillende TNM-combinaties te maken zijn voor longkankerpatiënten in TNM 8, is er ook een versimpelde vertaling naar stadium I t/m IV gemaakt (fig. 6.2). Hierdoor is eenvoudige communicatie mogelijk met de patiënt en op de werkvloer. Bij deze indeling in vier stadia is voldoende informatie behouden om de prognose en het doel van de behandeling over te brengen.

6.2.3 Histologie en pathologie

Om de uitbreiding van de tumor vast te stellen, is een CT-scan een goede eerste informatiebron. Met een PET-scan is eventuele uitzaaiing naar klieren in het mediastinum en elders in het lichaam (behalve in de hersenen) te bepalen. De MRI is vooral waardevol om ingroei in de thoraxwand en de structuren in het mediastinum te onderzoeken. Soms wordt nog een mediastinoscopie onder narcose gedaan (een kijkoperatie achter het borstbeen) om histologisch bewijs te krijgen van eventuele uitbreiding in mediastinale klieren. Een MRI van de hersenen geeft goede informatie over eventuele uitzaaiingen naar het hoofd.

De minst invasieve manier van weefsel verkrijgen is die via een endobronchiaal ultrasound onderzoek (EBUS) (via de luchtweg) of een endoscopisch ultrasound onderzoek (EUS) (via de slokdarm). Hierbij worden meerdere lymfeklierstations gesampled. Dit is de

6.2 · Diagnostiek

◻ Tabel 6.1 TNM-categorie (versie 8) voor longtumoren

categorie	omschrijving	details
Tx	alleen positieve cytologie	
T1	tumor ≤ 3 centimeter	
a	tumor kleiner dan 1 cm	
b	tumor van 1 tot 2 cm	
c	tumor van 2 tot 3 cm	
T2	tumor groter dan 3 centimeter maar kleiner dan 5 centimeter	of een tumor van elke grootte die ingroeit in viscerale pleura of hoofdbronchus of een gedeeltelijke atelectase of obstructiepneumonie veroorzaakt
a	tumor van 3 tot 4 cm	
b	tumor van 4 tot 5 cm	
T3	tumor groter dan 5 centimeter maar kleiner dan 7 centimeter	of een tumor van elke grootte die ingroeit in thoraxwand, pericard of nervus phrenicus of een satelliet heeft in dezelfde longkwab
T4	tumor groter dan 7 centimeter	of een tumor die ingroeit in mediastinum, diafragma, hart, grote vaten, nervus recurrens, carina, trachea, oesofagus of ruggenwervel of een satelliet in een andere ipsilaterale longkwab
N1	lymfeklier ipsilateraal of ipsilateraal hilair	
N2	ipsilaterale mediastinale en ipsilaterale subcarinale lymfeklieren	
N3	contralaterale mediastinale of hilusklieren of contralaterale of supraclaviculaire klieren	
M1	alle metastasen op afstand	
a	maligne pleurale of pericardiale effusie, pericardiale satelliet of tumor in een contralaterale kwab	
b	enkelvoudige metastase buiten de thorax	
c	meerdere metastasen buiten de thorax in een of meerdere organen	

basis van de diagnostiek. Wanneer bij een patiënt de verdenking op het bestaan van een primaire longtumor rijst, dient een onderscheid gemaakt te worden tussen:
- niet-kleincellige longtumoren (NSCLC): circa 80 % van de patiënten, weer onder te verdelen in:
  - adenocarcinoom (ca. 40 %), uitgaande van het longweefsel zelf;

- plaveiselcelcarcinoom (ca. 30 %), uitgaande van de bekleding van de luchtwegen;
- grootcellig carcinoom (ca. 10 %), niet als plaveiselcel of adeno herkend;
– kleincellige longtumoren (SCLC): circa 20 % van de patiënten.

Dit onderscheid is nodig om de best passende behandeling te kunnen geven. In alle gevallen dient vervolgens ook de uitbreiding van het proces te worden vastgesteld teneinde de bij het betreffende stadium behorende therapiekeuze en prognose te verhelderen. De indeling tussen NSCLC en SCLC lijkt zwart-wit, maar in de praktijk ziet de patholoog een continu spectrum aan tumoren en neemt deze een gewogen beslissing op basis van de histologie en specifieke moleculaire markers, die vervolgens grote consequenties heeft voor de verdere behandeling van de patiënt. De grootcellige niet-kleincellige carcinomen vertonen geen specifieke kenmerken van adenocarcinoom of plaveiselcelcarcinoom, maar kunnen een neuro-endocriene differentiatie hebben.

Voor een adequaat behandelplan moet ook de moleculaire diagnose – meestal door middel van bronchoscopisch verkregen onderzoeksmateriaal – zijn vastgesteld en dient de uitbreiding van het proces zo goed mogelijk in kaart te zijn gebracht. Voor subtypering zijn verschillende moleculaire bepalingen te verrichten om de prognose en behandeling specifieker te kunnen maken (zoals bij het adenocarcinoom bepaling van EGFR, KRAS en ALK).

6.3 Behandeling

Casus I

Tineke keek uit naar haar pensionering volgend jaar, al die jaren voor de klas begonnen te tellen. Ze had sinds een paar weken wat vage kriebel en hoestklachten, waarbij een antibioticakuur van de huisarts niet hielp. Hierop werd ze door de huisarts doorverwezen voor een röntgenfoto van de longen. Er was een vage vlek te zien in de top van de linkerlong. Al snel had Tineke een afspraak bij de longarts. Na een PET-CT-scan, een bronchoscopie met echografisch biopt en een bespreking op het MDO/MOC long-oncologie, startte ze met haar behandeling voor een niet-kleincellig longcarcinoom cT2bN2aM0 stadium III: gecombineerde chemotherapie en radiotherapie, gevolgd door immuuntherapie. Ze was vanuit het niets in een rollercoaster van behandelingen beland, terwijl ze nooit ziek was of gerookt had. Gelukkig had ze steun aan de vriendelijke en rustige professionals bij de dagelijkse radiotherapie.

Casus II

Hamid schrok toen hij werd doorverwezen naar de longarts. Er was een klein 'bolletje' gezien op de follow-up-CT-scan die hij kreeg van de cardioloog. Na een PET-scan en een radiologische punctie werd de diagnose longkanker cT1bN0M0 stadium I gesteld. Voordat hij het wist, was ook de derde stereotactische bestraling alweer achter de rug. Veel meer dan wat meer vermoeidheid had hij er niet van gemerkt nu hij op de curatieve behandeling terugkeek.

6.3.1 Behandelkeuzes bij longkanker

Naast routinelaboratoriumonderzoek en gericht onderzoek bij afwijkingen, spelen ter bepaling van de prognose en het beleid het gegeven of de patiënt veel gewicht heeft verloren (5 % of meer tijdens de afgelopen drie maanden) en de algemene conditie ('Karnofsky Performance Score' – KPS) een belangrijke rol. Deze laatste twee gegevens hebben een belangrijke prognostische waarde. Het advies om te stoppen met roken dient aan alle patiënten gegeven te worden, al zorgt de stress rondom de behandelingen voor een lage kans van slagen.

Curatieve behandeling niet-kleincellig longcarcinoom

Slechts 20 % van alle nieuw gediagnosticeerde niet-kleincellige longtumoren verkeert in de gunstigere stadia I of II. Chirurgie is hiervoor bij de fittere patiënt nog de behandeling van eerste keuze. De vijfjaarsoverleving is meer dan 60 %. Als een patiënt om medische redenen niet kan worden geopereerd of een chirurgische ingreep weigert, wordt een in opzet curatieve stereotactische bestraling (SABR) gegeven. Hiermee valt een met chirurgie vergelijkbaar resultaat te behalen.

De stereotactische bestraling van stadium I-II-longkanker heeft in het tweede decennium van deze eeuw een grote vlucht doorgemaakt. Deze behandeling was voor de eeuwwisseling niet mogelijk, maar kan nu op elk bestralingstoestel nauwkeurig genoeg gegeven worden. De afkorting SABR betekent 'Stereotactic Ablative Radiotherapy', een ander veel gebruikt acroniem voor dezelfde techniek is SBRT ('Stereotactic Body Radiotherapy'). Voor een goede lokale controle dient de biologisch equivalente dosis boven de 100 Gy BED ('Biologically Effective Dose') uit te komen [5]. Meestal is het voor het omliggende weefsel veilig genoeg om met een dosis van 3 × 18 Gy te behandelen, soms lukt het zelfs in één bestraling van meer dan 30 Gy [6, 7]. Indien er veel kwetsbaar weefsel in de nabijheid ligt, wordt de dosis verlaagd tot 4–5 × 12 Gy of zelfs 12 × 5 Gy. De definitie van stereotaxie is wereldwijd niet helemaal eenduidig (bijvoorbeeld vanwege de financiële consequenties), maar hiervoor dient minstens sprake te zijn van een hoge dagelijkse fractiedosis, een zeer steile dosisopbouw en een centrale piekdosis in de tumor die ver boven de reguliere ICRU-norm van 107 % uitkomt, meestal rond de 130 %.

Neoadjuvante radiotherapie, bestraling vóór een geplande operatie, levert geen voordelen op boven neoadjuvante chemotherapie [8]. Bestraling ná een radicale operatie (postoperatieve radiotherapie –PORT) is niet van toegevoegde waarde [9]. Wanneer de chirurg niet radicaal heeft kunnen opereren of wanneer de kans op nog aanwezige tumorcellen hoog wordt ingeschat, levert PORT wél een vermindering van het lokaal en/of regionaal recidiefpercentage op en geeft dit mogelijk ook verbetering van de overlevingscijfers [10].

Patiënten met een tumor in stadium III worden soms nog geopereerd. Voor deze patiëntengroep in het bijzonder wordt geprobeerd de prognose te verbeteren door verschillende vormen van therapie te combineren, bijvoorbeeld chemotherapie en/of chirurgie en/of bestraling en/of immuuntherapie. Uit onderzoek blijkt dat de combinatie van radiotherapie met cisplatin bevattende chemotherapie een (kleine) verbetering van de behandelingsresultaten oplevert ten opzichte van bestraling alleen [11]. Deze groep patiënten heeft op de radiotherapieafdeling vaak veel aandacht en zorg nodig vanwege in ernst oplopende bijwerkingen tijdens de concurrente (gecombineerde) bestralingsbehandeling, die meestal zes weken duurt (30 × 2 Gy). Er dient nauw met de longartsen te worden samengewerkt om de kwaliteit van leven optimaal te houden door adequate pijnstillers en soms zelfs sondevoeding in te zetten.

Sinds 2019 is voor de fitte patiënt die de concurrente chemoradiotherapiebehandeling met weinig bijwerkingen heeft afgerond een adjuvante behandeling met immuuntherapie (durvalumab) de standaard [12]. Met deze nabehandeling verbeterde de overleving na twee jaar van 56 % naar 66 %. Er zullen de komende jaren veel veranderingen optreden in systemische behandelopties vanwege de grote investeringen die farmaceutische bedrijven hebben gedaan in de ontwikkeling van betere immuuntherapieën.

Palliatieve behandeling met radiotherapie

Patiënten met een niet-kleincellige longtumor stadium IV hebben een zeer geringe langdurige overlevingskans. De bestraling is in het algemeen palliatief van karakter. Het snelle beloop van de ziekte is voor een groeiende groep patiënten echter veranderd door de komst van gerichte therapieën zoals immuuntherapie, waardoor de vijfjaarsoverleving van een historische 1–8 % tot 15 % is opgelopen [1]. Hiervoor dienen moleculaire bepalingen zoals PD-L1, EGFR, KRAS en ALK te worden verricht, zodat voor een select deel van de patiënten een gerichte therapie kan worden ingesteld [13].

Klachten die (preventief) kunnen worden gepallieerd bij stadium IV-patiënten zijn:
- ophoesten van bloed (hemoptoë);
- recidiverende postobstructie-infecties;
- dyspnoe door vernauwing en afsluiting van bronchi en daardoor ontstaan van atelectase (samenvallen van een deel van de long);
- pijn en doorgroei in de thoraxwand en wervelkolom;
- vena-cava-superiorsyndroom (drukverhoging in de bovenste holle ader);
- passagestoornissen;
- klachten van groei in de nervus sympathicus (bij de zogenoemde Pancoast-tumor).

Bij ongeveer 70 % van de patiënten wordt de beoogde palliatie bereikt en verminderen de bovenstaande klachten. Hoe lang deze palliatie duurt, is minder duidelijk en hangt af van vele factoren.

Ten tijde van de diagnose zijn de meeste longtumoren al (sub)klinisch hematogeen gemetastaseerd. Dit blijkt ook uit de steeds meer beschikbare bloedtests, de zogeheten 'liquid biopsies' [14]. Als patiënten dan nog in een redelijke tot goede conditie zijn, kunnen chemotherapie en immuuntherapie de kwaliteit van leven verbeteren en de levensduur bij sommige patiënten significant verlengen [1, 2]. Bestraling kan gegeven worden om de bulk van de tumor te verkleinen of ter vermindering van klachten op lokaal en regionaal niveau. Als sprake is van oligo-gemetastaseerde ziekte (waarbij het aantal uitzaaiingen beperkt is tot 3–5), dan is SABR op alle zichtbare uitzaaiingen een goede optie [15].

Soms treden begeleidende symptomen elders in het lichaam op, zoals:
- osteoartropathie volgens Pierre Marie Bamberger, trommelstokvingers, pijnlijke bot- en gewrichtsklachten die minder worden wanneer de primaire longtumor in omvang afneemt;
- klachten passend bij verhoogde hormoonproductie door de tumor.

Op zich wijst dit soort verschijnselen echter niet op metastasering. Pijnlijke en hinder veroorzakende klier- en botmetastasen, subcutane metastasen en hersenmetastasen kunnen door middel van (stereotactische) radiotherapie palliatief worden behandeld (zie ook ▶ H. 15).

Behandeling kleincellige longkanker

Ongeveer 20 % van de patiënten met longkanker heeft een kleincellige tumor. Hierbij maakt men voornamelijk onderscheid tussen uitbreiding binnen of buiten de thoraxholte. Dat wil zeggen dat bij 'limited disease' (LD) de tumormassa zich niet verder uitbreidt dan de primaire tumor plus mediastinum, bilaterale hilaire en supraclaviculaire klieren. Elke metastase op afstand (overige kliergebieden en/of hematogeen of doorgroei in het pericard) betekent 'extensive disease' (ED). De TNM-codering wordt minder systematisch gebruikt.

Kleincellige longtumoren worden van meet af aan beschouwd als een uitgezaaid proces en worden daarom behandeld met chemotherapie. Daarbij wordt onderscheid gemaakt tussen het al dan niet klinisch manifest zijn van de uitzaaiingen. In het eerste geval speelt radiotherapie een zuiver palliatieve rol. Wanneer het tumorproces zich tot de long en de klierregio's lijkt te hebben beperkt, kan radiotherapie lokaal en regionaal worden toegepast met het doel de tumor lokaal en regionaal onder controle te houden [16]. In het algemeen vindt dit plaats na de chemotherapie. Hierdoor verbetert de overleving. De beste resultaten worden bereikt als de radiotherapie gelijktijdig met de chemotherapie wordt gegeven. Electieve hersenbestraling tot $10 \times 2,5$ Gy bij LD-patiënten of 5×4 Gy bij ED-patiënten vermindert de kans op het manifest worden van hersenmetastasen en verbetert de overleving enigszins [17, 18]. Als alternatief kan worden afgewacht met frequente MRI-scans van de hersenen, om overbehandeling te voorkomen en de kwaliteit van leven te maximaliseren [19].

6.3.2 Voorbereiding

Met de komst van betere imaging (e.g. 4D-CT) en betere planningtechnieken (IMRT en VMAT) zijn de bijwerkingen van radiotherapie verder teruggedrongen. Met deze technieken kan een te hoge dosis op de risico-organen ('Organs At Risk' – OAR) vermeden worden. Hierdoor kunnen ook longtumoren met uitgebreidere lymfekliermetastasen een hoog gedoseerd lang schema met curatieve intentie krijgen, zoals 30×2 Gy. Deze technieken hebben ook stereotactische radiotherapie mogelijk gemaakt, waarbij in een paar fracties een ablatieve dosis gegeven wordt. Een kort bestralingsschema met een niet te hoge totaaldosis en een kortere duur (bijvoorbeeld dertien fracties van 3 Gy) is voorbehouden aan patiënten met een slechtere prognose en een matige 'performance', naast de ultrakorte schema's van bijvoorbeeld twee tot drie bestralingen met 8 Gy (zogenoemde 'palliatieve' bestralingsschema's).

In eerste instantie verschillen de doelvolumina niet veel, ongeacht of sprake is van een in opzet curatieve dan wel palliatieve benadering, hoewel bij stadium IV-patiënten niet altijd een PET-scan wordt gemaakt.

Nadat het MDO/MOC long-oncologie het advies tot radiotherapie als onderdeel van de longkankerbehandeling heeft gegeven, komt de patiënt voor een intakegesprek bij de radiotherapeut-oncoloog. Als het best passende behandelvoorstel is geaccepteerd door de patiënt na 'shared decision making' zal een planning-CT-scan gemaakt worden in bestralingshouding.

Typisch ligt de patiënt hierbij op de rug met de armen boven het hoofd, zoals bij de PET-scan, om te voorkomen dat er door de extremiteiten gestraald zal worden. Als deze houding niet haalbaar is, kunnen de armen omlaag blijven, maar dan dient hiermee bij de planning rekening gehouden te worden door een juiste registratie van de arm- en bodycontour en bij plaatsing van de tatoeagepuntjes met een reproduceerbare stabiele ligging. Deze puntjes zullen gedurende de hele behandeling gebruikt worden als eerste lokalisatiepunten voor de kruisende laserlijnen bij het bestralingstoestel. Voor longtumoren dient ook een 4D-CT gemaakt te worden, zodat de positie van de tumoren in alle fasen van de ademhaling is afgebeeld. Aanvullend

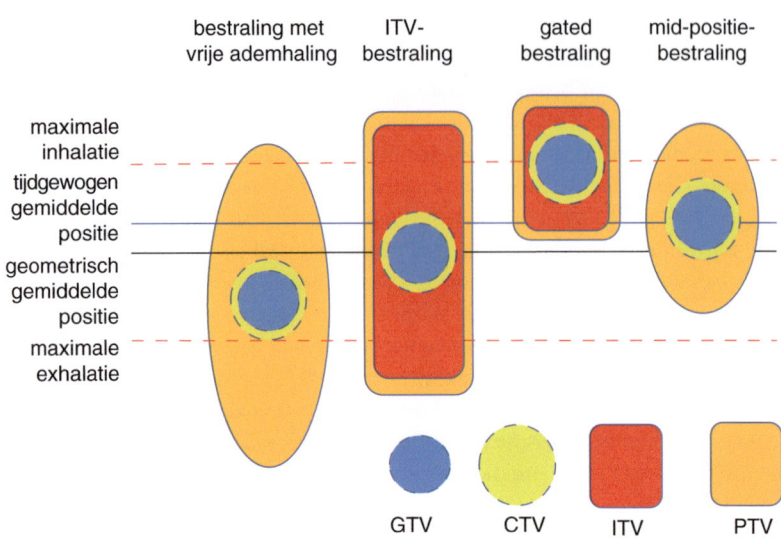

Figuur 6.3 De verschillende benaderingen van bestraling voor bewegende longtumoren [20]

zal dan ook de ademhalingscyclus zelf geregistreerd worden, zodat hiermee bij de behandeling rekening gehouden kan worden.

Als de serie CT-scans is gemaakt, kunnen de verschillende organen op de scans ingetekend worden (automatisch of met de hand). Vervolgens kan de radiotherapeut-oncoloog de primaire tumor en de lymfeklierstations intekenen.

Per coupe wordt het GTV ('Gross Tumor Volume', de zichtbare tumor) aangegeven. Hierna wordt het CTV ('Clinical Target Volume', de gebieden met hoog risico op nog niet zichtbare tumor) ingetekend, eventueel een ITV ('Internal Target Volume', de tumor op alle posities tijdens de ademhaling) en uiteindelijk het totale doelgebied ('Planning Target Volume' – PTV, met alle mogelijke bewegingen en onnauwkeurigheden van de bestralingsapparatuur). Indien op een simpele manier bestraald wordt (bijvoorbeeld palliatief) kan men volstaan met vrije ademhaling en een ruime PTV-marge om het CTV heen, met name ruim in de richting van de ademhalingsbeweging.

Wanneer rekening gehouden wordt met de beweging tijdens de ademhaling zal een ITV aangemaakt worden. Zo wordt het PTV-volume kleiner dan bij de simpele ruime PTV-marge, waardoor minder gezond weefsel overbodig bestraald zal worden. Nog kleiner wordt het bestraalde PTV-volume indien gebruik wordt gemaakt van 'gating'. Nu wordt de bestraling gegeven tijdens 'breathhold' in maximale inhalatie. Tijdens de bestralingen wordt een oppervlakte bewegingsmeting gedaan of een continue meting met MRI (op een MRI-linac) om de positie te verifiëren.

Een andere slimme benadering is de mid-positiebestraling [20]. Hierbij wordt op basis van 4D-CT-informatie de tijdgewogen gemiddelde positie achterhaald, waardoor met een kleiner PTV-volume in vrije ademhaling bestraald kan worden (fig. 6.3).

Het bestralingsvolume kan verder worden verkleind door bijvoorbeeld speciale instel- en immobilisatietechnieken te gebruiken, zoals vacuümmatrassen (zie H. 'Voorbereiding bestraling' in het boek *Techniek in de radiotherapie*). Naast vrije ademhaling kan ook actieve mechanische ventilatie worden ingezet ('high frequency jet ventilation'), waardoor de patiënt geforceerd snel en ondiep ademt. Hierdoor kunnen een kleiner ITV en PTV worden gebruikt, waardoor mogelijk minder bijwerkingen optreden. Bij alle technieken geldt dat rekening moet worden gehouden met het comfort van de patiënt.

Electieve bestraling van het mediastinum vindt plaats uit voorzorg. Dit was voordat lymfekliersampling en PET-CT gemeengoed werden gebruikelijker dan tegenwoordig. Het nut van electieve radiotherapie is niet goed aangetoond en bovendien is de stadiëring van het mediastinum met behulp van de HR-CT-scan en de PET-scan nauwkeuriger geworden. Een kleiner bestralingsvolume heeft het voordeel dat er minder kans is op bijwerkingen en dat daardoor een hogere dosis kan worden gegeven. Vaak is een goede performance na de chemoradiotherapie een voorwaarde voor het starten met immuuntherapie, hiervoor dient de radiotherapie zo min mogelijk toxiciteit te veroorzaken [12].

6.3.3 Dagelijkse behandeling

Als de planning akkoord is bevonden door de radiotherapeut-oncoloog en alle veiligheidschecks zijn verricht, kan de behandeling zelf opgestart worden. Elke dag wordt in principe dezelfde bestraling gegeven, tenzij anatomische veranderingen op de 'cone beam'-CT (CBCT) aanleiding vormen voor een nieuwe planning. Eerst wordt de patiënt met behulp van de laserlijnen op de juiste positie in de X-, Y- en Z-richting geplaatst. Eventueel gebeurt dit met behulp van 'surface guided radiotherapy' (SGRT), waarbij de lichaamscontour van de patiënt ten tijde van de CT-scan met beamers op de patiënt wordt geprojecteerd. Dan volgen cone beam-CT's voor de precieze online plaatsbepaling (◘fig. 6.4). Voorafgaand aan de bestralingen

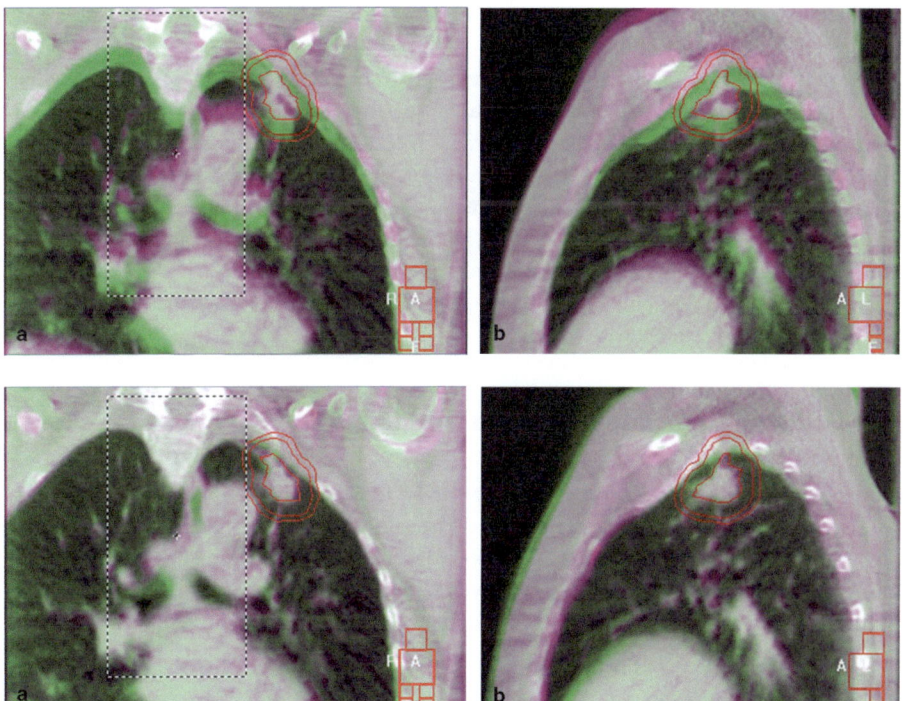

◘ **Figuur 6.4** Een CBCT van een longtumor in de linker bovenkwab voor en na de match, gezien van voren (coronaal) (**a**) en vanaf de zijkant (sagittaal) (**b**)

dient ook weer de ademhalingscyclus geregistreerd te worden als er in breathhold-houding bestraald wordt. Wanneer gebruik wordt gemaakt van een ITV kan in vrije ademhaling bestraald worden.

De (dagelijkse) CBCT wordt over de planning-CT geprojecteerd. De rode contouren zijn GTV, ITV en PTV. De kleur paars is afkomstig van de planning-CT, de kleur groen betreft de dagelijkse CBCT. Als paars en groen goed matchen, komen de CT-kleuren wit-zwart tevoorschijn. Met name bij de ribben en de hartcontour is de verschuiving naar craniaal goed te zien voor en na de match. Ook de contour van de tumor is duidelijk verplaatst tot in het doelgebied na de match. De behandeling kan worden gestart ondanks de kleine groene afwijkingen aan de huid op de thorax.

6.3.4 Dosis op risico-organen en PTV

De toe te dienen dosis in het planningdoelvolume (PTV) zal meestal liggen tussen 8 tot 40 Gy voor palliatie en tussen 60–66 Gy als lokale controle voor langere tijd wordt beoogd. Daarbij moet rekening worden gehouden met de tolerantiedosis van de omliggende risico-organen (OAR), zoals het myelum, waarbij de veilige dosis wordt geschat op een equivalent van 50 Gy in 2 Gy per fractie.

Het omliggende longvolume krijgt zo weinig mogelijk dosis om het optreden van een radiatiepneumonitis en fibrose te voorkomen. Deze kunnen, zeker als de patiënt van tevoren chemotherapie heeft gehad, reeds na een betrekkelijk lage dosis (vanaf 20 Gy) optreden. Meestal echter treedt een radiatiepneumonitis op na 40 Gy of meer, afhankelijk van de gebruikte dosis per fractie en de grootte van het doelvolume. Maanden later ontstaat vervolgens fibrosering.

Wanneer bij een verwachte lange overleving een groot deel van de oesophagus of het hart in het te bestralen gebied ligt, kunnen alternatieve bestralingstechnieken worden overwogen, zoals protonen- of MRI-gestuurde radiotherapie [21, 22]. Om te beoordelen of de tolerantie van de gezonde weefsels niet overschreden wordt, maakt men dosis-volumehistogrammen (DVH's) van het longweefsel, het hart en de oesofagus (fig. 6.5). Hierin laat elke lijn het verband zien tussen de dosis op de X-as en het volume dat die dosis krijgt op de Y-as. Het volume van de rechterlong dat 20 Gy krijgt, is net wat minder dan 20 %.

Uit meerdere studies blijkt dat doseringen hoger dan 60 Gy, bijvoorbeeld 80–90 Gy, tolerabel zijn, maar geen betere overleving geven [23].

6.4 Follow-up: toxiciteit en bijwerkingen

De bijwerkingen van radiotherapie zijn in te delen in acute bijwerkingen en bijwerkingen op de lange(re) termijn. Zij hangen af van de totaaldosis, de dosis per fractie, de omvang van het doelvolume en de organen die (deels) in het bestraalde gebied hebben gelegen. Gezien de ligging van de longen en het gegeven dat vaak de hilus en een deel van het mediastinum moeten worden bestraald, zijn de organen die bijwerkingen kunnen ontwikkelen:
- het ruggenmerg;
- de oesophagus;

6.4 · Follow-up: toxiciteit en bijwerkingen

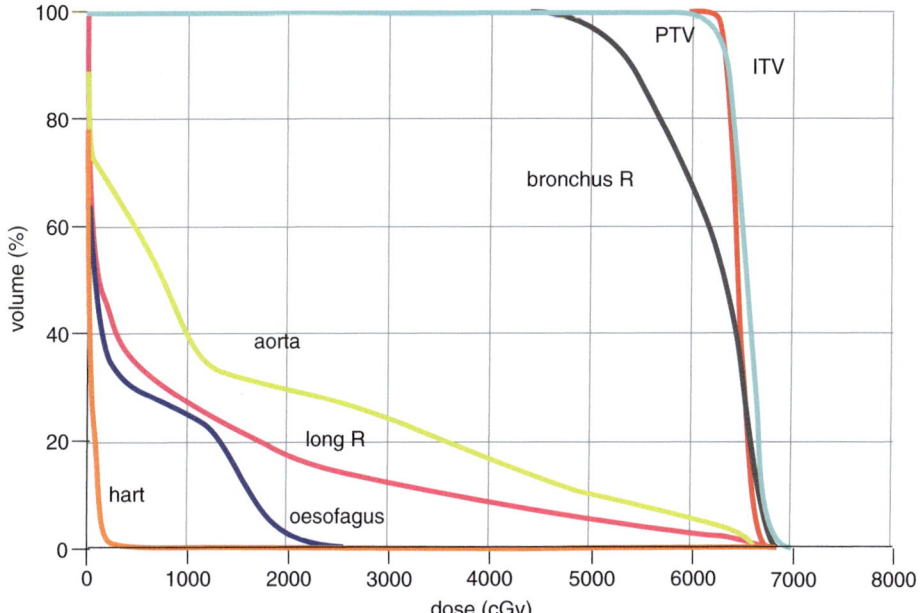

◻ **Figuur 6.5** Dosis-volumehistogram van een longkankerbestralingsplan voor een tumor in de rechterlong met mediastinale klieren

- het hart;
- het gezonde longweefsel;
- de huid.

Acute reacties worden vooral gezien in het slijmvlies van de slokdarm. Hierbij is de passage van voedsel pijnlijk en moeten soms dieetmaatregelen en klachtenverlichtende medicijnen worden voorgeschreven. De klachten zijn doorgaans tijdelijk van aard. Schade aan het ruggenmerg dient te worden voorkomen door de tolerantiedosis in acht te nemen. Hetzelfde geldt min of meer voor het hart, al speelt hier evenals bij de slokdarm het volume van het bestraalde (kritieke) orgaan een rol.

De meeste schade wordt gezien in het gezonde longweefsel. Bij doseringen boven 40–50 Gy kan men na enige maanden tekenen van stralingsfibrose zien, soms klinisch voorafgegaan door radiatiepneumonitis. Door waar mogelijk kleinere doelvolumina te bestralen, is deze bijwerking te verminderen of te voorkomen. De recente ontwikkelingen bieden hiervoor betere mogelijkheden, zoals dagelijks adaptieve beeldgestuurde planningsystemen en bestraling met protonenbundels.

Literatuur

1. Gettinger S, Horn L, Jackman D, Spigel D, Antonia S, Hellmann M, Brahmer J. Five-year follow-up of Nivolumab in previously treated advanced non-small-cell lung cancer: Results from the CA209-003 Study. J Clin Oncol. 2018;36(17):1675–84. ▶ https://www.ncbi.nlm.nih.gov/pubmed/29570421/.
2. Rangachari D, Le Xiuning MD, Shea M, Huberman MS, VanderLaan PA, Kobayashi SS, Costa DB. Cases of ALK-rearranged lung cancer with 5-year progression-free survival with crizotinib as initial precision therapy. J Thorac Oncol. 2017;12(11):e175–7. ▶ https://www.ncbi.nlm.nih.gov/pmc/articles/PMC5659921/.
3. Naruke T. The spread of lung cancer and its relevance to surgery. Nippon Kyobu Geka Gakkai Zasshi. 1967;68:1607–21.
4. Detterbeck FC. The eighth edition TNM stage classification for lung cancer: what does it mean on main street? J Thorac Cardiovasc Surg. 2018;155(1):356–9. ▶ https://www.jtcvs.org/article/S0022-5223(17)32136-0/.
5. Falkson CB, Vella ET, Yu E, El-Mallah M, Mackenzie R, Ellis PM, Ung YC. Radiotherapy with curative intent in patients with early-stage, medically inoperable, non-small-cell lung cancer: a systematic review. Clin Lung Cancer. 2017;18(2):105–21. ▶ https://www.ncbi.nlm.nih.gov/pubmed/27908621.
6. Tekatli H, Duijm M, Oomen-de Hoop E, Verbakel W, Schillemans W, Slotman BJ, Nuyttens JJ, Senan S. Normal Tissue Complication Probability Modeling of Pulmonary Toxicity After Stereotactic and Hypofractionated Radiation Therapy for Central Lung Tumors. Int J Radiat Oncol. 2018;100(3):738–47. ▶ https://www.ncbi.nlm.nih.gov/pubmed/29413285.
7. Videtic GM, Paulus R, Singh AK, Chang JY, Parker W, Olivier KR, Timmerman RD, Komaki RR, Urbanic JJ, Stephans KL, Yom SS, Bradley JD. Long-term follow-up on NRG oncology RTOG 0915 (NCCTG N0927): a randomized phase 2 study comparing 2 stereotactic body radiation therapy schedules for medically inoperable patients with stage I peripheral non-small cell lung cancer. Int J Radiat Oncol. 2019;103(5):1077–84. ▶ https://www.ncbi.nlm.nih.gov/pubmed/30513377.
8. Shah AA, Berry MF, Tzao C, Gandhi M, Worni M, Pietrobon R, D'Amico TA. Induction chemoradiation is not superior to induction chemotherapy alone in stage IIIA lung cancer. Ann Thorac Surg. 2012;93(6):1807–12. ▶ https://www.ncbi.nlm.nih.gov/pubmed/22632486.
9. Burdett S, Rydzewska L, Tierney J, Fisher D, Parmar MK, Arriagada R; PORT Meta-analysis Trialists Group. Postoperative radiotherapy for non-small cell lung cancer. Cochrane Database Syst Rev. 2016;10:CD002142. ▶ https://www.ncbi.nlm.nih.gov/pubmed/27727451.
10. Wang EH, Corso CD, Rutter CE, Park HS, Chen AB, Kim AW, Wilson LD, Decker RH, Yu JB. Postoperative radiation therapy is associated with improved overall survival in incompletely resected stage II and III non-small-cell lung cancer. J Thorac Oncol. 2015;33(25):2727–34. ▶ https://www.ncbi.nlm.nih.gov/pubmed/26101240.
11. NSCLC Collaborative Group. Chemotherapy in non-small cell lung cancer: a meta-analysis using updated data on individual patients from 52 randomised clinical trials. BMJ. 1995;311(7010):899–909. ▶ https://www.ncbi.nlm.nih.gov/pubmed/7580546.
12. Antonia SJ, Villegas A, Daniel D, Vicente D, Murakami S, Hui R; PACIFIC Investigators. Overall survival with durvalumab after chemoradiotherapy in stage III NSCLC. N Engl J Med. 2018;379(24):2342–50. ▶ https://www.ncbi.nlm.nih.gov/pubmed/30280658.
13. Brody R, Zhang Y, Ballas M, Siddiqui MK, Gupta P, Barker C, Midha A, Walker J. PD-L1 expression in advanced NSCLC: Insights into risk stratification and treatment selection from a systematic literature review. Lung Cancer. 2017;112:200–15. ▶ https://www.ncbi.nlm.nih.gov/pubmed/29191596.
14. Rolfo C, Mack PC, Scagliotti GV, Baas P, Barlesi F, Bivona TG, Herbst RS, Mok TS, Peled N, Pirker R, Raez LE, Gandara DR. Liquid biopsy for advanced non-small cell lung cancer (NSCLC): a statement paper from the IASLC. J Thorac Oncol. 2018;13(9):1248–68. ▶ https://www.ncbi.nlm.nih.gov/pubmed/29885479.
15. Tsao MN, Ven LI, Cheung P, Poon I, Ung Y, Louie AV. Stereotactic body radiation therapy for extracranial oligometastatic non-small-cell lung cancer: a systematic review. Clin Lung Cancer. 2020;21(2):95–105. ▶ https://www.ncbi.nlm.nih.gov/pubmed/31959533.
16. Slotman BJ, Faivre-Finn C, Van Tinteren H, Keijser A, Praag J, Knegjens J, Hatton M, Van Dam I, Van der Leest A, Reymen B, Stigt J, Senan S. Which patients with ES-SCLC are most likely to benefit from more aggressive radiotherapy: a secondary analysis of the Phase III CREST trial. Lung Cancer. 2017;108:150–3. ▶ https://www.ncbi.nlm.nih.gov/pubmed/28625628.
17. Slotman B, Faivre-Finn C, Kramer G, Rankin E, Snee M, Hatton M, Postmus P, Collette L, Musat E, Senan S. Prophylactic cranial irradiation in extensive small-cell lung cancer. N Engl J Med. 2007;357(7):664–72. ▶ https://www.ncbi.nlm.nih.gov/pubmed/17699816.

18. Le Péchoux C, Dunant A, Senan S, Wolfson A, Quoix E, Faivre-Finn C, Ciuleanu T, Arriagada R, Jones R, Wanders R, Lerouge D, Laplanche A. Standard-dose versus higher-dose prophylactic cranial irradiation (PCI) in patients with limited-stage small-cell lung cancer in complete remission after chemotherapy and thoracic radiotherapy (PCI 99-01, EORTC 22003-08004, RTOG 0212, and IFCT 99-01): a randomised clinical trial. Lancet Oncol. 2009;10(5):467–74. ▶ https://www.ncbi.nlm.nih.gov/pubmed/19386548.
19. Takahashi T, Yamanaka T, Seto T, Harada H, Nokihara H, Saka H, Nishio M, Kaneda H, Takayama K, Ishimoto O, Takeda K, Yamamoto N. Prophylactic cranial irradiation versus observation in patients with extensive-disease small-cell lung cancer: a multicentre, randomised, open-label, phase 3 trial. Lancet Oncol. 2017;18(5):663–71. ▶ https://www.ncbi.nlm.nih.gov/pubmed/28343976.
20. Wolthaus JW, Schneider C, Sonke JJ, Van Herk M, Belderbos JS, Rossi MM, Lebesque JV, Damen EM. Mid-ventilation CT scan construction from four-dimensional respiration-correlated CT scans for radiotherapy planning of lung cancer patients. Int J Radiat Oncol Biol Phys. 2006;65(5):1560–71. ▶ https://www.ncbi.nlm.nih.gov/pubmed/16863933.
21. Higgins KA, O'Connell K, Liu Y, Gillespie TW, McDonald MW, Pillai RN, Patel KR, Patel PR, Robinson CG, Simone CB II, Owonikoko TK, Behera M. National Cancer Database Analysis of Proton Versus Photon Radiation Therapy in Non-Small Cell Lung Cancer. Int J Radiat Oncol Biol Phys. 2016;97(1):128–37. ▶ https://www.ncbi.nlm.nih.gov/pubmed/27979443.
22. Finazzi T, Palacios MA, Spoelstra FO, Haasbeek CJ, Bruynzeel AM, Slotman BJ, Lagerwaard FJ, Senan S. Role of on-table plan adaptation in MR-guided ablative radiation therapy for central lung tumors. Int J Radiat Oncol Biol Phys. 2019;104(4):933–41. ▶ https://www.ncbi.nlm.nih.gov/pubmed/30928360.
23. Bradley JD, Hu C, Komaki RR, Masters GA, Blumenschein GR, Schild SE, Bogart JA, Forster KM, Magliocco AM, Kavadi VS, Narayan S, Choy H. Long-term results of NRG oncology RTOG 0617: standard- versus high-dose chemoradiotherapy with or without cetuximab for unresectable stage III non-small-cell lung cancer. J Clin Oncol. 2020;38(7):706–14. ▶ https://www.ncbi.nlm.nih.gov/pubmed/31841363.

Hoofd-halstumoren

G.M. Verduijn, C.H.J. Terhaard, S.L.S. Kwa, S. Koljenović,
A. Van der Lugt, E. Van Meerten, A. Van Veen, R.J. Baatenburg de Jong en
S. Keereweer

7.1 Inleiding – 141
7.1.1 Epidemiologie en etiologie – 141
7.1.2 Klinische presentatie – 143
7.1.3 Diagnostiek – 144
7.1.4 Classificatie – 146
7.1.5 Behandeling – 146
7.1.6 Follow-up – 153

7.2 Neus en neusbijholten – 153
7.2.1 Anatomie – 153
7.2.2 Klinische presentatie – 154
7.2.3 Behandeling – 154
7.2.4 Prognose – 155

7.3 Lippen en mondholte – 155
7.3.1 Anatomie – 155
7.3.2 Klinische presentatie – 156
7.3.3 Behandeling – 156
7.3.4 Prognose – 156

7.4 Nasofarynx – 157
7.4.1 Anatomie – 157
7.4.2 Klinische presentatie – 157
7.4.3 Behandeling – 157
7.4.4 Prognose – 158

7.5 Orofarynx – 158
7.5.1 Anatomie – 158
7.5.2 Klinische presentatie – 158

© Bohn Stafleu van Loghum is een imprint van Springer Media B.V., onderdeel van Springer Nature 2020
L. van Zadelhoff, P. Thysebaert, R. B. Keus, en A. A. Froma, *Radiotherapie bij de oncologische patiënt*,
https://doi.org/10.1007/16013_2020_22

7.5.3	Behandeling – 159	
7.5.4	Prognose – 159	
7.6	**Larynx – 160**	
7.6.1	Anatomie – 160	
7.6.2	Klinische presentatie – 160	
7.6.3	Behandeling – 161	
7.6.4	Prognose – 162	
7.7	**Hypofarynx – 162**	
7.7.1	Anatomie – 163	
7.7.2	Klinische presentatie – 163	
7.7.3	Behandeling – 163	
7.7.4	Prognose – 163	
7.8	**Speekselklieren – 164**	
7.8.1	Anatomie – 164	
7.8.2	Klinische presentatie – 164	
7.8.3	Behandeling – 165	
7.8.4	Prognose – 166	
7.9	**Palliatie van de patiënt met hoofd-halskanker – 166**	
	Literatuur – 167	

7.1 Inleiding

Het hoofd-halsgebied is een anatomisch en fysiologisch complex geheel dat bestaat uit verschillende subsites inclusief lippen en mondholte, nasofarynx, orofarynx, hypofarynx, larynx, neus en neusbijholtes en speekselklieren (zie ◘ fig. 7.1).

In dit hoofdstuk worden de maligne tumoren in het hoofd-halsgebied besproken. De meest voorkomende tumoren per subsite komen in aparte paragrafen aan de orde. Daarbij wordt aandacht besteed aan anatomie, klinische presentatie, classificatie, behandeling en prognose. Minder vaak voorkomende afwijkingen worden kort toegelicht. Zwellingen in de hals worden apart behandeld, omdat deze veelvuldig voorkomen en uiteenlopende oorzaken kunnen hebben.

Vanwege de aanwezigheid van vele functioneel relevante structuren in het gebied hebben hoofd-halstumoren een grote impact op spraak, slikken, ademhaling, esthetiek en, hiermee gepaard gaande, kwaliteit van leven. Het veelvoud aan problemen waarmee de patiënt met een maligne tumor in het hoofd-halsgebied wordt geconfronteerd, is een uitdaging voor de behandelaars en maakt een multidisciplinaire benadering noodzakelijk. De behandeling van deze patiënten dient plaats te vinden in een daarvoor toegerust centrum met een goed functionerend team van oncologisch geschoolde specialisten uit de disciplines keel-neus-oorheelkunde, mondziekten, kaak- en aangezichtschirurgie, radiotherapie, medische oncologie, plastische chirurgie, geriatrie, pathologie, radiologie en maxillofaciale prothetiek. Daarnaast is een goede samenwerking met de neurochirurgie, chirurgie, dermatologie en oogheelkunde voor sommige tumorsoorten essentieel. Tevens dient het behandelend centrum te beschikken over de ondersteunende disciplines diëtetiek, mondhygiëne, logopedie, fysiotherapie, verpleegkunde en psychosociale zorg.

Vanwege de veelal wat hogere leeftijd van patiënten met hoofd-halskanker en het feit dat roken en alcoholgebruik ook tot andere ziekten dan hoofd-halskanker aanleiding kunnen geven, is comorbiditeit van grote invloed op de behandeling en prognose.

Medebehandeling door betreffende medisch specialisten en/of geriater is daarom een voorwaarde voor kwalitatief goede zorg.

In vergelijking met andere tumoren komt kanker in het hoofd-halsgebied in de westerse landen weinig voor. Er zijn echter veel aanverwante en premaligne aandoeningen met een uitgebreide differentiële diagnostiek.

7.1.1 Epidemiologie en etiologie

Volgens de Nederlandse Kankerregistratie werd in 2016 in Nederland bij 3.126 patiënten hoofd-halskanker gediagnosticeerd (lip, mondholte, keelholte, speekselklieren, neus(bij)holten, strottenhoofd) (zie ◘ fig. 7.2). Daarmee behoort deze groep tot de tien meest geregistreerde soorten kanker in Nederland.

In hetzelfde jaar overleden 925 patiënten aan hoofd-halskanker.

De grootste groep patiënten heeft een tumor in de keelholte, gevolgd door de mondholte en het strottenhoofd. In Nederland komen per jaar per 100.000 inwoners iets meer dan drie carcinomen van de keelholte voor, gevolgd door mond en larynx.

Overmatig gebruik van tabak en alcohol speelt een belangrijke rol in de genese van maligne tumoren uitgaande van het slijmvlies dat het bovenste deel van de adem- en voedingsweg bekleedt. Dit verklaart dat in 15 % tot 30 % van de gevallen een tweede primaire maligne tumor ontstaat in het hoofd-halsgebied, de longen of de slokdarm. Andere factoren die een rol spelen, zijn voedingsdeficiënties (in het bijzonder een tekort aan vitamine A en

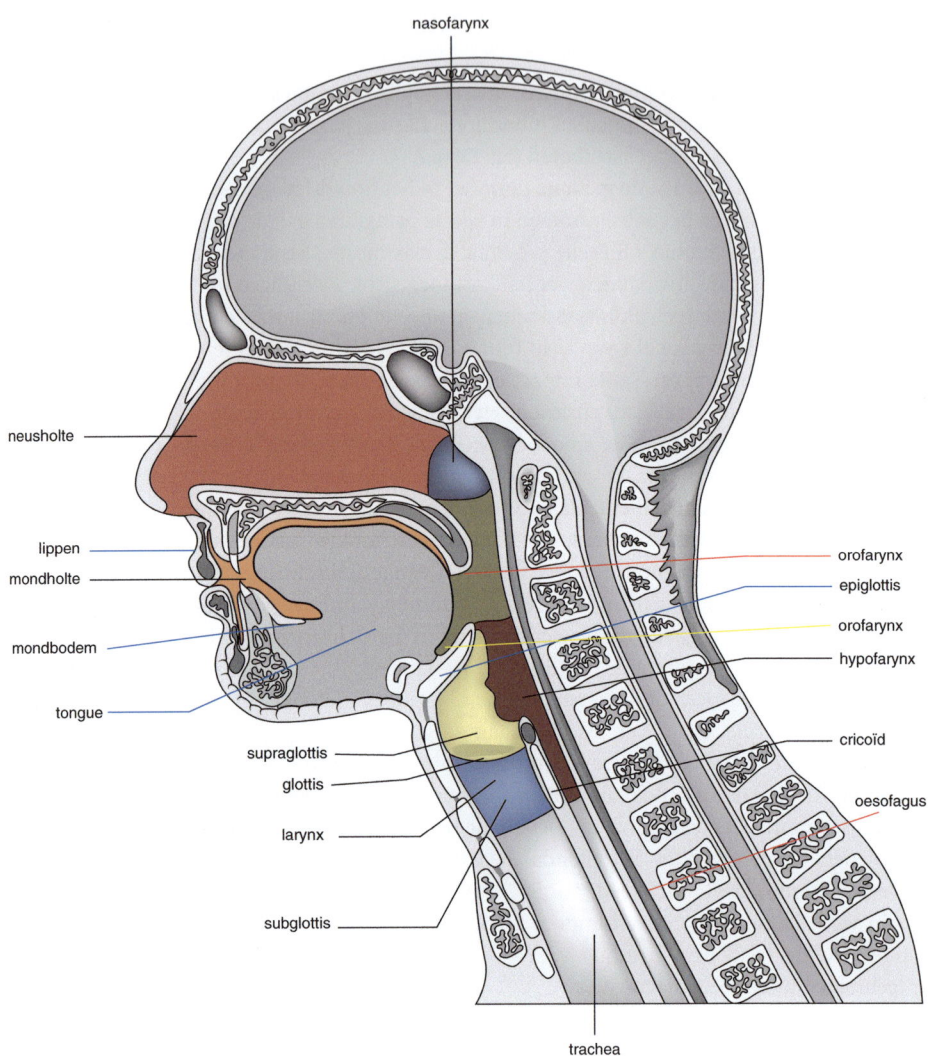

◘ **Figuur 7.1** Verschillende subsites van het hoofd-halsgebied

vitamine C als gevolg van onvoldoende inname van verse groenten en fruit), virussen (het Epstein-Barr-virus (EBV) bij het nasofarynxcarcinoom en het humaan papillomavirus (HPV) bij het orofarynxcarcinoom), en genetische predispositie. Soms spelen beroepsfactoren een rol, zoals bij het adenocarcinoom van de neusbijholten, dat vaker bij houtbewerkers en leerlooiers wordt gezien.

De laatste decennia heeft een opvallende toename plaatsgevonden van HPV-geïnduceerde orofarynxtumoren in de westerse wereld. De prognose van dit type tumoren is beter dan wanneer roken en alcohol de oorzaak zijn.

Er zijn duidelijke geografische en etnische verschillen bekend. Zo komt het mondholtecarcinoom in Frankrijk en Italië vaker voor dan in Noord-Europa, terwijl in Aziatische landen de frequentie nog hoger ligt. Het nasofarynxcarcinoom komt vooral voor bij mensen afkomstig uit Zuidoost-Azië en het Middellandse Zeegebied.

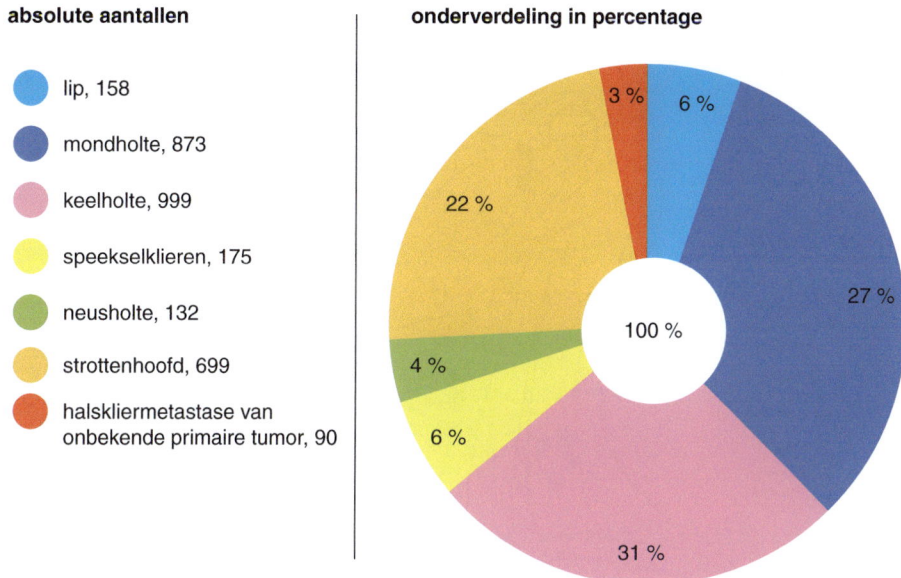

Figuur 7.2 Incidentiecijfers van tumoren in het hoofd-halsgebied (2016)

Langdurige expositie van de blanke huid aan zonlicht en aan andere weersinvloeden is medeverantwoordelijk voor het ontstaan van huid- en lipcarcinomen.

Vroegere blootstelling aan ioniserende straling is een factor in het optreden van tumoren van de huid, de slijmvliezen, de speekselklieren, de schildklier en de bijschildklieren.

7.1.2 Klinische presentatie

De klinische presentatie van hoofd-halstumoren is afhankelijk van de exacte locatie. Zo zullen stembandtumoren zich presenteren met heesheid, terwijl een mondholtetumor klachten geeft van een pijnlijke plek op de tong of wang. Grotere tumoren zijn doorgaans lokaal invasief, met als gevolg destructie en ingroei in de omliggende structuren zoals bot, huid en zenuwen. Hierdoor kunnen slikklachten, problemen met de stem of spraak, uitval van zenuwen of zelfs een bedreigde luchtweg ontstaan. De specifieke presentatie en de klachten worden in de volgende paragrafen per subsite behandeld.

Met name in de mondholte en de larynx komen premaligne afwijkingen voor (dysplasie). Ernstige dysplasie vormt in veel gevallen een behandelindicatie.

Wanneer er sprake is van invasief carcinoom, bestaat het risico op uitzaaiingen. Doorgaans vindt primair lymfogene metastasering plaats naar de lymfeklieren in de hals, en treedt pas in een later stadium hematogene metastasering op, meestal naar de longen en minder vaak naar botten. De verschillende regionen van het hoofd-halsgebied draineren in eerste instantie op de daarbij behorende lymfeklieren (zie fig. 7.3).

Zoals alle maligniteiten worden hoofd-halstumoren ingedeeld volgens de TNM-classificatie. Deze is per subsite enigszins verschillend. Algemeen geldt: naarmate de tumor groter is en bij aanwezigheid van invasie in aangrenzende structuren neemt het T-stadium toe (zie tab. 7.1). Het aantal aangedane klieren, de zijde van pathologische klieren in de

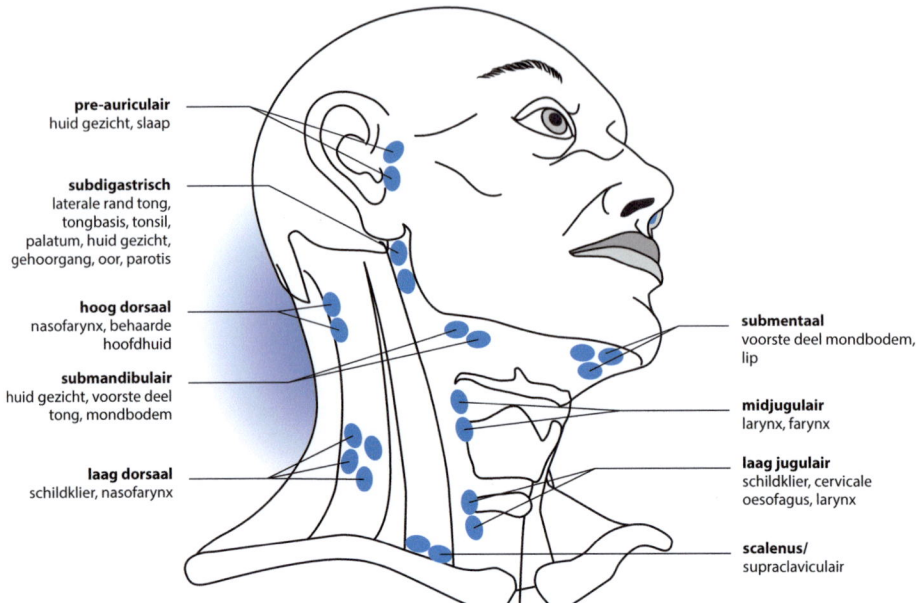

Figuur 7.3 Topografie van de lymfeklieren in de hals en de gebieden die op deze klieren draineren

Tabel 7.1 T-classificatie bij hoofd-halstumoren

	T1	T2	T3	T4
mondholte	≤ 2 cm	2–4 cm	4 cm	diepe doorgroei
orofarynx	≤ 2 cm	2–4 cm	4 cm	diepe doorgroei
larynx	beperkt tot 1 subsite	> 1 subsite en/of minder mobiele stemband	stilstand stemband	door groei door kraakbeen, buiten larynx
hypofarynx	≤ 2 cm	2–4 cm geen stilstand stemband	4 cm en/of stilstand stemband	diepe doorgroei

hals en eventuele groei van uitzaaiingen buiten de klier bepalen de hoogte van het N-stadium (zie tab. 7.2). Bij orofarynxtumoren wordt in de TNM-classificatie onderscheid gemaakt tussen HPV-positieve en HPV-negatieve orofarynxtumoren.

Deze indeling is van belang voor de stadiëring en behandeling en geeft tevens een indruk van de prognose.

7.1.3 Diagnostiek

Anamnese en lichamelijk onderzoek
Anamnese

Bij de anamnese wordt gevraagd naar de aard en de duur van de klachten. Meer specifiek worden slik- en stemklachten uitgevraagd, gewichtsverlies, pijnklachten die eventueel

Tabel 7.2 N-classificatie bij hoofd-halstumoren

N0	geen suspecte lymfeklieren
N1	één ipsilaterale metastase ≤ 3 cm
N2a	één ipsilaterale metastase > 3 cm en ≤ 6 cm
N2b	multipele ipsilaterale metastasen ≤ 6 cm
N2c	bilaterale of contralaterale metastasen ≤ 6 cm
N3a	metastase(n) > 6 cm
N3b	metastase(n) in één of multipele lymfeklieren met klinisch extranodale groei

uitstralen naar het oor ('referred pain') en intoxicaties zoals roken en alcohol die tumoren in het hoofd-halsgebied kunnen veroorzaken. Uiteraard is er aandacht voor de volledige voorgeschiedenis, het medicijngebruik en de sociale context van de patiënt.

Onderzoek primaire tumor

Centraal staan het zorgvuldig uitvoeren van inspectie en palpatie, met als onmisbaar hulpmiddel de fiberendoscopie van farynx en larynx. Voor nadere vaststelling van de aanwezigheid en de lokale uitbreiding van het tumorproces kan gebruik worden gemaakt van endoscopie onder narcose. Met behulp van een werkkanaal in de fiberscoop kan tegenwoordig in veel gevallen een biopt worden genomen, waarmee een onderzoek onder algehele anesthesie meestal niet meer nodig is.

Onderzoek hals

Bij het onderzoek van de hals let men op eventueel aanwezige asymmetrie, dwangstand van het hoofd (torticollis) en bewegingsbeperkingen. Men stelt vast in welke anatomische regio de zwelling zich precies bevindt, of sprake is van littekens of kleurveranderingen van de huid ten gevolge van vroegere bestraling of operaties en of er pulsaties aanwezig zijn.

Aanvullend onderzoek

Voor nadere vaststelling van lokale uitbreiding van de tumor en de aanwezigheid van regionale (in de hals gelegen) lymfekliermetastasen en afstandsmetastasen wordt gebruikgemaakt van radiologische technieken. Hierna kan in combinatie met het klinisch onderzoek en de bevindingen bij endoscopie de classificatie volgens het TNM-systeem worden vastgesteld.

Vaak is bij lichamelijk onderzoek en endoscopie de locatie van een primaire tumor al vastgesteld. De grootte van de tumor, de uitbreiding in de diepte en de aantasting van omliggende structuren zoals larynx, kaak en schedelbasis worden met beeldvorming (CT en/of MRI) ingeschat.

Tumoren uitgaande van de speekselklieren kunnen ook met echografie worden afgebeeld, vaak in combinatie met cytologische punctie om de aard van de tumor te kunnen vaststellen.

Halskliermetastasen kunnen met (PET-)CT en MRI worden aangetoond. Lymfeklieren met een diameter van meer dan 1 cm en/of met centrale necrose worden als afwijkend beschouwd. Ook lymfeklieren die activiteit vertonen met FDG-PET-CT-onderzoek zijn verdacht. Echografie is de gouden standaard voor vaststelling van lymfekliermetastasen in de hals. Bij lymfeklieren van meer dan 5–6 mm wordt een cytologische punctie verricht. Met deze methode kan 75 % van de zogenoemde occulte metastasen (dat wil zeggen de met palpatie niet te detecteren halskliermetastasen) worden aangetoond. Echografie met cytologische punctie is echter afhankelijk van de deskundigheid van de radioloog en de patholoog, hetgeen deze methode kwetsbaar maakt. CT en MRI zijn de beste technieken om afwijkende retrofaryngeale lymfeklieren aan te tonen. Een dikkenaaldbiopsie van lymfeklieren wordt minder vaak toegepast gezien het risico op entmetastasen en het beschadigen van vitale structuren. Vanwege het risico op het veroorzaken van entmetastasen is het ook een kunstfout een open biopsie te verrichten van een halsklier voordat met een cytologische punctie een metastase van een plaveiselcelcarcinoom is uitgesloten.

Bij patiënten met hoofd-halskanker wordt gescreend op aanwezigheid van longmetastasen en longtumoren. Longtumoren komen vaker voor bij deze patiënten, omdat roken zowel een risicofactor voor hoofd-halstumoren als longtumoren is. Wanneer uitgebreide halskliermetastasering aanwezig is, is een CT van de thorax aangewezen, omdat de kans op hematogene metastasen in die gevallen duidelijk vergroot is. Ook FDG-PET-CT is een belangrijk diagnosticum bij de detectie van metastasen.

Van alle patiënten presenteert 10 % zich in eerste instantie met een zwelling in de hals die pas bij verder onderzoek een metastase van een primaire tumor in het hoofd-halsgebied blijkt te zijn. Naast de gebruikelijke diagnostiek van het hoofd-halsgebied, zoals endoscopie, CT en MRI, blijkt de FDG-PET-CT waardevol te zijn om alsnog een primaire tumor te detecteren.

Wanneer (chemo)radiatie de primaire behandeling is, wordt na twaalf weken beeldvorming verricht om het effect van deze behandeling te beoordelen. Bij twijfel over resterende halskliermetastasen wordt alsnog een halsklierdissectie uitgevoerd.

Pathologisch onderzoek

De diagnose waarop de initiële behandeling wordt gebaseerd, kan uitsluitend via histologisch onderzoek worden gesteld. Hiertoe wordt een biopt genomen of een diagnostische excisie verricht van representatief weefsel van de primaire tumor. Voor lymfekliermetastasen in de hals wordt gebruikgemaakt van cytologische punctie. Bij hoge verdenking op lymfoom is een excisie van de klier aangewezen.

Na chirurgische behandeling wordt het resectiepreparaat onderzocht. Het type van de tumor wordt vastgesteld, inclusief diameter, invasiediepte, vaso-invasieve of perineurale tumoruitbreiding en resectiemarges. Tevens wordt de relatie tussen de tumor en omgevende structuren/organen onderzocht, zoals de aanwezigheid van botinvasie.

7.1.4 Classificatie

In het TNM-systeem worden de grootte van de primaire tumor (T) en het al of niet aanwezig zijn van lymfekliermetastasen in de hals (N) en metastasen op afstand (M) verwerkt. Met deze gegevens wordt een stadiumindeling opgesteld.

7.1.5 Behandeling

Chirurgie en radiotherapie zijn de behandelvormen waarmee, afzonderlijk of in combinatie, genezing kan worden bereikt. Regelmatig wordt chemotherapie toegevoegd aan de radiotherapiebehandeling.

Chirurgie

De chirurgische behandeling van hoofd-halstumoren is erg afhankelijk van de locatie (subsite) van de tumor. Deze zal in de afzonderlijke hoofdstukken worden besproken. In het algemeen geldt dat kleinere hoofd-halstumoren worden behandeld door middel van een operatie of bestraling. Bij grotere tumoren worden de verschillende beschikbare modaliteiten gecombineerd.

Vanwege de delicate anatomie en de eerdergenoemde belangrijke functies heeft een operatie in het hoofd-halsgebied vrijwel altijd grote consequenties voor de functionaliteit en de esthetiek.

De hals wordt behandeld als sprake is van aangetoonde halskliermetastasen (therapeutische halsklierdissectie) of als de kans op niet-detecteerbare (occulte) uitzaaiingen groter is dan 15–20 % (electieve halsklierdissectie). Dit is meestal het geval bij grotere tumoren. De keuze van behandeling van halskliermetastasen is in de regel afhankelijk van die van de primaire tumor. Bij keuze voor chirurgische behandeling wordt in de regel ook een halsklierdissectie verricht. Bij T1-2N0-plaveiselcelcarcinomen van de mondholte is ook plaats voor een schildwachtklierprocedure, waarbij in eerste instantie alleen de schildwachtklier wordt verwijderd. De overige lymfeklieren worden dan alleen verwijderd indien de schildwachtklier een metastase bevat. Eventueel kan deze tweede operatie vervangen worden door radiotherapie van de halsklieren.

Radiotherapie

Radiotherapie speelt een belangrijke rol bij de behandeling van hoofd-halskanker en is in de regel meer weefselsparend dan chirurgie, maar heeft relevante andere bijwerkingen op korte, middellange en lange termijn (zie ▶ par. Techniek). Radiotherapie wordt toegepast als primaire behandeling (eventueel gecombineerd met chemotherapie, zie ▶ par. Brachytherapie) en in de postoperatieve setting (ook eventueel gecombineerd met chemotherapie).

Voorbereiding

Ter voorbereiding op de radiotherapie wordt een bestralingsplan gemaakt. Hiervoor wordt eerst een immobilisatiemasker aangemeten. De meest stabiele positie wordt bereikt met een individuele afdruk van het achterhoofd. Hoe stabieler het masker, des te kleiner de marges die moeten worden gebruikt ter compensatie van dagelijkse positievariatie. Vervolgens wordt in dit masker een planning-CT-scan gemaakt ten behoeve van delineatie van doelvolumina en gezonde weefsels en dosisberekeningen. Het ligt in de lijn der verwachting dat in de nabije toekomst de CT vaak achterwege zal kunnen worden gelaten, aangezien dan MRI-gebaseerde dosisberekening beschikbaar zal komen. Naast een planning-CT wordt dikwijls, ook in bestralingshouding met masker, een planning-MRI en/of PET-scan gemaakt met als doel een nauwkeuriger definitie te verkrijgen van uitbreiding van de primaire tumor en pathologische klieren (zie ◘ fig. 7.4). Om een zo uniform mogelijke bepaling van het doelvolume (primaire tumor en kliergebieden) en intekening van de gezonde weefsels te verkrijgen, wordt hierbij gebruikgemaakt van (inter)nationale richtlijnen [1–3].

Het is van belang dat een patiënt voorafgaand aan de bestraling gezien wordt door een tandarts dan wel kaakchirurg om de nog aanwezige dentitie te beoordelen, eventuele slechte elementen te verwijderen en fluoridebehandelingen op te starten met als doel cariës en osteoradionecrose (ORN) te voorkomen (zie ▶ par. Techniek). Als er sprake is van gewichtsverlies en/of ernstige slikklachten, wordt de patiënt voor aanvang van de behandeling gezien door de diëtist en de logopedist.

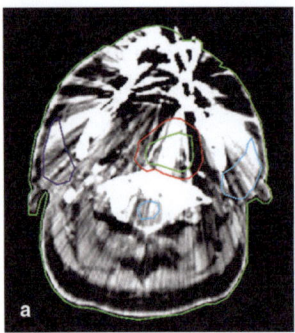 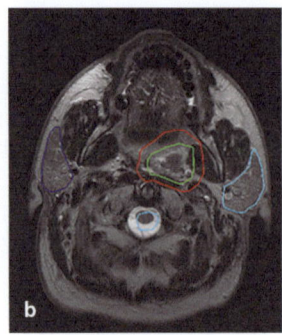 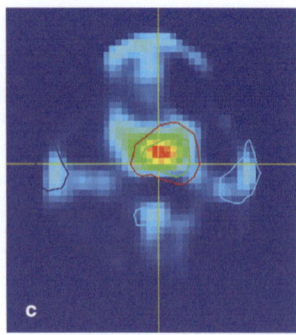

Figuur 7.4 Imaging ten behoeve van radiotherapieplanning. (**a**) CT van de hoofd-halsregio, scatter wegens amalgaamvullingen. (**b**) MR van dezelfde regio: in de tonsil links is een tumor te zien. (**c**) FDG-PET-scan: verhoogde FDG-opname in de tonsiltumor

Dosering

De dosis die gegeven wordt, hangt af van het tumorstadium en (indien er postoperatief bestraald wordt) van pathologiekenmerken van het resectiepreparaat. Bij primaire radiotherapie is 35 × 2 Gy (vijfmaal per week) met uitwendige bestraling ('external beam radiotherapy' – EBRT) een gebruikelijk schema. In de postoperatieve setting wordt in de regel vijfmaal per week 28 tot 33 × 2 Gy gegeven met EBRT. De dosis is afhankelijk van de bevindingen van het resectiepreparaat. Bij een microscopisch incomplete resectie of groei van tumor buiten het kapsel van een lymfeklier is de dosis 66 Gy, bij een krappe resectie (1–5 mm marge) is de dosis 56 Gy. Afhankelijk van het risico op lymfekliermetastasen worden de klierstations electief bestraald met een equivalente dosis van rond de 50 Gy.

Er is veel onderzoek naar de waarde van aangepaste bestralingsschema's voor de gevorderde hoofd-halstumoren [4, 5]. Met hyperfractioneren (dezelfde overall-tijd, meerdere fracties, circa 10 % hogere totaaldosis) wordt een circa 10 % hogere locoregionale controle bereikt bij dezelfde kans op complicaties. Het hoge aantal fracties is echter een belasting voor de patiënt en de radiotherapieafdeling. Geaccelereerde bestralingen worden het meest toegepast. Hierbij wordt de behandelduur verkort tot 5–7 weken bij een gelijke totaaldosis. Een kortere behandelduur leidt tot een onaanvaardbare toename in de toxiciteit. In Nederland wordt frequent gebruikgemaakt van het zogenoemde DAHANCA-schema met 35 fracties van 2 Gy in 6 weken.

Techniek

Bij het maken van het bestralingsplan wordt rekening gehouden met de tolerantiedosis van de kritieke weefsels. Met name bij neurale weefsels dient deze niet overschreden te worden. Het myelum heeft een drempelwaarde van 50 Gy. Onder deze waarde wordt zeer zelden myelumschade gezien. Bij de bestraling vanwege een nasofarynxcarcinoom of een neusbijholtetumor wordt specifiek gekeken naar de dosis in de nervus opticus, het chiasma opticum, de hersenstam en de hypofyse. Bij de overige gezonde weefsels zal altijd een afweging gemaakt moeten worden tussen een adequate coverage van het doelvolume en de dosis in de gezonde weefsels. Veel aandacht wordt besteed aan de dosis in de speekselklieren en de slikspieren om zo veel mogelijk hinderlijke dysfagie en xerostomie te voorkomen. Hiervoor wordt gebruikgemaakt van NTCP-modellen (NTCP staat voor 'Normal Tissue Complication Probability'). Een voorbeeld van een dosis-responsemodel van de parotis, gebaseerd op objectieve speekselmetingen voor en na therapie, wordt gegeven in fig. 7.5 [6].

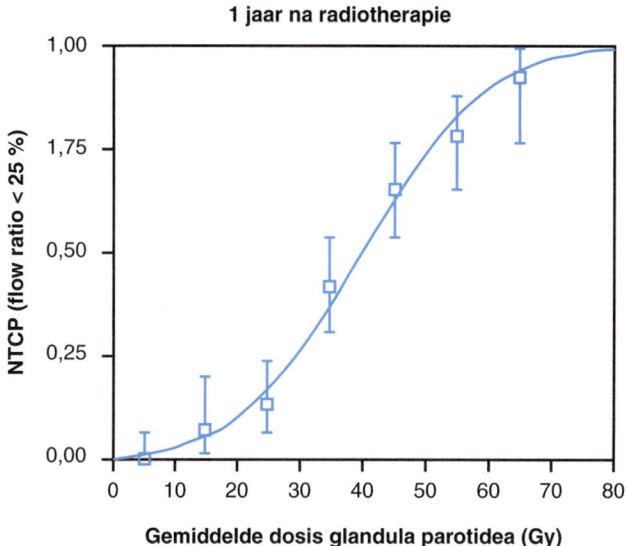
Figuur 7.5 Dosis-responsemodel parotis

Gezien de complexe geometrie van het doelgebied en de omliggende kritieke structuren is conventionele radiotherapie met statische velden al meer dan een decennium niet meer in gebruik bij hoofd-halsradiotherapie. 'Volumetric Modulated Arc Therapy' (VMAT) is momenteel de standaard in Nederland. Waar de dosimetrist bij het maken van een treatment-plan met statische velden zelf nog de veldvormen en het aantal ME bepaalde, wordt dit bij VMAT door de treatment-planningsoftware bepaald aan de hand van een door de radiotherapeut opgestelde lijst met dosisbeperkingen/-voorschriften voor de verschillende doelgebieden en kritieke structuren. De computer optimaliseert de veldvormen en andere bundelinstellingen zodanig dat de dosisverdeling zo goed mogelijk aan de beperkingen/voorschriften voldoet. De dosimetrist kan dit proces sturen door meer of minder gewicht aan de diverse doelgebieden/organen toe te kennen. De computeroptimalisatie moet hierbij meerdere keren worden uitgevoerd, hetgeen tijdrovend kan zijn. De trend van de laatste jaren is dat ook het bepalen van de gewichten van de diverse structuren wordt overgenomen door de computer (automatisch plannen). Een voorbeeld van een VMAT-plan wordt gegeven in fig. 7.6.

Omdat de hogedosisgebieden bij VMAT de doelgebieden nauw omsluiten en de anatomie bij hoofd-halsbestralingen tijdens de behandeling drastisch kan veranderen, is beeldvorming op de lineaire versneller noodzakelijk. Met behulp van dagelijkse CBCT-scans kunnen verschuivingen van de tumor/kliergebieden worden gedetecteerd en kunnen afschattingen/berekeningen worden gemaakt van de dosisveranderingen door bijvoorbeeld vermagering, tumorregressie of oedeem. Bij hoofd-halsbehandelingen geeft dit regelmatig aanleiding tot het aanpassen van het bestralingsplan (nieuwe planning-CT en treatment-plan).

Een nadeel van de CBCT is dat de weke delen suboptimaal te visualiseren zijn. De MRI is hiervoor superieur. Vandaar dat voor intekening van tumoren vaak de MRI wordt gebruikt voor delineatie van de tumor. Bij de nieuwe ontwikkelingen (▶ par. Techniek) wordt ingegaan op het gebruik van de MRI tijdens de bestraling.

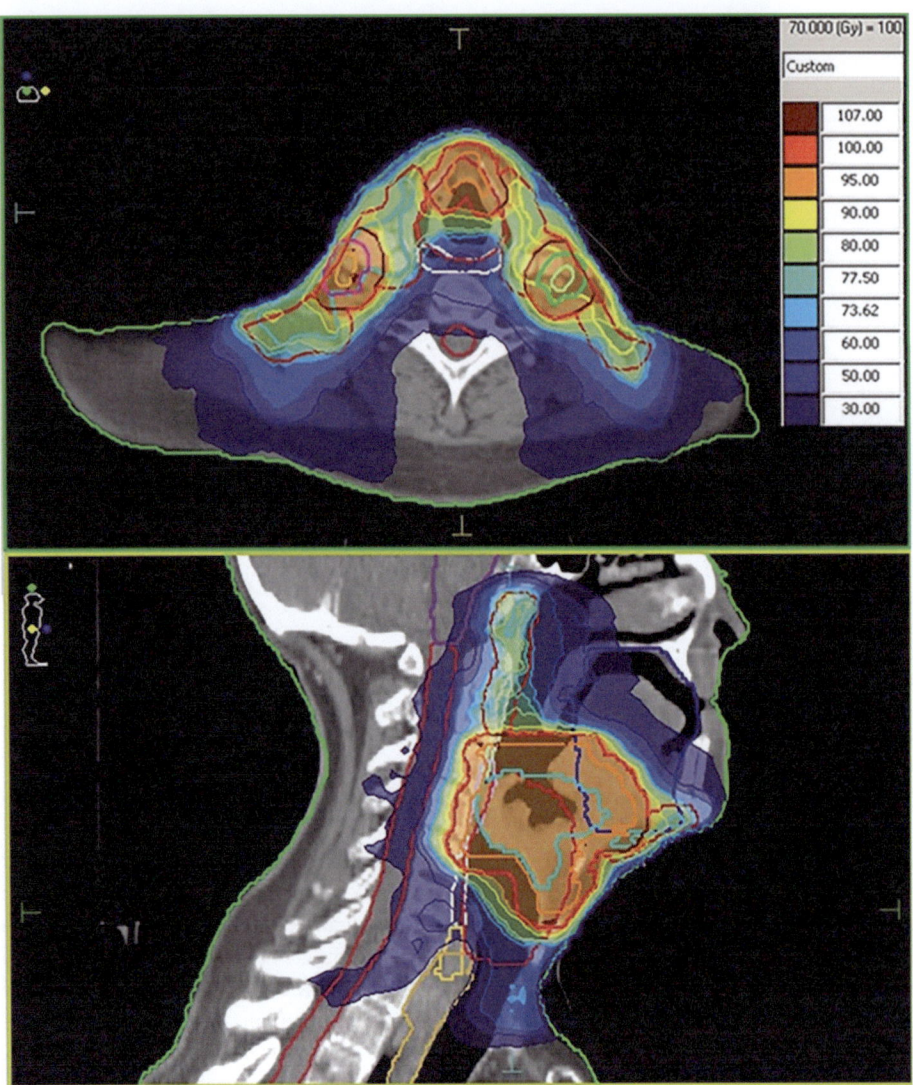

◘ **Figuur 7.6** VMAT-plan

Brachytherapie

Brachytherapie in het hoofd-halsgebied wordt toegepast voor oppervlakkige tumoren waarbij cosmetiek een rol speelt, zoals bij het vestibulum nasicarcinoom. Dit kan gebeuren middels interstitiële implantaten of een intracavitaire mould-techniek (zie ◘fig. 7.7). Zowel PDR (70 cGy per uur, 90 fracties) als HDR (bijv. 3,5 Gy, tweemaal daags tot 49 Gy) kan worden toegepast. De lokale controle is > 95 % voor T1-2-tumoren met een hoge patiëntensatisfactie [7]. Vergelijkbare resultaten worden bereikt met brachytherapie voor T1-2-lipkanker. Onder algehele dan wel lokale anesthesie worden katheters geïmplanteerd, waarna volgens schema met PDR of HDR bestraald wordt (zie ◘fig. 7.8).

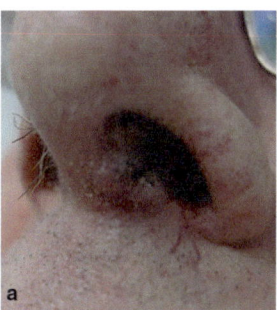 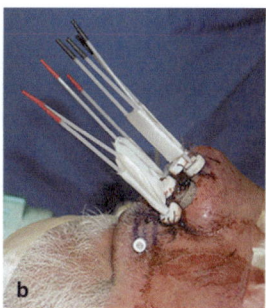 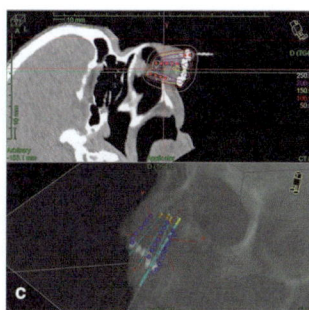

▶ **Figuur 7.7** Brachytherapie vestibulum nasicarcinoom. (**a**) Tumor in het vestibulum nasi links. (**b**) Brachytherapie: implantaat. (**c**) Dosisverdeling

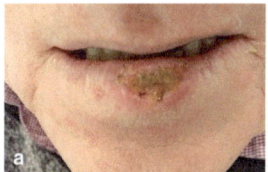 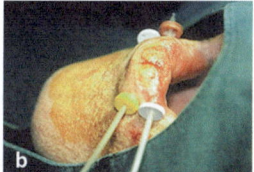 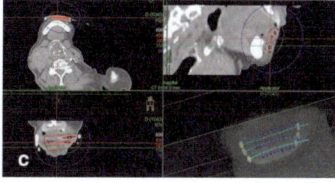

▶ **Figuur 7.8** Brachytherapie lipcarcinoom. (**a**) Plaveiselcelcarcinoom onderlip mediaan. (**b**) Brachytherapie; implantaat. (**c**) Dosisverdeling

Bijwerkingen

De bijwerkingen van radiotherapie worden bepaald door het gebied dat bestraald wordt, de gegeven radiotherapiedosis, de 'overall treatment time' en de eventuele toevoeging van systemische therapie. Er wordt onderscheid gemaakt tussen acute bijwerkingen en late bijwerkingen ten gevolge van radiotherapie. Acute bijwerkingen treden op vanaf de eerste bestraling tot 3 maanden na de laatste bestraling en zijn onder meer: roodheid (erytheem), nattende desquamatie (epidermolyse), vorming van taai slijm, smaakverlies, slikklachten (dysfagie), droge mond (xerostomie) en pijnlijke mucositis. Goede pijnstilling is essentieel, evenals aandacht voor voedselintake en gewicht. Patiënten dienen begeleid te worden door een diëtist en zodra daar aanleiding voor bestaat zal een neus-maagsonde (NMS) ten behoeve van sondevoeding geplaatst worden om zorg te dragen voor een adequate calorie-intake. Indien de verwachting is dat een sonde langdurig noodzakelijk is, kan een PEG-sonde (PEG staat voor percutane enterogastrostomie) overwogen worden voor meer patiëntencomfort. Er zijn echter aanwijzingen dat bij een NMS de slikfunctie op de langere termijn beter is. De meeste bijwerkingen verdwijnen in de periode na de radiotherapie. Echter, er bestaat kans op blijvende late bijwerkingen in de vorm van xerostomie, dysfagie, osteoradionecrose en trismus, maar ook blijvend smaakverlies, heesheid, oedeem en fibrose van de halsspieren en hypothyreoïdie. Ten gevolge van het optreden van xerostomie lopen patiënten met nog aanwezige eigen dentitie meer kans op het op cariës. Derhalve dienen zij levenslang fluoridebehandelingen te krijgen. ORN is een ernstige, vaak moeilijk te behandelen bijwerking van bestraling en resulteert in pijnklachten, trismus en zelfs fracturen van het kaakbot. Belangrijke risicofactoren voor het ontstaan van ORN zijn slechte orale hygiëne, extracties, roken en xerostomie. Ter preventie van ORN zijn adequate tandheelkundige sanering vooraf en levenslange gebitscontroles achteraf noodzakelijk.

Dankzij nieuwe radiotherapietechnieken zoals IMRT ('intensity modulated radiotherapy') en VMAT is de kans op bijwerkingen aanzienlijk gereduceerd, maar deze kunnen nog steeds een belangrijke invloed op de kwaliteit van leven van patiënten hebben.

Nieuwe ontwikkelingen

Sinds enige tijd bestaat in Nederland de mogelijkheid voor radiotherapie van hoofd-halspatiënten met behulp van protonen. De dosisafgifte van protonen verloopt volgens de (naar de uitvinder genoemde) Bragg-piek. Afhankelijk van de energie van de protonen wordt een groot deel van de dosis in de diepte afgegeven, met géén dosis achter de piek. Door de energie van de protonenbundel te variëren, kan een tumor homogeen worden bestraald. Ten opzichte van fotonen is de dosis vóór en achter de tumor lager, wat kan resulteren in minder kans op complicaties dan bij fotonentherapie. Uit planningsstudies komt naar voren dat protonentherapie bij sommige indicaties een betere keuze kan zijn, waarbij verwacht wordt dat de kans op blijvende bijwerkingen geringer is. Of dit daadwerkelijk resulteert in afname van de bijwerkingen bij hoofd-halskankerpatiënten wordt uitgezocht in prospectieve studies. Op basis van dosis-responsemodellen wordt voor de individuele patiënt geschat hoe groot de winst is van het gebruik van protonen in plaats van fotonen. Die winst bestaat vooral uit minder slikklachten en minder droge mond.

Een andere optie voor de behandeling van hoofd-halstumoren is de MR-geleide radiotherapie. Met een combinatie van een MRI en lineaire versneller (MRL) is het mogelijk voor en tijdens de radiotherapie de tumor en risicostructuren zichtbaar te maken en te volgen. Daar waar bij de conventionele radiotherapie in het algemeen het veld niet wordt aangepast tijdens de behandeling, kunnen bij het gebruik van de MRL niet alleen de marges voor de positie-onnauwkeurigheid worden verkleind, maar kan ook de bestraling worden aangepast op basis van de waargenomen veranderingen in de tumorgrootte en -positie (beweging) en functionele veranderingen (diffusiegewogen MRI). De mogelijke afname van het risico op complicaties en/of toename in tumorcontrole zal in prospectieve studies moeten worden aangetoond.

Chemotherapie

Chemotherapie kan bij hoofd-halstumoren in verschillende stadia worden toegepast:
- als inductiechemotherapie bij grote tumoren om een verbeterde lokale controle te bereiken,
- gelijktijdig met radiotherapie ('concomitante chemoradiotherapie') om het radiotherapeutisch effect te potentiëren;
- als adjuvante therapie na chirurgie, in combinatie met radiotherapie;
- als palliatieve levensverlengende therapie.

Op dit moment is inductiechemotherapie in Nederland geen standaardbehandeling.

Het doel van het gelijktijdig toedienen van chemotherapie en radiotherapie is gebruik te maken van het radiosensitiserende effect van veel cytostatica, om op die manier een zodanige verbetering van de lokale en regionale controle te bewerkstelligen dat daarmee ook de overleving significant verbetert en de kans op orgaanpreservatie wordt vergroot. In diverse vergelijkende studies en in enkele meta-analyses is aangetoond dat toevoeging van cisplatine aan radiotherapie leidt tot een betere locoregionale tumorcontrole en tot een betere algehele overleving dan radiotherapie alleen (circa 8 %). Dit is de behandeling van keuze bij de meeste lokaal uitgebreide hoofd-halstumoren. De toxiciteit van deze chemoradiotherapie is echter aanzienlijk, met ernstige mucocutane toxiciteit bij ongeveer 75 % van de patiënten. Een zeer actief ondersteunend beleid met analgetica, gebitsverzorging en zo nodig voeding via een neus-maag- of gastrostomiesonde is dan ook een voorwaarde om een dergelijke behandeling uit te voeren. Patiënten in slechte algemene toestand of met veel comorbiditeit kunnen beter met alleen radiotherapie worden behandeld. Boven een leeftijd van 70 jaar wordt geen meerwaarde meer gezien van de concomitante chemoradiatie. Voor patiënten die cisplatine bevattende concomitante chemoradiotherapie niet verdragen (bijv. vanwege een gestoorde nierfunctie, gehoorverlies of compromitterende comorbiditeit) is er een minder toxisch alternatief beschikbaar. Daarbij wordt gebruikgemaakt van de synergie tussen radiotherapie en een chimerisch IgG1 monoklonaal antilichaam (cetuximab) gericht tegen de epidermale groeifactorreceptor (EGFR). Deze receptor wordt in meer dan 90 % van de gevallen tot expressie gebracht bij plaveiselcelcarcinomen in het hoofd-halsgebied. In klinisch vergelijkend onderzoek is aangetoond dat cetuximab het effect van radiotherapie versterkt.

Voor palliatieve en mogelijk levensverlengende chemotherapie wordt verwezen naar ▶ par. 7.9.

7.1.6 Follow-up

Zorgvuldige follow-up is om verschillende redenen van belang. In de eerste plaats is de follow-up gericht op de detectie van locoregionale recidieven. Mits tijdig ontdekt en afhankelijk van de locatie kunnen deze nog curatief worden behandeld. Aangezien de meerderheid van de recidieven binnen twee jaar na de oorspronkelijke behandeling ontstaat, is frequente follow-up gedurende deze periode aangewezen. In de tweede plaats is de follow-up gericht op de detectie van tweede primaire tumoren. In de derde plaats is het belangrijk om de patiënt te begeleiden bij het omgaan met de langetermijngevolgen van de verschillende behandelingen. In Nederland worden patiënten met hoofd-halskanker doorgaans tot vijf jaar na de behandeling gecontroleerd.

7.2 Neus en neusbijholten

> **Kernpunten**
> - Tumoren van de neus en neusbijholten zijn zeer zeldzaam.
> - Klachten lijken op een 'gewone' sinusitis, waardoor tumoren doorgaans pas laat worden ontdekt.
> - Door de nabijheid van andere belangrijke structuren heeft behandeling in dit gebied vaak ingrijpende gevolgen voor de functie en de esthetiek.

7.2.1 Anatomie

Onder de neus en neusbijholten verstaan we het slijmvlies van de neusholte (inclusief bodem, laterale wand en septum) en de verschillende neusbijholten: sinus maxillaris, sinus frontalis, sinus ethmoidalis en sinus sfenoidalis (zie ◘ fig. 7.9).

Doorgroei in de omliggende structuren kan leiden tot betrokkenheid van het gehemelte, de huid, de orbita, de pterygoïdplaten, de schedelbasis en het brein.

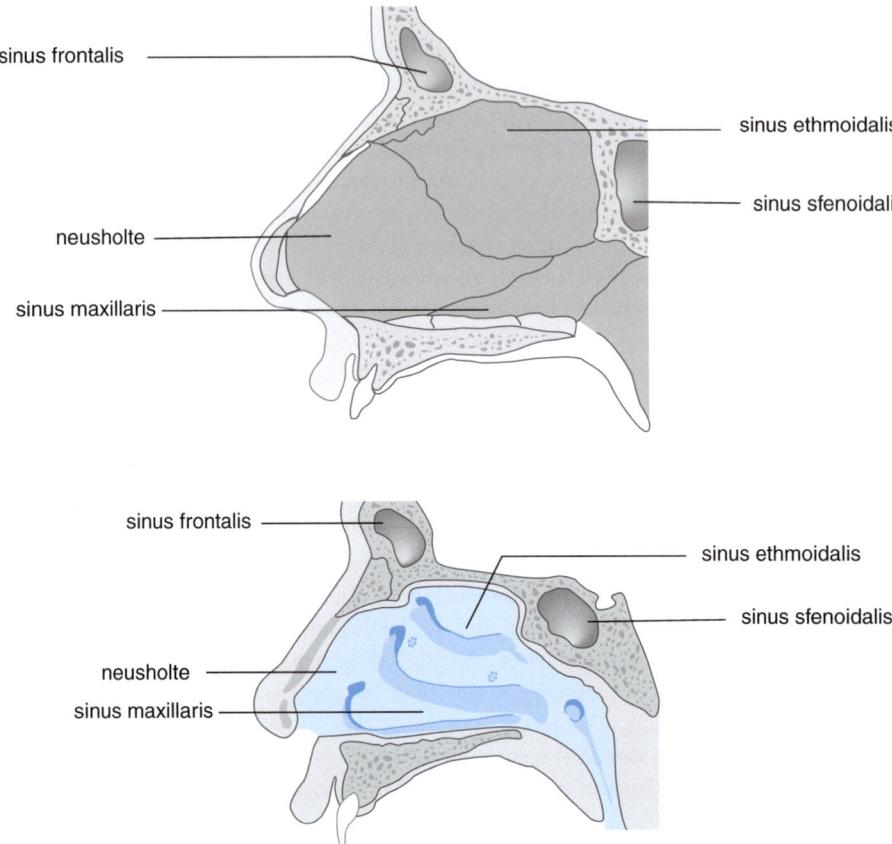

■ **Figuur 7.9** Anatomie van de neus en neusbijholten

7.2.2 Klinische presentatie

Helaas zijn de eerste symptomen bij tumoren van de neus en neusbijholten dezelfde als bij sinusitis: eenzijdige aangezichtspijn, neusobstructie en pusafvloed, al dan niet met bijmenging van bloed. Vaak presenteert de patiënt zich wanneer het proces door de benige begrenzing van de maxilla is gebroken (dikke wang, hoogstand van het oog of een zwelling in de mond) of zich binnen het holtesysteem sterk heeft uitgebreid. Dan kunnen ook dubbelbeelden en visusklachten optreden.

Zowel de lymfogene als de hematogene metastasering komt zelden voor.

Het is bij dergelijke patiënten van belang de tumor zo radicaal mogelijk te verwijderen en de patiënt levenslang te controleren.

7.2.3 Behandeling

Door de nauwe relatie met omliggende essentiële structuren zoals het oog, de schedelbasis en het brein is de behandeling van deze tumoren vaak lastig. Zowel chirurgie als bestraling in dit gebied heeft functioneel en esthetisch ingrijpende gevolgen. Tumoren van de neus en neusbijholten worden in eerste instantie behandeld middels endoscopische chirurgie, al dan niet ondersteund door operatienavigatieapparatuur, en vaak gevolgd door radiotherapie. Bij verdere uitbreiding dient een partiële of totale maxillectomie te worden verricht. Bij beperkte tumoren van het vestibulum nasi is behandeling met brachytherapie een zeer elegante methode waarbij de anatomie van de neus behouden wordt (zie ▶par. Brachytherapie) en een maximaal cosmetisch resultaat wordt bereikt.

Indien nodig kan een craniofaciale resectie worden uitgevoerd om ook grote tumoren radicaal te kunnen verwijderen. In sommige centra wordt de combinatie van operatie (Denker-procedure) en het herhaald lokaal appliceren van chemotherapie (5-fluorouracil) toegepast.

7.2.4 Prognose

Het beloop is sterk afhankelijk van het histologische type van het carcinoom. Recidieven van plaveiselcelcarcinoom doen zich meestal binnen twee jaar voor en zijn zelden alsnog curatief behandelbaar. Bij adenocarcinoom kan zich echter ook meer dan vijf jaar na de oorspronkelijke behandeling nog een lokaal recidief voordoen. Behandeling daarvan kan zinvol zijn: soms wordt weer een jarenlange klachtenvrije periode bereikt.

7.3 Lippen en mondholte

> **Kernpunten**
> - Een derde van de hoofd-halstumoren komt voor in de lippen en mondholte.
> - Kleine tumoren zijn goed in opzet curatief te behandelen.
> - Plaveiselcelcarcinoom van de mondholte wordt voorafgegaan door een premaligne afwijking (dysplasie) die zich klinisch presenteert als erythroplakie of leukoplakie.
> - Signaalsymptomen: niet genezende zweertjes, uitstralende oorpijn naar één kant, loszittende gebitselementen of gebitsprothese die niet meer gedragen kan worden.

7.3.1 Anatomie

De mondholte wordt aan de ventrale zijde afgesloten door de lippen alwaar ter hoogte van het lippenrood de bekledende mucosa overgaat in de huid. Er wordt in de mondholte onderscheid gemaakt tussen de volgende subsites: lippenrood van onder- en bovenlip; wangslijmvlies (buccale mucosa); voorste twee derde deel van de tong; mondbodem; gingiva van onder- en bovenkaak; palatum durum en trigonum retromolare. Naar posterieur gaat de mondholte over in de orofarynx (zie ◘fig. 7.10).

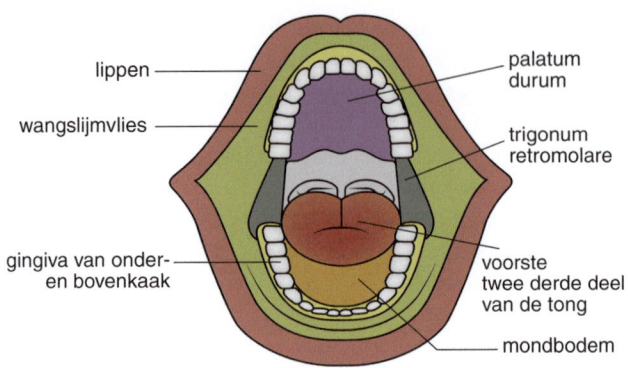

□ Figuur 7.10 Anatomie van de lippen en de mondholte

7.3.2 Klinische presentatie

Maligne tumoren van lippenrood en mondholte zijn in overgrote meerderheid plaveiselcelcarcinomen, en ontstaan in het bekledende plaveiselepitheel. Daarnaast kunnen zich in de mondholte maligniteiten van submucosale speekselkliertjes, mucosale melanomen en sarcomen (bot en spier) presenteren, almede uitingsvormen van maligne lymfomen.

Pijnklachten ontstaan door ulceratie en door ingroei in dieper gelegen structuren. De differentiaaldiagnose is vrij omvangrijk en bij verdenking moet histopathologisch onderzoek altijd uitsluitsel geven.

7.3.3 Behandeling

Chirurgie, al dan niet gevolgd door radiotherapie, is de primaire behandeling voor carcinomen van de lip en de mondholte. Voor een carcinoom van de lip kan brachytherapie als enkelvoudige radiotherapeutische behandeling uitkomst bieden met een goed functiebehoud en een zeer fraai cosmetisch resultaat (zie ▶ par. Brachytherapie).

Na chirurgie kan aanvullend worden behandeld middels radiotherapie of chemoradiotherapie, zoals beschreven in ▶ par. Radiotherapie en Chemotherapie.

Bij aangetoonde halskliermetastasen zal altijd een therapeutische halsklierdissectie (HKD) gecombineerd worden met de resectie van de primaire tumor. Indien er geen aantoonbare halskliermetastasen zijn, maar specifieke eigenschappen van de primaire tumor een verhoogd risico op occulte metastasen opleveren, kan electieve HKD worden uitgevoerd of een schildwachtklierprocedure volgen.

Chirurgische verwijdering van mondholtetumoren gaat gepaard met verlies van weefsel, met als gevolg mutilaties en verlies van functie. Derhalve worden de ablatieve oncologische procedures gecombineerd met plastische reconstructies

7.3.4 Prognose

De prognose van het carcinoom van lippen en mondholte vertoont een sterke correlatie met het TNM-classificatie. Ook hierbij spelen leeftijd en comorbiditeit een rol.

7.4 Nasofarynx

> **Kernpunten**
> - Nasofarynxtumoren komen vooral voor bij mensen van Aziatische, Indonesische of Noord-Afrikaanse afkomst en zijn in Nederland vrij zeldzaam.
> - Nasofarynxtumoren kunnen worden veroorzaakt door het Epstein-Barr-virus.
> - Chronische unilaterale otitis media met effusie kan duiden op de aanwezigheid van een tumor in de nasofarynx.
> - Gezien de locatie presenteren patiënten zich vaak pas in een vergevorderd stadium.

7.4.1 Anatomie

De nasofarynx bevindt zich in het gebied achter de neusholte tot aan het niveau van het zachte gehemelte (palatum molle) (zie ◘fig. 7.1). De buis van Eustachius mondt uit in de zijwand van de nasofarynx. Door de locatie nabij de schedelbasis is er bij een nasofarynxcarcinoom vaak betrokkenheid van de hersenzenuwen of zelfs naar intracranieel.

7.4.2 Klinische presentatie

Tumoren in de nasofarynx zijn relatief zeldzaam in Nederland en komen met name voor bij mensen van Aziatische, Indonesische of Noord-Afrikaanse afkomst. De symptomatologie wordt bepaald door de anatomische verhoudingen van de nasofarynx ten opzichte van de neus, de buis van Eustachius en de schedelbasis, en de aanwezigheid van een uitgebreid netwerk van lymfevaten. De ziekte kan zich manifesteren door bloedverlies uit de neus, neusverstopping, bloederig slijm achter in de keel, hardnekkige tubaire catarre (otitis serosa), hersenzenuwuitval (vooral van de nervi V, VI en X) of een (vaak pijnloze) zwelling in de hals. Circa 25 % van de patiënten heeft bij binnenkomst intracraniële doorgroei of radiologische destructie van de schedelbasis en bijna 80 % heeft halskliermetastasen. Vaak is een pijnloze zwelling van een of meer halsklieren het enige symptoom waarmee een patiënt zich presenteert. Metastasen op afstand worden op dat moment in niet meer dan 5 % van de gevallen aangetoond.

7.4.3 Behandeling

De behandeling van het nasofarynxcarcinoom bestaat uit radiotherapie (70 Gy in 35 fracties) waarbij naast de tumor in de nasofarynx tevens de halsklieren worden bestraald. Stadium I-II-tumoren worden behandeld met primaire radiotherapie. Bij de uitgebreidere tumoren wordt systemische therapie in de vorm van cisplatine aan de behandeling toegevoegd. Door de ligging van deze tumoren en hun nabijheid ten opzichte van kritische structuren is de rol van chirurgie zeer beperkt. Over het algemeen zijn nasofarynxcarcinomen zeer radiosensitief, maar bij uitbreiding richting de schedelbasis en naar intracranieel kan het nodig zijn de bestralingsdosis aan te passen om onacceptabele toxiciteit te voorkomen die kan leiden tot visusverlies of hersenzenuwuitval. Andere bekende toxiciteit van de behandeling betreft gehoorverlies door hogedosisradiotherapie ter plaatse van de cochlea en visusverlies door bestraling op de nervus opticus en chiasma. Een zeer zeldzame maar ernstige bijwerking is radionecrose van de temporaalkwab.

7.4.4 Prognose

De prognose wordt voornamelijk bepaald door de lokale uitbreiding van de tumor en de aanwezige lymfeklieruitzaaiingen. Globaal is voor de vroege stadia (T1 en T2) de vijfjaarsoverleving 70-90 % en voor de gevorderde stadia (T3-T4) 40-60 %. Wanneer de tumor lokaal recidiveert, is curatie meestal niet mogelijk gezien de slechte benaderbaarheid voor chirurgie. Patiënten die zich presenteren met een gevorderd N-stadium hebben een hoger risico op het ontwikkelen van hematogene metastasen.

7.5 Orofarynx

> **Kernpunten**
> - Orofarynxtumoren kunnen worden veroorzaakt door roken, overmatig alcoholgebruik en het humaan papillomavirus (HPV).
> - De prognose van HPV-geassocieerde tumoren is gunstiger dan die van andere orofarynxtumoren.
> - De behandeling van orofarynxtumoren bestaat voornamelijk uit radiotherapie, hoewel combinaties met andere modaliteiten mogelijk zijn.

7.5.1 Anatomie

De orofarynx bevindt zich posterieur van de mondholte en wordt aan de craniale zijde begrensd door de nasofarynx en aan de caudale zijde door de larynx/hypofarynx. De verschillende structuren van de orofarynx omvatten de tonsilloge, de tongbasis, de gehemeltebogen, het palatum molle en de laterale/posterieure farynxwanden (zie ◘fig. 7.11).

7.5.2 Klinische presentatie

Roken is een belangrijke risicofactor voor het ontstaan van kwaadaardige tumoren in de orofarynx. De afgelopen decennia is echter sprake van een sterke toename van orofarynxtumoren die zijn gerelateerd aan het humaan papillomavirus (HPV). In de Verenigde Staten is op dit moment de overgrote meerderheid van de orofarynxtumoren HPV-gerelateerd. Een belangrijke risicofactor hiervoor is orale seks. Patiënten met een orofarynxtumor presenteren zich vaak met keelpijn (eventueel met uitstralende pijn naar het oor), moeite met slikken of een (vaak pijnloze) zwelling in de hals. Trismus door ingroei in de masseter of pterygoïd-spieren en problemen met praten door ingroei in de tong kunnen late symptomen van een orofarynxtumor zijn. Meestal is de tumor gelokaliseerd in de tonsilloge (70 %), dan

7.5 · Orofarynx

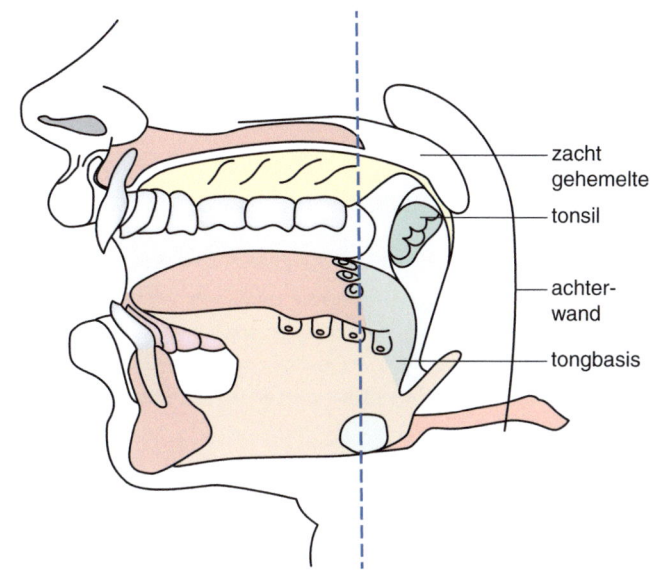

Figuur 7.11 Anatomie van de orofarynx

wel in de tongbasis (20 %) of het palatum molle (10 %). Meer dan 60 % heeft reeds halskliermetastasen. Hematogene metastasen treden over het algemeen pas laat in het verloop van de ziekte op.

7.5.3 Behandeling

De behandeling van het orofarynxcarcinoom bestaat voornamelijk uit radiotherapie (70 Gy in 35 fracties), waarbij naast de tumor in de orofarynx tevens de halsklieren worden bestraald. Bij een selecte groep kleine orofarynxcarcinomen is chirurgie een alternatief. Bij de meer uitgebreidere tumoren wordt systemische therapie in de vorm van cisplatine dan wel cetuximab aan de behandeling toegevoegd. Van de eerdergenoemde bijwerkingen van radiotherapie bij hoofd-halstumoren zijn met name droge mond en slikklachten aan de orde.

7.5.4 Prognose

De prognose wordt voornamelijk bepaald door de lokale uitbreiding van de tumor en de aanwezige lymfeklieruitzaaiingen. Daarnaast spelen HPV-infectie en roken een belangrijke factor. Wanneer de tumor niet gerelateerd is aan een HPV-infectie is de prognose nog steeds zeer matig met een vijfjaarsoverleving van minder dan 50 %. De prognose van HPV-gerelateerde orofarynxtumoren is een stuk beter met een vijfjaarsoverleving van 80 %. Wanneer bij deze patiënten geen sprake is van roken, loopt deze zelfs nog verder op. De gunstigere prognose van HPV-gerelateerde orofarynxtumoren is de reden voor de aparte TNM-classificatie. Wellicht zullen deze patiënten in de toekomst een minder belastende behandeling krijgen.

Wanneer de tumor lokaal recidiveert, is curatie meestal niet mogelijk gezien de slechte benaderbaarheid voor chirurgie. Indien er slechts sprake is van terugkeer van ziekte in de halsklieren is een halsklierdissectie soms nog mogelijk.

7.6 Larynx

> **Kernpunten**
> - Bij langer bestaande heesheid dient altijd onderzoek van de larynx plaats te vinden.
> - Larynxtumoren worden vrijwel altijd veroorzaakt door roken.
> - Kleine larynxtumoren komen relatief vaak voor en hebben doorgaans een goede prognose.

7.6.1 Anatomie

De anatomische begrenzingen van het strottenhoofd lopen van het strottenklepje (epiglottis) tot 1 cm onder de stembanden (subglottisch) (zie ◘fig. 7.1). De andere verschillende onderdelen van de larynx omvatten de arytenoïden, aryepiglottische plooien, valse en ware stembanden, en sinus van Morgagni (zie ◘fig. 7.12). Er wordt onderscheid gemaakt tussen de supraglottis (epiglottis, arytenoïden, aryepiglottische plooi, valse stemband), de glottis (ware stemband, processus vocalis) en de subglottis. Deze indeling is van belang voor de TNM-classificatie.

7.6.2 Klinische presentatie

De symptomatologie van het larynxcarcinoom is direct afhankelijk van de plaats van de tumor in de larynx (zie ◘fig. 7.1).

Glottische tumoren komen het meest voor, gevolgd door supraglottische tumoren.

Een zeer kleine glottische afwijking veroorzaakt al heesheid, zodat deze tumoren vaak in een vroeg stadium gediagnosticeerd worden. Veel ongunstiger is de situatie bij de supraglottische tumoren: deze tumoren geven pas bij aanzienlijke omvang klachten. Het belangrijkste symptoom is daarbij meestal pijn in de keel bij slikken, die vaak uitstraalt naar het oor aan de aangedane zijde (referred pain). Wanneer de tumor groter wordt, kunnen heesheid en stridor ontstaan en kan de beweeglijkheid van de larynx afnemen. De patiënt gaat zich dan ook verslikken, waardoor hoestbuien ontstaan en er een risico is op pneumonie.

Niet zelden bezoekt de patiënt de arts omdat hij een halskliermetastase heeft opgemerkt, zonder dat duidelijke keelklachten bestaan. Subglottische tumoren zijn zeldzaam.

Hematogene uitzaaiing vindt bij larynxcarcinomen doorgaans pas zeer laat in het verloop van de ziekte plaats, dat wil zeggen wanneer lokaal en regionaal uitgebreide afwijkingen aanwezig zijn, en dan nog slechts in een minderheid van de gevallen. Voorkeurslocaties zijn de longen en het skelet.

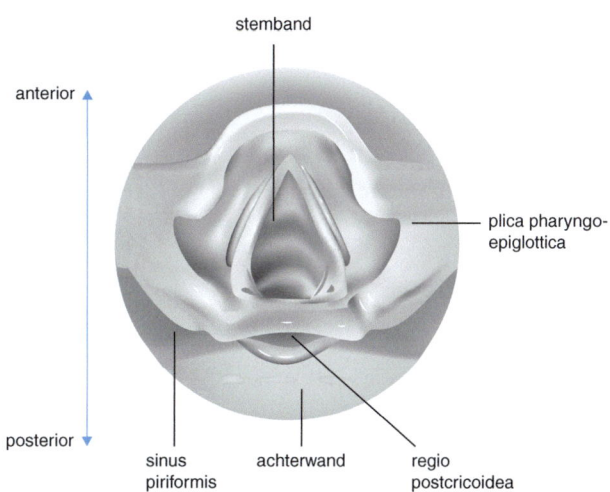

Figuur 7.12 Anatomie van de larynx en de hypofarynx

7.6.3 Behandeling

De kleine glottische larynxcarcinomen (T1 – T2) met ongestoorde beweeglijkheid van de stemband kunnen goed worden behandeld middels chirurgie of radiotherapie. Electieve behandeling van de halsklieren is niet geïndiceerd. Operatieve behandeling houdt meestal een endoscopische excisie met behulp van de CO_2-laser in. Met radiotherapie worden vergelijkbare resultaten geboekt en kan in sommige gevallen middels een klein veld heel selectief alleen de aangedane stemband worden bestraald ('single vocal cord radiotherapy'), waardoor de morbiditeit beperkt is [8].

Een belangrijk voordeel van de laserbehandeling is dat deze kort duurt en door de patiënten goed wordt verdragen, terwijl bestraling meerdere weken in beslag neemt. Een ander voordeel is dat radiotherapie achter de hand gehouden kan worden voor eventueel later optredend recidief of een tweede tumor in het hoofd- en halsgebied.

T1-T2 supraglottische tumoren worden in het algemeen bestraald, waarbij beiderzijds electief de halsklieren in het veld worden opgenomen.

Het beleid bij grotere (T3-T4) larynxcarcinomen is afhankelijk van de functie van de larynx. Het verlies van de eigen stem betekent een ernstige mutilatie. Daarom wordt, indien sprake is van een nog functionerende larynx (intacte slik- en luchtweg) en geen groei van de tumor door het schildkraakbeen, gekozen voor een larynx sparende therapie. Afhankelijk van het tumorvolume kan de keus vallen op geaccelereerde radiotherapie of behandeling middels concomitante chemoradiotherapie. De larynx kan in ongeveer 60–80 % van de gevallen worden gespaard. De overleving wordt door deze niet-chirurgische benadering niet negatief beïnvloed. De complicaties op korte en lange termijn zijn echter aanzienlijk, zoals beschreven in ▶ par. Techniek. Ook stenose van de larynx en de slokdarmingang komt in 10–20 % voor, met als gevolg een permanente tracheotomie en de noodzaak tot blijvende sondevoeding via een PEG-sonde.

Bij uitgebreide destructie van het larynxskelet, extralaryngeale uitbreiding of veel functionele problemen voorafgaand aan de behandeling verdient primaire chirurgie middels een totale laryngectomie (TLE) de voorkeur. Hierbij wordt het volledige larynxskelet verwijderd, waarna een permanent tracheostoma in de hals wordt aangelegd.

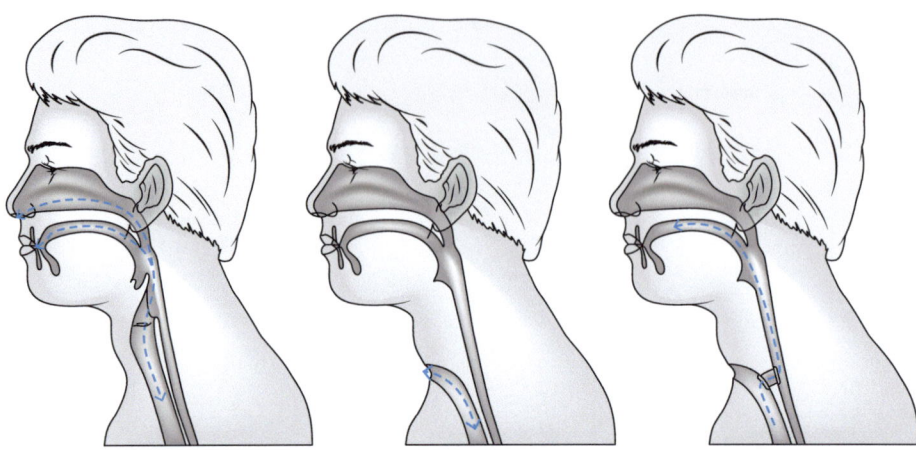

Figuur 7.13 Status na totale laryngectomie met spraakprothese in situ. Bij afsluiting van de tracheostoma komt de uitademingslucht via het knoopje in de farynx

Na een TLE is revalidatie van de stem door gebruik van zogenoemde spraakprothesen vaak heel goed mogelijk. Deze prothesen – men spreekt ook wel van spraakknoopjes – worden direct na het uitnemen van de larynx tussen trachea en slokdarm geplaatst (zie fig. 7.13). Zij laten bij de uitademing lucht van trachea naar slokdarm door, terwijl een klepmechanisme verhindert dat secreties uit de slokdarm in de trachea lopen. Een nadeel is dat de stoma met de vinger moet worden afgesloten om te kunnen spreken en dat deze prothesen na een tijd gaan lekken en dus moeten worden vervangen. Daar staat als belangrijk voordeel tegenover dat de kwaliteit van de prothesespraak natuurlijker is dan die van de slokdarmspraak.

De slokdarmstem wordt ontwikkeld uit het geluid dat bij boeren ontstaat. De patiënt wordt aangeleerd lucht in te nemen en deze onmiddellijk weer te laten gaan. Voor gevallen waarin prothesespraak noch slokdarmspraak lukt, bestaat de mogelijkheid tot het gebruik van een kunstmatige hulplarynx.

7.6.4 Prognose

In vergelijking met het merendeel van de hoofd-halstumoren heeft het larynxcarcinoom een relatief gunstige prognose: voor alle locaties en stadia tezamen is de vijfjaarsoverleving circa 65 %. Mits tijdig ontdekt, kunnen lokale of regionale recidieven vaak nog curatief worden behandeld.

7.7 Hypofarynx

> **Kernpunten**
> - Hypofarynxtumoren veroorzaken slikklachten en gewichtsverlies, en soms stemklachten.
> - Hypofarynxtumoren worden vaak pas in een gevorderd stadium ontdekt en hebben doorgaans een relatief slechte prognose.

7.7 · Hypofarynx

7.7.1 Anatomie

Tot de hypofarynx wordt het gedeelte van de tractus digestivus tussen de plica pharyngo-epiglottica craniaal en de onderzijde van het cricoïd caudaal gerekend (zie ◘fig. 7.1, 7.12), waarbij drie gebieden worden onderscheiden: de sinus piriformis, de achterwand en de regio postcricoidea.

7.7.2 Klinische presentatie

Het hypofarynxcarcinoom heeft ongeveer dezelfde symptomatologie als het supraglottische larynxcarcinoom (zie par. Klinische presentatie hiervoor): pijn in de keel bij slikken, uitstralend naar het oor aan de aangedane zijde, verhoogde slijmproductie in de keel en soms heesheid. Klachten treden meestal echter pas in een later stadium op, waardoor bij het eerste onderzoek in 60–70 % van de gevallen een halskliermetastase wordt gevonden. Slikklachten zorgen vaak voor verminderde intake, waardoor deze patiënten zich over het algemeen in een verslechterde algemene toestand presenteren.

7.7.3 Behandeling

Kleine tumoren in de hypofarynx zonder halskliermetastasen worden doorgaans behandeld met radiotherapie of eventueel laserexcisie. Bij grote tumoren (T3 of hoger) en bij bewezen halskliermetastasen is concomitante chemoradiotherapie bij patiënten jonger dan 70 jaar de aangewezen behandeling.

In geval van eerdere bestraling, uitgebreide aantasting van het thyroïdkraakbeen of de verwachting dat met chemoradiotherapie onvoldoende functioneel resultaat (spreken, ademhalen, slikken) kan worden bereikt, vindt chirurgie plaats. Daarnaast heeft chirurgie een belangrijke rol als salvagebehandeling bij residu of recidief na (chemo)radiotherapie.

De operatie houdt ten minste een laryngo-faryngectomie in, met 'en bloc' meenemen van de regionale kliergebieden. Bij circa de helft van de patiënten is na verwijdering van het tumorproces primaire sluiting van de farynx en slokdarm niet meer mogelijk, zodat de continuïteit van de voedselweg moet worden gereconstrueerd. Het lukt na dergelijke operaties niet altijd een bevredigende spraakrevalidatie tot stand te brengen.

7.7.4 Prognose

De prognose van het hypofarynxcarcinoom is slecht, ook na uitgebreide chirurgie gevolgd door bestraling of chemoradiatie. Voor de gehele groep patiënten ligt de vijfjaarsoverleving onder de 40 %.

7.8 Speekselklieren

> **Kernpunten**
> – De histopathologie van speekselklieren is zeer divers.
> – Behandeling bestaat uit chirurgie met nabestraling op indicatie.

7.8.1 Anatomie

Er worden twee categorieën speekselklieren onderscheiden:
1. de bilateraal gelegen grote speekselklieren: glandula parotidea, glandula submandibularis en glandula sublingualis;
2. de vele kleine speekselklieren, verspreid onder het slijmvlies van de mondholte, de neus en neusbijholten, de larynx en de farynx.

De speekselklieren hebben een nauwe anatomische relatie met omgevende structuren die bepalend is voor de symptomatologie.

7.8.2 Klinische presentatie

Een zwelling van een speekselklier kan diffuus of circumscript zijn. Een diffuse zwelling betreft de gehele klier of een gedeelte ervan, soms met de tijd wisselend in grootte. Spontane pijn of pijn bij aanraking van een zwelling die in enige weken is ontstaan, wijst in de richting van een ontstekingsproces. Een gelokaliseerde, circumscripte, vast aanvoelende zwelling wordt meestal door een nieuwvorming veroorzaakt.

Een speekselkliertumor kan in omliggende structuren groeien en destructie van weke delen, bot en huid veroorzaken. Vooral het adenoïdcystische carcinoom is berucht om de eigenschap zich via weefselspleten en langs zenuwbanen ver in de omgeving uit te breiden.

Er bestaan 24 histopathologische subtypes van de speekselkliertumoren. Lymfogene metastasen worden bij ongeveer 30 % van de maligne speekselkliertumoren waargenomen, vooral in de submandibulaire, subdigastrische en jugulaire klieren, en in de klieren hoog in de achterste halsdriehoek (zie ◘ fig. 7.4). Hematogene uitzaaiing vindt plaats naar de longen en de lever, en, vooral bij het adenoïdcystische carcinoom, naar het skelet. De kans op het optreden van klier- en afstandsmetastasen is afhankelijk van het tumortype, het tumorstadium en de locatie van de tumor.

Van alle speekselkliertumoren is 80 % gelokaliseerd in de glandula parotis, 10 % in de glandula submandibularis, 1 % in de glandula sublingualis en 10 % in de kleine speekselklieren. De meerderheid van tumoren van parotisspeekselklieren is goedaardig (pleiomorf adenoom of Warthin-tumor). De kans op maligne ontaarding van het pleiomorf adenoom gedurende het leven is 5–10 %. Toename van de groeisnelheid is een symptoom van maligne ontaarding, evenals uitval van de n. facialis en doorgroei in de huid. Een pleiomorf adenoom presenteert zich als een goed te bewegen knobbeltje dat in het verloop van jaren groeit en geen klachten veroorzaakt.

7.8 · Speekselklieren

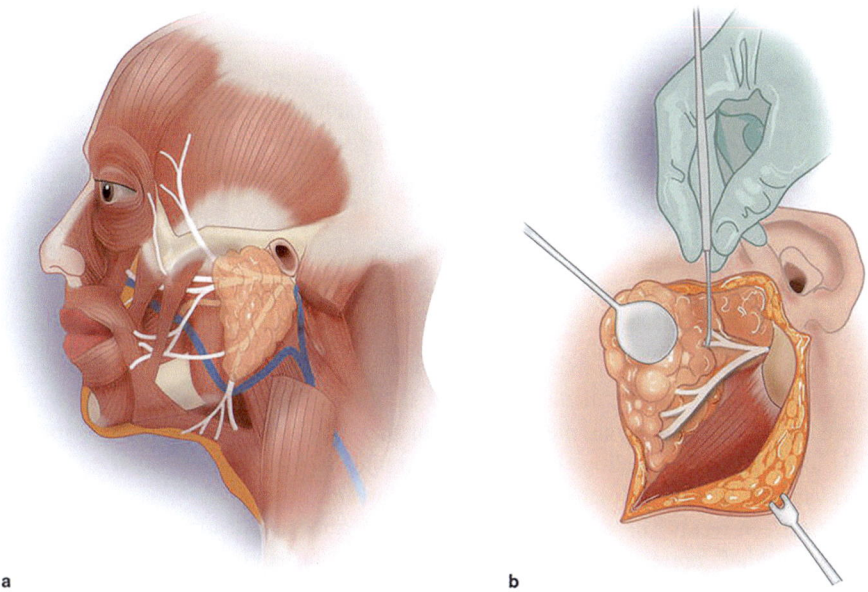

Figuur 7.14 (a) Anatomie van de glandula parotis en de n. facialis; (b) idem, oppervlakkige parotidectomie

Maligne tumoren groeien in de regel snel (maanden), veroorzaken vaak pijn en zijn meestal vast van consistentie. Indien er paralyse van takken van de n. facialis of van de gehele zenuw dan wel een duidelijke trismus (mondklem) is ontstaan, of als er sprake is van doorgroei in de huid of kauwspieren, gaat het vrijwel zeker om een maligne proces.

Metastasen van huidtumoren in het hoofd-halsgebied komen betrekkelijk vaak in de parotis voor en dienen te worden meegenomen in de differentiële diagnose van een zwelling in de parotis.

De meerderheid van tumoren van de kleine speekselklieren is maligne. Deze tumoren zijn meestal klein, vast-elastisch en submucosaal gelegen en veroorzaken geen of slechts geringe klachten. Zij komen vooral voor op het palatum en kunnen het bot aantasten.

7.8.3 Behandeling

De definitieve diagnose wordt door histologisch onderzoek gesteld. Dat betekent meestal een verwijdering van de gehele speekselklier. Behandeling van een tumor in de glandula parotis bestaat uit een oppervlakkige of subtotale parotidectomie met sparen van de n. facialis (zie ◘fig. 7.14). Alleen als de n. facialis preoperatief is uitgevallen, moet de n. facialis worden opgeofferd.

Bij tumoren van de glandula submandibularis en de glandula sublingualis wordt de gehele klier verwijderd. Bij een tumor die uitgaat van een kleine intraorale speekselklier wordt een ruime lokale excisie uitgevoerd.

De indicatie voor en de dosering van postoperatieve radiotherapie zijn afhankelijk van de bevindingen van het operatiepreparaat. Voor intermediate risicogebieden wordt 60 Gy gegeven en voor hoog risico 66 Gy in 33 fracties, vijfmaal per week [9].

7.8.4 Prognose

De prognose is sterk afhankelijk van het histologische tumortype en van de grootte van de tumor, pijn, zenuwuitval, ingroei in de huid en het aantal halskliermetastasen. Patiënten met een laaggradig carcinoom hebben een twintigjaarsoverleving van 90 % (bijvoorbeeld acinaircelcarcinoom), maar patiënten met een hooggradig carcinoom hebben een vijfjaarsoverleving van slechts 35 % (bijvoorbeeld 'salivary duct carcinoma').

7.9 Palliatie van de patiënt met hoofd-halskanker

Er is een groep patiënten met hoofd-halskanker die op zich een te cureren tumor heeft, maar vanwege comorbiditeit en een matig tot slechte conditie geen uitgebreide curatieve behandeling aankan. Bij deze groep kan, met als doel langdurige palliatie, worden gekozen voor een beperkt locoregionaal bestralingsveld zonder bestraling van electieve gebieden en een kort schema van bijvoorbeeld 16 fracties van 3,13 Gy in 4 weken.

Wanneer een recidief op de plaats van de primaire tumor (lokaal recidief) of in de hals (regionaal recidief) optreedt, is een patiënt soms nog in opzet curatief te behandelen met lokale therapie, te weten chirurgie en/of radiotherapie. In een aanzienlijk deel van de gevallen is curatie echter niet meer haalbaar. Patiënten die metastasen op afstand ontwikkelen, meestal in de longen en minder frequent in de lever of het skelet, zijn evenmin te genezen. Andere patiënten zien dermate op tegen de behandeling dat zij om die reden geen behandelwens hebben. In het algemeen hebben patiënten die om een van bovenstaande redenen niet behandeld worden een mediane levensverwachting van rond de 6 maanden, hoewel er een grote spreiding in levensverwachting is.

Palliatie is van groot belang bij de vaak kwetsbare patiënt met hoofd-halskanker. Door een locoregionaal recidief kunnen neuropathische pijn, bloedingen, trismus, moeite met praten, foetor ex ore, slikproblemen en verslikken met als gevolg aspiratiepneumonie ontstaan. Soms treedt hersenzenuwuitval op. Bij een tumor met een open wond en ingroei in een bloedvat bestaat een risico op een plotse forse bloeding ('blow-out'), die fataal kan zijn. Daarnaast kampen deze patiënten met bijwerkingen van de eerdere (chemo)radiotherapie, te weten droge mond of juist veel slijmproductie, smaakverlies, heesheid, bestralingscariës, fibrose, trismus en gehoorverlies. Een groot deel van de patiënten heeft veel klachten door comorbiditeit, ontstaan door roken en alcoholgebruik, en psychosociale problemen. Aandacht voor al deze klachten en facetten is ook in deze fase van groot belang.

Bij patiënten die lokale klachten hebben in de vorm van pijn, bloedingen of zenuwuitval kan wanneer daar nog ruimte voor is palliatieve radiotherapie worden overwogen. Voor patiënten met een korte levensverwachting wordt gestreefd naar korte schema's. Veelgebruikte schema's zijn 6 × 6 Gy, tweemaal per week, of bij een wat langere levensverwachting 10-13 × 3 Gy.

In geval van recidief of metastasen van een hoofd-halscarcinoom kan systemische therapie palliatie bieden. Combinatiechemotherapie leidt tot hogere responskansen dan 'single-agent' chemotherapie, maar leidt ook tot meer bijwerkingen. De combinatie van cisplatine, 5-FU en cetuximab (een antilichaam tegen de epidermale groeifactorreceptor) leidt tot een toename in de mediane overleving ten opzichte van alleen cisplatine of 5-FU (mediaan van 7,4 naar 10,1 maanden). Ook neemt de kans op een respons toe (van 20 % tot 36 %). Deze combinatie is op dit moment de enige die overlevingswinst heeft aangetoond. Omdat in dit schema ook cisplatine en 5-FU worden gegeven, zijn de bijwerkingen fors en kan dit alleen toegepast worden bij patiënten in een goede conditie. Monotherapie leidt tot minder bijwerkingen, maar ook tot een lagere responskans en biedt geen overlevingsvoordeel.

Recentelijk is aangetoond dat wanneer patiënten gefaald hebben op platinum bevattende chemotherapie, de behandeling met een monoclonaal antilichaam gericht tegen de PD1-receptor (nivolumab) bij een beperkte groep patiënten leidt tot overlevingswinst. Deze behandeling gaat in het algemeen gepaard met aanzienlijk minder toxiciteit dan combinatiechemotherapie. Recentelijk is ook de behandeling met immunotherapie in eerste lijn onderzocht. Deze lijkt een overlevingsvoordeel te geven ten opzichte van de patiënten met combinatiechemotherapie in een geselecteerde groep.

Literatuur

1. Grégoire V, Levendag P, Ang KK, Bernier J, Braaksma M, Budach V, et al. CT-based delineation of lymph node levels and related CTVs in the node-negative neck: DAHANCA, EORTC, GORTEC, NCIC, RTOG consensus guidelines. Radiother Oncol. 2003;69(3):227–36.
2. Grégoire V, Evans M, Le QT, Bourhis J, Budach V, Chen A, et al. Delineation of the primary tumour Clinical Target Volumes (CTV-P) in laryngeal, hypopharyngeal, oropharyngeal and oral cavity squamous cell carcinoma: AIRO, CACA, DAHANCA, EORTC, GEORCC, GORTEC, HKNPCSG, HNCIG, IAG-KHT, LPRHHT, NCIC CTG, NCRI, NRG Oncology, PHNS, SBRT, SOMERA, SRO, SSHNO, TROG consensus guidelines. Radiother Oncol. 2018;126(1):3–24.
3. Brouwer CL, Steenbakkers RJ, Bourhis J, Budach W, Grau C, Grégoire V, et al. CT-based delineation of organs at risk in the head and neck region: DAHANCA, EORTC, GORTEC, HKNPCSG, NCIC CTG, NCRI, NRG Oncology and TROG consensus guidelines. Radiother Oncol. 2015;117(1):83–90.
4. Kaanders JH, Van der Kogel AJ, Ang KK. Altered fractionation: limited by mucosal reactions? Radiother Oncol. 1999;50(3):247–60.
5. Lacas B, Bourhis J, Overgaard J, Zhang Q, Grégoire V, Nankivell M, et al. Role of radiotherapy fractionation in head and neck cancers (MARCH): an updated meta-analysis. Lancet Oncol. 2017;18(9):1221–37.
6. Dijkema T, Raaijmakers CP, Ten Haken RK, Roesink JM, Braam PM, Houweling AC, et al. Parotid gland function after radiotherapy: the combined michigan and utrecht experience. Int J Radiat Oncol Biol Phys. 2010;78(2):449–53.
7. Czerwinski MD, Van Leeuwen RGH, Kaanders JHAM, Zwijnenburg EM, Lipman D, et al. Image guided brachytherapy for cancer of the nasal vestibule: local control and cosmesis. Int J Radiat Oncol Biol Phys. 2019;103(4):913–21.
8. Al-Mamgani A, Kwa SL, Tans L, Moring M, Fransen D, Mehilal R, Verduijn GM, Baatenburg de Jong RJ, Heijmen BJ, Levendag PC. Single vocal cord irradiation: image guided intensity modulated hypofractionated radiation therapy for T1a glottic cancer: early clinical results. Int J Radiat Oncol Biol Phys. 2015;93(2):337–43.
9. Terhaard CHJ, Lubsen H, Rasch CRN, Levendag PC, Kaanders JHAM, Tjho-Heslinga RE. The role of radiotherapy in the treatment of malignant salivary gland tumors. Int J Radiat Oncol Biol Phys. 2005;61(1):103–11.

Websites

► www.kankerregister.org: kankerregistratie in België.
► www.ikcnet.nl: kankerregistratie in Nederland.
► richtlijnendatabase.nl/richtlijn/hoofd-halstumoren.

Neurologische tumoren

L.J.A. Stalpers, E.M.T. Dieleman en W.P. Vandertop

8.1 Inleiding – 171
8.1.1 Epidemiologie van hersentumoren – 171
8.1.2 Etiologie en risicofactoren – 171
8.1.3 Klachten en symptomen – 173
8.1.4 Diagnose – 173
8.1.5 Pathologie – 173

8.2 Gliomen – 174
8.2.1 Diagnose – 174
8.2.2 Behandeling – 175
8.2.3 Prognose – 177
8.2.4 Kwaliteit van leven – 178

8.3 Embryonale tumoren: medulloblastoom – 178
8.3.1 Behandeling – 179
8.3.2 Prognose – 179

8.4 Meningeomen – 179
8.4.1 Epidemiologie – 179
8.4.2 Diagnose – 179
8.4.3 Behandeling – 180
8.4.4 Prognose – 181
8.4.5 Meningeaal hemangiopericytoom – solitary fibrous tumor – 181
8.4.6 Hemangioblastoma – 182

8.5 Hypofysetumoren – 182
8.5.1 Diagnose – 182
8.5.2 Behandeling – 183
8.5.3 Acromegalie – 184
8.5.4 Prolactinoom – 185
8.5.5 Ziekte van Cushing – 185

© Bohn Stafleu van Loghum is een imprint van Springer Media B.V., onderdeel van Springer Nature 2020
L. van Zadelhoff, P. Thysebaert, R. B. Keus, en A. A. Froma, *Radiotherapie bij de oncologische patiënt*,
https://doi.org/10.1007/16013_2020_27

8.6	**Craniopharyngeoom – 185**	
8.6.1	Diagnose en behandeling – 185	
8.6.2	Prognose en late bijwerkingen – 186	
8.7	**Hersenmetastasen – 186**	
8.7.1	Epidemiologie – 186	
8.7.2	Diagnose – 186	
8.7.3	Behandeling – 187	
8.8	**Spinale tumoren – 188**	
8.8.1	Diagnose – 188	
8.8.2	Behandeling en prognose – 188	
8.9	**Wervelmetastasen – 188**	
	Literatuur – 190	

8.1 Inleiding

Primaire tumoren van het centrale zenuwstelsel zijn relatief zeldzaam; metastasen in de hersenen, de wervels en het spinale kanaal komen veel voor. De neuro-oncologie houdt zich bezig met een groep zeer verschillende tumoren, waarvoor verschillende indelingen worden gebruikt:
- naar lokalisatie: hersentumoren (intra-axiaal, extra-axiaal, hypofyse), tumoren van het ruggenmerg en tumoren van het perifere zenuwstelsel;
- naar oorsprong: primaire tumoren versus metastasen;
- naar histologisch karakter: kwaadaardige versus goedaardige tumoren;
- naar histologische classificatie [1, 2];
- naar moleculair-genetisch profiel.

8.1.1 Epidemiologie van hersentumoren

In Nederland werd in 2018 de diagnose primaire hersentumor bij ruim 2.700 patiënten histologisch vastgesteld [3–6]. Bij een derde (ongeveer 1.000 patiënten) van deze groep ging het om een glioblastoma multiforme (GBM). De diagnose meningeoom werd in 2018 ruim 800 keer gesteld. Daarbij werden patiënten met uitsluitend een radiologisch vermoeden niet meegeteld, en deze groep betreft mogelijk nog eens eenzelfde aantal patiënten. In hetzelfde jaar werden bijna 400 patiënten met een hypofysetumor geopereerd.

De grootste neuro-oncologische groep wordt gevormd door patiënten met hersenmetastasen, een diagnose die elk jaar bij ongeveer 3.500 patiënten met kanker wordt gesteld (tab. 8.1) [7].

8.1.2 Etiologie en risicofactoren

Voor de meeste primaire hersentumoren bestaat geen aanwijsbare oorzaak [8]. Bestraling van de hersenen in de kindertijd is de belangrijkste bekende risicofactor geassocieerd met het ontstaan van hersentumoren op volwassen leeftijd. Het gaat dan meestal om patiënten die op jonge leeftijd radiotherapie kregen vanwege een hersentumor of een tumor in het hoofd-halsgebied. Het risico op een tweede primaire hersentumor ligt voor deze groep tussen 4 % en 10 % en het gaat dan meestal om een meningeoom en minder vaak om een glioom of

Tabel 8.1 Incidentie van hersentumoren in Nederland in 2018 [3–6]

Lokalisatie	Nieuwe gevallen	
	Aantal	Per 10^5 inwoners
hersenen	1.500	9,0
hersenvliezen (meningeomen)	800	5,0
ruggenmerg	60	0,3
hypofyse	400	2,5
hersenmetastasen	~3.500	~18

Tabel 8.2 Zeldzame erfelijke syndromen met een verhoogd risico op hersentumoren

Syndroom	Geassocieerde tumoren	Genetisch defect
Li Fraumeni-syndroom	borstkanker, wekedelensarcoom, hersentumoren, osteosarcoom, bijniercarcinoom	TP53-mutatie
tubereuze sclerose	giant cell astrocytoma en verhoogd risico op niercelcarcinoom	TSC1-mutatie (Chr 9) of TSC 2-mutatie (Chr 16)
neurofibromatosis type 1 (Von Recklinghausen)	opticus glioom, brughoektumoren, perifere neurofibromen, opticus glioom, meningeoom	neurofibrominmutatie (RAS pathway)
neurofibromatosis type 2	acousticus neurinoma (schwannoom), meningeoom	mutaties in Merlin-gen
Von Hippel Lindau-syndroom	haemangioblastoma	mutatie in VHL-gen
Turner-syndroom	meningeoom, kinderhersentumor	45X (ontbreken van een X-chromosoom)
Turcot-syndroom	glioblastoma, medulloblastoom, darmpoliepen en colorectaal carcinoom	type Lynch: MLH1- en PMS2-mutatie type FAP: APC-genmutatie
Gorlin-syndroom	basaalcelcarcinoom; medulloblastoma	PTCH1-mutatie
Cowden-syndroom	gangliocytoom, borstkanker, schildkliercarcinoom	PTEN-mutatie

Tabel 8.3 Tumoren van het zenuwstelsel volgens de WHO-indeling van 2016 [1]

1	tumoren van neuro-epitheliale oorsprong, met name gliomen, neuronale tumoren, meer primitieve 'embryonale' tumoren en mengvormen hiervan
2	tumoren van craniale en spinale zenuwen
3	tumoren uitgaande van de hersenvliezen (meningen)
4	hematopoëtische tumoren (met name lymfomen)
5	kiemceltumoren
6	cysten en tumorgelijkende aandoeningen
7	tumoren in het gebied van de sella turcica
8	lokale uitgroei van regionale tumoren
9	metastasen
10	tumoren van de hypofyse

een sarcoom [9–11]. De meeste hersentumoren zijn echter niet geassocieerd met voorgaande bestraling, en de meeste kinderen die vanwege kanker werden bestraald op de hersenen ontwikkelen op volwassen leeftijd geen hersentumor.

Een aantal zeldzame erfelijke syndromen en genetische afwijkingen is geassocieerd met een verhoogd risico op hersentumoren (◨tab. 8.2). Bijna altijd treedt een hersentumor 'sporadisch' op, dit wil zeggen: zonder dat er aanwijzingen zijn voor een verhoogde kans op hersentumoren in de familie.

8.1.3 Klachten en symptomen

De symptomen die kunnen passen bij een hersentumor kunnen globaal in drie typen verdeeld worden:
1. prikkelingsverschijnselen: tintelingen of epilepsie;
2. neurologische uitval door verdringing of invasie van zenuwweefsel: verlammingen, gevoelsverlies, uitval van hogere hersenfuncties (cognitie, spraak, geheugen);
3. tekenen van verhoogde intracraniële druk: hoofdpijn, misselijkheid, duizeligheid en bewustzijnsdaling.

Bij 40 % van de patiënten met een glioom werd dit ontdekt na een epileptisch insult. Meningeomen, die van buitenaf op de hersenen drukken, kunnen zich zowel met epilepsie als met neurologische uitval presenteren. Hoofdpijn komt weliswaar vaak voor bij alle hersentumoren, maar is een weinig specifiek symptoom.

8.1.4 Diagnose

Bij het vermoeden van een hersentumor kan met radiologie een diagnose met grote waarschijnlijkheid gesteld worden. 'Magnetic resonance imaging' (MRI) is dan te verkiezen boven computertomografie (CT-scan), omdat afwijkingen in de weke delen beter te zien zijn met MRI. Voor afwijkingen in de schedel en voor een snelle beoordeling van intracraniële bloedingen blijft CT nodig.

Voor een definitieve diagnose is bijna altijd weefseldiagnose nodig, gecombineerd met typering van moleculaire afwijkingen. Bij tumoren die goed te bereiken zijn, heeft de combinatie met een neurochirurgische resectie de voorkeur; bij moeilijk bereikbare of risicovolle tumorlokalisaties kan een stereotactisch (3D-genavigeerd) biopsie genomen worden.

8.1.5 Pathologie

Histologische indeling

In de afgelopen eeuw was de indeling van hersentumoren gebaseerd op het beeld onder de microscoop. ◨Tabel 8.3 geeft een overzicht van de hersentumoren volgens de World Health Organisation (WHO) op basis van de histologie. In 2016 werd de WHO-classificatie aangevuld met moleculair genetisch onderzoek [1, 2].

Moleculair genetisch onderzoek

Naast de klassieke histologische diagnose wordt moleculair genetisch onderzoek steeds belangrijker voor een juiste diagnose en inschatting van de prognose van een hersentumor [12, 13].

Het DNA bevat de genen die coderen voor eiwitten; deze eiwitten hebben lange namen met abstracte afkortingen (zoals IDH, MGMT en EGFR). In de moleculair-genetische diagnostiek gaat het vooral om het vaststellen van (1) het ontbreken van genen (deleties), (2) fouten in de genen (mutaties of epigenetische afwijkingen, in het bijzonder hypermethylering) of (3) vermenigvuldigingen van het aantal genen (amplificaties). Het gen en het eiwitproduct hebben meestal dezelfde naam en het is soms dan ook lastig om het jargon van pathologen te begrijpen.

In dit hoofdstuk worden alleen de moleculair-genetische afwijkingen vermeld die van klinisch belang zijn.

8.2 Gliomen

8.2.1 Diagnose

Het glioom is de meest voorkomende primaire hersentumor, en onder de gliomen komen kwaadaardige glioblastomen weer het meest voor (zie ◘tab. 8.4). Gliomen ontstaan uit het gliale steunweefsel in de hersenen. Afhankelijk van het type glia-cel wordt onderscheid gemaakt tussen astrocytomen, oligodendrogliomen en ependymale tumoren. Gemengde 'oligo-astrocytomen' bevatten delen met kenmerken van een astrocytoom naast delen met kenmerken van een oligodendroglioom. Genetische classificering is vooral bij de graad III-astrocytomen van belang voor de prognose en de keuze van behandeling.

Astrocytoom

Het astrocytoom graad I is bijna altijd een pilocytair astrocytoom op de kinderleeftijd, die na resectie een goede prognose heeft. Met toename van de WHO-graad neemt de prognose af (zie ◘tab. 8.4). De optimale behandeling van het graad II-astrocytoom staat ter discussie: afwachten, radiotherapie of resectie. Het graad IV-astrocytoom of glioblastoma multiforme is het meest voorkomende glioom, met helaas ook de slechtste prognose, ondanks een zo radicaal mogelijke resectie gevolgd door radiotherapie met chemotherapie.

Oligodendroglioom

Oligodendrogliomen vormen ongeveer 30 % van alle gliomen, tonen ook een diffuus infiltratieve groeiwijze en worden in twee graden ingedeeld. Oligodendrogliomen reageren doorgaans goed op zowel radiotherapie als chemotherapie en hebben een betere prognose dan astrocytomen. Typische oligodendrogliomen hebben in twee van de drie gevallen een gecombineerd verlies van de korte arm van chromosoom 1 en de lange arm van chromosoom 19. Oligodendrogliale tumoren met dergelijke complete 1p/19q co-deletie hebben een betere prognose dan tumoren zonder die deletie.

Tabel 8.4 Gliomen: voorkomen en prognose

WHO-Indeling	Type	Relatief voorkomen	Piekleeftijd	Indicatie voor radiotherapie	Levensverwachting
graad I	pilocytair astrocytoom	2 %	kinderen	zelden	20–40 jaar
graad II	laaggradig astrocytoom	8 %	~35 jaar	soms (in studie)	10 jaar
graad III	anaplastisch astrocytoom	20 %	50 jaar	vaak	3–5 jaar
graad IV	glioblastoma multiforme	70 %	>50 jaar	bijna altijd	1 jaar

Ependymoom

Ependymomen zijn relatief zeldzaam bij volwassenen en komen wat vaker voor bij kinderen. Ze tonen meestal een relatie met de wand van het ventrikelsysteem of met de canalis centralis in het ruggenmerg, structuren die normaliter bekleed zijn met ependymcellen. Aan de meeste ependymomen wordt op basis van het histologisch beeld maligniteitsgraad 2 of 3 toegekend, maar sommige speciale varianten, zoals het subependymoom en het myxopapillair ependymoom, zijn minder agressief (WHO-graad 1). Een voorkeurslokalisatie van ependymomen bij kinderen is de bodem van het vierde ventrikel.

8.2.2 Behandeling

Neurochirurgie

Neurochirurgie is zowel nodig voor een definitieve diagnose als voor snelle verlichting van symptomen. Bij graad II- tot IV-gliomen zijn een radicale resectie en genezing vanwege de diffuse groei in de omliggende hersenen zelden mogelijk [14]. Bij graad II-tumoren met een diffuse groei op de MRI wordt dan ook wel gekozen voor een afwachtend beleid, waarbij chirurgie, radiotherapie en chemotherapie achter de hand worden gehouden voor een eventuele toename van de klachten. Bij meer gelokaliseerde en afgrensbare gliomen wordt steeds vaker geprobeerd om een zo radicaal mogelijke resectie te verrichten waarbij de patiënt wakker blijft tijdens de operatie opdat schade aan kritische hersenfuncties kan worden beperkt [15–17].

Radiotherapie

Postoperatieve radiotherapie is geïndiceerd bij het glioblastoom (graad IV) en het anaplastisch astrocytoom (graad III). De gebruikelijke dosis is 60 Gy in 30 fracties van 2,0 Gy of 59,4 Gy in 33 fracties van 1,8 Gy, gegeven in zes tot zeven weken en veelal gecombineerd met chemotherapie (temozolomide) tijdens en na de radiotherapie.

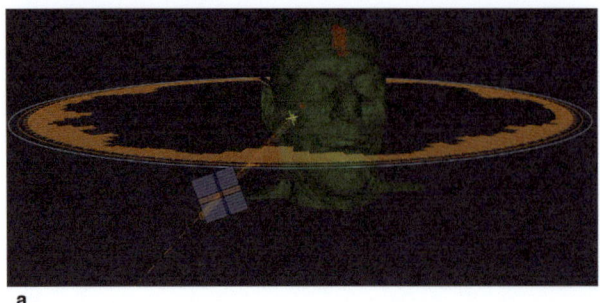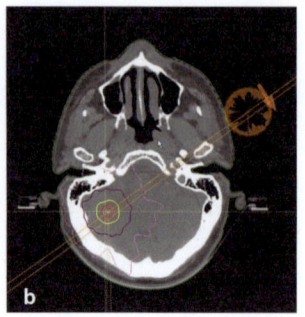

Figuur 8.1 Stereotactisch radiotherapie van een man met een hersenmetastase van longkanker.
(**a**) Arc-rotatie therapie van de kleinste metastase rechts in de kleine hersenen. De schijf rond het hoofd geeft alle bestralingsposities tijdens de rotatiebehandeling, met grafische weergave van de stralingsintensiteit per bundelpositie. (**b**) Dosisverdeling voor stereotactische bestraling van de kleine metastase. De geplande dosis op het PTV (rode cirkel) is 21 Gy in één fractie

Bij oudere patiënten en bij patiënten in een slechte conditie wordt bestraling meestal in een korter tijdsbestek gegeven, bijvoorbeeld 28 Gy in fracties van 7 Gy of 40–45 Gy in fracties van 2,5–3,0 Gy. De tumorrespons van de korte schema's is vergelijkbaar met die van het langere schema, maar mogelijk zijn de bijwerkingen op langere termijn ernstiger [18]. Bij oudere patiënten > 70 jaar kan ook worden overwogen om alleen een palliatieve behandeling met chemotherapie (temozolomide) te geven.

Radiotherapie van laaggradige astrocytomen is weliswaar effectief om klachten en symptomen te bestrijden, maar onduidelijk is of vroege behandeling een overlevingswinst geeft of dat kan worden gewacht totdat de tumor groeit en (toename van) klachten geeft [19]. De gebruikelijke dosis bij laaggradige gliomen is 54 Gy in fracties van 1,8 Gy in zes weken tijd.

De precisie van de radiotherapie is de afgelopen jaren sterk verbeterd dankzij technologische ontwikkelingen:

- betere lokalisatie: hersentumoren kunnen nauwkeuriger afgebeeld worden dankzij nieuwe MRI-technieken, eventueel aangevuld met PET-scan;
- hogere 'conformaliteit': de combinatie van moderne computersoftware en verfijnde randapparatuur maakt nauwkeurige bestraling van ingewikkelde vormen van tumoren mogelijk, terwijl het normale hersenweefsel zo veel mogelijk gespaard blijft. Op basis hiervan zijn nieuwe technieken ontwikkeld, zoals stereotactische bestraling (Gamma Knife ©, CyberKnife © of 'linac based'), 'intensity modulated radiotherapy' (IMRT) en rotatietherapie (Rapid Arc ©, VMAT®) (fig. 8.1) [20];
- 'image-guided position verification': de moderne bestralingsapparaten (lineaire versnellers of linacs) zijn uitgerust met beeldvormende apparatuur, zoals CT-scan of MRI, waarmee de positie van de patiënt tijdens de bestraling gecontroleerd en gecorrigeerd kan worden;
- protonenbestraling heeft vergeleken met de conventionele bestraling het kernfysisch voordeel dat de stralendosis preciezer op een klein volume kan worden afgegeven.
De precisie en het radiobiologisch effect kunnen nog verder verbeterd worden met andere atoomkernen, zoals die van helium, lithium en koolstof. Dit voordeel is van nut bij tumoren die direct tegen de hersenstam of het ruggenmerg aan zijn gelegen, zoals

bij chordomen van de schedelbasis. Bij craniospinale bestraling kan met protonen de bestralingsdosis in de thorax en het abdomen beperkt worden. Voor grotere, onregelmatig gevormde tumoren (zoals de meeste hersentumoren) is protonenbestraling meestal minder geschikt. Ook de aanwezigheid van metaal, bijvoorbeeld titaniumschroeven na craniotomie, is een contra-indicatie voor bestraling met protonen.

Chemotherapie

Chemotherapie en nieuwe geneesmiddelen spelen een steeds belangrijkere rol in de behandeling van gliomen. Dankzij toevoeging van temozolomide aan de radiotherapie is de tweejaarsoverleving van patiënten met een glioblastoom verbeterd van 11 % naar 26 % [21]. De meeste overlevingswinst werd gevonden bij relatief jonge patiënten (<60 jaar) in een goede conditie ('Karnofsky performance status' (KPS) >70 %) en bij patiënten met tumoren waarbij de promotor van het *MGMT*-gen geïnactiveerd is [22]. Iets minder dan de helft van de glioblastomen wordt hierdoor gekenmerkt, en van de patiënten met dergelijke tumoren leeft na vier jaar nog bijna 20 % na de gecombineerde behandeling van chirurgie, radiotherapie en chemotherapie.

Moleculair-genetische diagnostiek is vooral belangrijk bij patiënten met een anaplastisch glioom (graad III). In het bijzonder bij patiënten met een graad III-oligodendroglioom waarbij sprake is van een 1p/19q-verlies verbetert chemotherapie direct na de radiotherapie de overleving. Ook bij het anaplastisch astrocytoom zonder 1p/19q-verlies maar met een IDH1-mutatie verbetert adjuvante chemotherapie de prognose [23]. Echter, als er geen sprake is van 1p/19q-verlies en IDH1-mutatie, dan is het nut van chemotherapie na de radiotherapie twijfelachtig.

Bij laaggradige gliomen (graad II) is er geen voordeel van het toevoegen van chemotherapie aan de chirurgie en radiotherapie. Moleculair-genetische typering heeft wel prognostische waarde; ook bij deze gliomen is een 1p/19q-verlies met een IDH1-mutatie gunstig voor de prognose. Onduidelijk is echter of toevoeging van chemotherapie de prognose verbetert na alleen chirurgie of radiotherapie.

Bij een recidief glioom na uitgebreide chirurgie en radiotherapie is chemotherapie een goede palliatieve optie.

8.2.3 Prognose

Het glioblastoma multiforme is een kwaadaardige tumor met ondanks alle behandelingen een slechte prognose. ◘ Figuur 8.2 laat de overlevingscurve zien; de sterfte binnen één jaar is 50 %, de mediane overleving bedraagt tien maanden en de vijfjaarsoverleving is ongeveer 5 % [24]. Naast de histologische diagnose zijn de conditie en de leeftijd van de patiënt de belangrijkste prognostische factoren.

Anaplastische astrocytomen hebben een mediane overleving van drie tot vier jaar, bij patiënten met 1p/19q-verlies en een IDH1-mutaie kan dat oplopen tot 12–14 jaar.

De prognose van de zeldzamere laaggradige gliomen (WHO-graad II) is aanzienlijk gunstiger (maar toch overlijdt ongeveer 50 % van de patiënten binnen 10 jaar) en nog beter bij patiënten bij wie de tumor radicaal kon worden verwijderd [17].

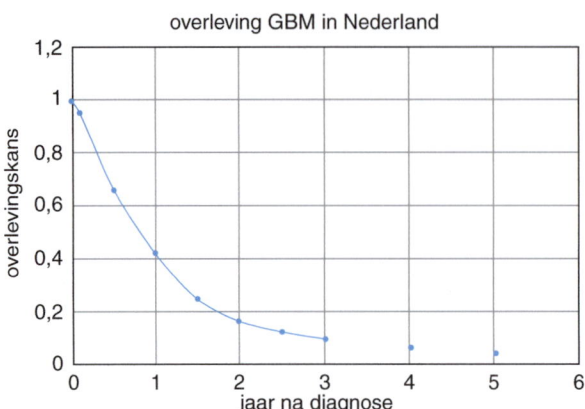

☐ **Figuur 8.2** Overlevingscurve van 2.409 Nederlandse patiënten met een glioblastoom behandeld van 2011 tot en met 2014 [24]

8.2.4 Kwaliteit van leven

Patiënten met een kwaadaardige hersentumor worden niet alleen geconfronteerd met een slechte prognose, maar houden bovendien veel last van neurologische klachten, cognitieve en sociale beperkingen, en hebben een grote zorgbehoefte [25]. Het is niet duidelijk hoe groot de cognitieve schade is die wordt aangericht door radiotherapie of door de tumor, neurochirurgie en medicatie. Bovendien worden de bestralingstechnieken steeds beter en kunnen kritische structuren zoals de hippocampus (geheugenfunctie) steeds beter gespaard worden.

Cognitieve beperking kan veroorzaakt worden door de tumor zelf, door de ermee gepaard gaande epilepsie, door de anti-epileptische medicatie en door de behandeling van de tumor [26]. Vooral na radiotherapie van grote hersenvolumes met een hoge fractiedosis (>2 Gy per dag) zijn complicaties beschreven (leuko-encefalopathie) met toenemende vergeetachtigheid, concentratiestoornissen, loopstoornissen en mictieproblemen [18]. De behandelmogelijkheden van hersenschade zijn beperkt en patiënten blijven levenslang aangewezen op een netwerk van professionele hulpverleners, lotgenoten en mantelzorgers.

Hoewel epilepsie met behandeling (operatie, radiotherapie, chemotherapie) vaak beter onder controle is te houden, hebben veel patiënten toch langdurig anti-epileptica nodig.

8.3 Embryonale tumoren: medulloblastoom

Embryonale hersentumoren bestaan uit slecht gedifferentieerde, vaak kleine cellen. De tumorcellen tonen overeenkomst met elementen in verschillende stadia van de embryogenese, die kunnen differentiëren in verschillende richtingen. Deze tumoren worden wel aangeduid als primitieve neuro-ectodermale tumoren (PNET), maar meestal wordt een subclassificatie gehanteerd die gerelateerd is aan de lokalisatie ervan. Dergelijke tumoren worden medulloblastomen genoemd als ze voorkomen in het cerebellum, pinealis pinealoblastomen als ze voorkomen in de regio van de glandula en retinoblastomen als ze voorkomen in de retina.

Het medulloblastoom komt relatief meer voor op de kinderleeftijd, maar komt absoluut even vaak voor bij volwassenen. Kinderen worden behandeld in gespecialiseerde centra met wisselende protocollen; dit hoofdstuk beperkt zich tot de volwassen patiënten. Het medulloblastoom is kwaadaardig en heeft de neiging zich te verspreiden via de liquor cerebrospinalis. Op basis van onderzoek van de moleculaire achtergrond kan inmiddels een aantal groepen van medulloblastoom worden onderscheiden met verschillen in biologisch gedrag.

8.3.1 Behandeling

De primaire behandeling is chirurgie, waarbij gestreefd wordt naar een zo radicaal mogelijke resectie. Bij volwassenen wordt adjuvante radiotherapie gegeven [27]. Een hanteerbaar schema is $20 \times 1,8$ Gy $= 36$ Gy craniospinaal, met een extra dosis (surdosage of boost) tot 54 Gy (30 fracties) op het tumorbed in de achterste schedelgroeve en op eventuele metastasen. In tegenstelling tot bij medulloblastoom op de kinderleeftijd werd bij volwassenen geen overlevingswinst gevonden van combinatie met chemotherapie, maar wel meer toxiciteit.

8.3.2 Prognose

De tienjaarsoverleving bij volwassenen is 40–60 %. De belangrijkste prognostische factor is of de tumor al dan niet radicaal kon worden verwijderd (circa 20 % na 5 jaar); als daarvoor wordt gecorrigeerd, hebben andere klinische, pathologische en moleculaire factoren geen significante invloed op de prognose.

8.4 Meningeomen

8.4.1 Epidemiologie

Meningeomen zijn, met 35 % van de primaire intracraniële tumoren, de meest voorkomende primaire hersentumoren. Ze treden meestal op tussen het veertigste en zeventigste levensjaar, met een piekincidentie voor mannen in de zesde decade en voor vrouwen in de zevende decade [28–30]. Bij vrouwen boven de 70 jaar werd bij bevolkingsonderzoek met MRI-scanning van de hersenen bij 4 % een asymptomatisch meningeoom waargenomen [31]. Meningeomen komen vaker voor bij vrouwen dan bij mannen (2 à 3:1).

8.4.2 Diagnose

Symptomen

De meeste meningeomen zijn asymptomatisch en worden bij toeval ontdekt. Als een meningeoom wel klachten geeft, bestaan die meestal uit een focale of gegeneraliseerde epileptische aanval of langzaam progressieve neurologische uitvalsverschijnselen. Deze laatste hangen sterk samen met de lokalisatie van het meningeoom.

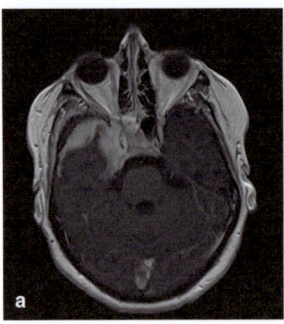 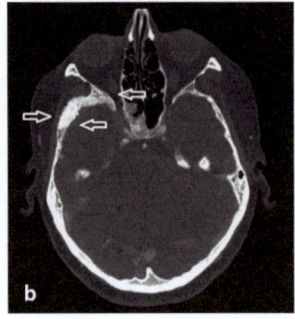 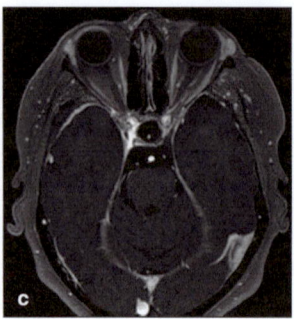

Figuur 8.3 (a) Meningeoom rechts temporaal. (b) CT-scan zeven jaar na radiotherapie 30 × 1,8 Gy = 54 Gy: ongewijzigde hyperostosis os temporale (zie pijlen; destijds meebestraald). (c) MRI met contrast negen jaar na primaire radiotherapie: geringe versterkte aankleuring meningen, geen tumor

Tabel 8.5 WHO-classificatie meningeomen [28]

Type meningeoom	WHO-gradering	Relatief voorkomen
typisch	I	90 %
atypisch	II	8 %
anaplastisch (maligne)	III	2 %

Radiologie

De klinische verdenking wordt bevestigd met CT- of MR-onderzoek (fig. 8.3). Hierbij is vaak een typisch beeld zichtbaar van een scherp begrensde, homogeen aankleurende tumor die een nauwe relatie toont met de dura ter plaatse van bijvoorbeeld schedelbasis, falx of convexiteit. Onscherpe grenzen, veel omgevend oedeem, paddenstoelachtige uitstulpingen, schijnbare infiltratie en niet-homogene aankleuring bij radiologisch onderzoek passen bij agressief gedrag.

Pathologie

Meningeomen gaan uit van de hersenvliezen en zijn meestal goedaardig (WHO-graad I; zie tab. 8.5). Meer dan de helft van de meningeomen toont deleties van de lange arm van chromosoom 22. Dit deel van het chromosoom bevat het gen voor neurofibromatose type 2, een ziekte met een verhoogde incidentie van meningeomen. Verlies van chromosoom 14q wordt vaak aangetroffen in maligne meningeomen.

8.4.3 Behandeling

Bij patiënten zonder of met milde symptomen is een afwachtend beleid gerechtvaardigd. Resectie is de behandelkeuze bij patiënten met ernstige of invaliderende symptomen.

Bij meningeomen op de schedelbasis, die vaak een nauwe relatie hebben met essentiële vaat- of zenuwstructuren, kan vanwege het grote chirurgische risico bewust gekozen worden voor partiële resectie om klachten te verlichten of voor primaire radiotherapie (fig. 8.4). De radiotherapiedosis in deze gevallen is 54 Gy in fracties van 1,8 Gy. In geselecteerde gevallen

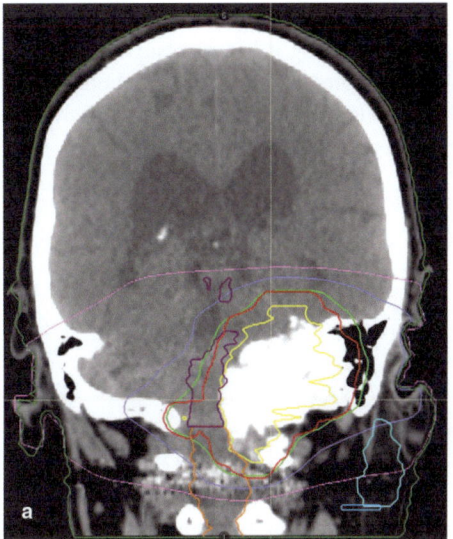 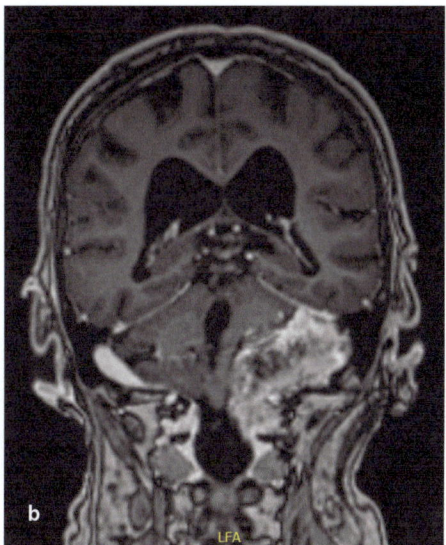

Figuur 8.4 (a) Isodosepatroon radiotherapie van een progressief inoperabel meningeoom bij de linker brughoek. Geel = tumor (GTV), rood = tumor met marge (PTV), groen = 95 % isodose, voorgeschreven dosis 30 × 1,8 Gy = 54 Gy. (b) Ongewijzigde resttumor zes jaar na radiotherapie, de volledige doofheid links en geringe evenwichtsproblemen zijn onveranderd

kan gekozen worden voor een stereotactische bestraling met één hooggedoseerde radiochirurgische fractie (bijvoorbeeld 1 × 15 Gy).

8.4.4 Prognose

De prognose van benigne meningeomen is meestal gunstig. De lokale controle is na een radicale neurochirurgische resectie gemiddeld 90 % en na een niet-radicale resectie gemiddeld 45 % [32]. Na een niet-radicale resectie gevolgd door radiotherapie stijgt de lokale controle weer naar 90 %. Het is niet zozeer de vraag of radiotherapie effectief is, maar vooral wanneer radiotherapie geïndiceerd is: primair, direct na een niet-radicale resectie of na resectie van het recidief. Ongeveer een kwart van de patiënten met een meningeoom komt uiteindelijk in aanmerking voor radiotherapie.

Ondanks de gunstige prognose van het meningeoom houden twee van de drie patiënten neurologische restverschijnselen en wordt één op de vier daardoor ernstig beperkt in het dagelijks functioneren. Ook cognitief wordt de meerderheid van de patiënten beperkt, vooral door de combinatie met epilepsie en anti-epileptische medicatie [33–35].

8.4.5 Meningeaal hemangiopericytoom – solitary fibrous tumor

Het meningeale hemangiopericytoom (MHPC) of 'solitary fibrous tumor' vormt minder dan 2 % van alle meningeale tumoren [36, 37]. Het hemangiopericytoma is lokaal agressief, presenteert zich meestal als een massa op de dura mater en is klinisch en radiologisch niet te onderscheiden van een meningioom. De mediane leeftijd bij diagnose ligt tussen de 40 en 50.

Behandeling

Chirurgie is de hoeksteen van de behandeling. Tumorbloeding is het grootste risico tijdens de operatie; bij een sterke verdenking op een MHPC kan preoperatieve tumorembolisatie het bloedingsrisico verminderen. Een volledige resectie (GTR of R0) is vaak moeilijk te bereiken; adjuvante radiotherapie (50–60 Gy) verbetert de kans op lokale tumorcontrole [37].

Prognose

De vijf- en tienjaarsoverleving zijn ongeveer 85 % en 40 %, de mediane overleving is ongeveer 9 jaar.

8.4.6 Hemangioblastoma

Het hemangioblastoom is een zeldzame vaatrijke tumor in de hersenen, het ruggenmerg of het oog. Bij een kwart van de patiënten is er sprake van het Von Hippel-Lindau-syndroom (VHL), een autosomaal dominant erfelijke ziekte die gepaard gaat met vaak meerdere hemangioblastomen, niercysten en niercelcarcinoom, feochromocytoom en zogenoemde endolymfatische zaktumor.

Chirurgie is meestal curatief. Bij klachtengevende lokalisaties die lastig zijn te opereren, zijn endovasculaire embolisatie en stereotactisch radiochirurgie behandelopties.

8.5 Hypofysetumoren

8.5.1 Diagnose

Per jaar worden er in Nederland bijna 400 patiënten vanwege een hypofysetumor geopereerd [5].

Symptomen

Van oudsher werd klinisch onderscheid gemaakt tussen hormoonproducerende en niet-hormoonproducerende tumoren. De hormoonproducerende tumoren presenteren zich met klinische verschijnselen van overproductie van ACTH (ziekte van Cushing), groeihormoon (acromegalie), prolactine (prolactinoom) of – uiterst zeldzaam – schildklierhormoon. De niet-hormoonproducerende tumoren van de hypofyse presenteren zich met tekenen van ruimte-inname, vooral met gezichtsvelduitval door druk op het chiasma opticum bij uitbreiding van de tumor boven de sella turcica (suprasellaire uitbreiding) en/of uitval van één of meer van de hypofysehormonen. Bij tumoringroei in de sinus cavernosus kunnen ook de hersenzenuwen III, IV en VI in de verdrukking komen en uitvallen, met als gevolg dubbelzien.

Radiologie

Radiologisch onderzoek, in het bijzonder de MRI met gadoliniumcontrast, is belangrijk voor beleid en beloop. Tumoren met een snelle groei en radiologische invasie buiten de sella turcica hebben een slechtere prognose dan tumoren die beperkt zijn tot de sella turcica.

Pathologie

In 2017 verscheen een nieuwe WHO-classificatie, die de indeling van hypofysetumoren er niet makkelijker op heeft gemaakt [38]. Hypofysetumoren zijn bijna altijd histologisch goedaardige adenomen, en worden geclassificeerd naar het celtype waarvan zij uitgaan: zo is het klinisch zeldzame prolactinoom tegenwoordig het meest voorkomende type hypofysetumor; daardoor is de vroeger meest voorkomende 'null-cell' niet-hormoonproducerende tumor een zeldzaamheid geworden. De nieuwe WHO-classificatie heeft nog niet geleid tot een andere behandeling van de patiënt. Het aantal delende cellen (mitosefrequentie en Ki-67-index) zijn nog wel belangrijke voorspellers van agressiviteit en kans op recidief.

8.5.2 Behandeling

Voor de meeste hypofysetumoren is chirurgie de eerste behandelkeuze. De meeste tumoren bevinden zich binnen de sella turcica of hebben een geringe suprasellaire uitgroei en worden gecureerd met een operatie via de neus en de sinus sfenoidalis (transsfenoïdale resectie, fig. 8.5). In ongeveer 10 % van de gevallen is er sprake van forse suprasellaire uitbreiding en wordt gekozen voor een benadering via de schedel boven de wenkbrauwen en onder de frontaalkwab door (subfrontale craniotomie).

Bij patiënten met een verhoogde hormoonspiegel in het bloed bij wie de bloedspiegels niet voldoende dalen, volgt een aanvullende behandeling met antihormonale therapie (zie specifieke paragrafen) of radiotherapie. Indien radiotherapie geïndiceerd is, wordt meestal gekozen voor gefractioneerde stereotactische bestraling met een rotatietechniek, 45 Gy in 25

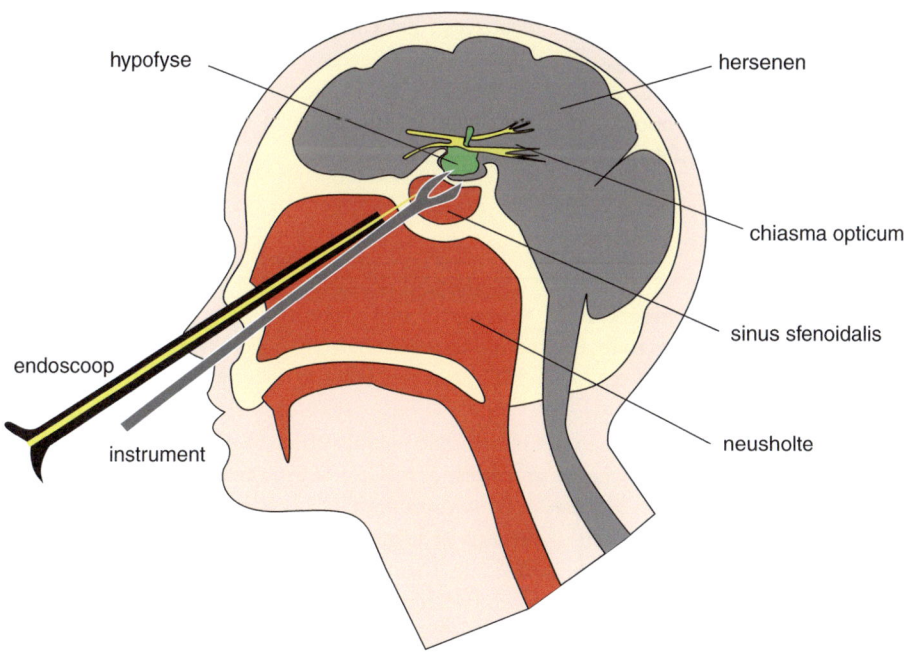

Figuur 8.5 Transsfenoïdale resectie van een hypofysetumor

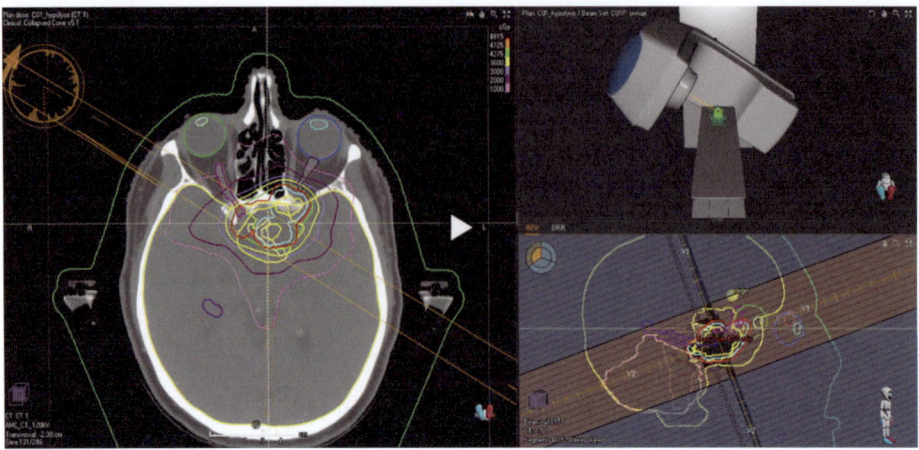

☐ **Figuur 8.6** Screenshot van een rotatiebestraling voor een hypofysetumor. *Links:* uiteindelijke dosisverdeling in het hoofd. Strak rond het doelvolume (rode lijn) komt volgens internationale afspraken minstens 95 % van de dosis (groene lijn = 42,75 Gy). De dosis neemt snel af buiten het tumorgebied; aan de buitenzijde van de slaapkwabben komt in totaal slechts 10 Gy (roze lijn). Deze lage dosis kan goed door de gezonde hersenen worden verdragen. *Rechtsboven:* momentopname van de ronddraaiende kop van de lineaire versneller met bestralingsbundel. *Rechtsonder:* schematische blik door het hoofd richting hypofyse gezien vanuit de kop van de versneller. Met dunne metalen plaatjes wordt vanuit elke positie de vorm en intensiteit van de bestralingsbundel (zwart) aangepast om uiteindelijk de optimale stralingsverdeling rond de hypofysetumor en in de rest van het hoofd te krijgen

fractie van 1,8 Gy (☐fig. 8.6). In sommige centra wordt bij kleine tumoren gekozen voor eenmalige radiochirurgie. Als de tumor dicht tegen het chiasma opticum ligt, wordt gekozen voor gefractioneerde bestraling.

In ☐fig. 8.6 is de geplande dosis 45 Gy in vijf weken. De bestralingsbundel draait in ongeveer 1 minuut rond het hoofd; deze figuur laat het moment zien waarop de bundel vanuit rechtsvoor het hoofd van de patiënt in straalt.

8.5.3 Acromegalie

Acromegalie wordt gekenmerkt door reuzengroei met grote handen en voeten, vergroting van het gelaat en een grote tong. Daarnaast kunnen hoofdpijn, hoge bloeddruk, suikerziekte en gewrichtsklachten optreden. Op een MRI-scan valt, behalve de tumor in de hypofyse, ook de vergrote sella turcica op.

Bij acromegalie is het IGF-1 in het plasma bijna altijd verhoogd. De meest gevoelige test voor de diagnose van een verhoogd groeihormoon (GH) is een orale glucosetolerantietest. Hierbij krijgt de patiënt een glucosedrank, waarop het GH hoort te dalen. Bij acromegalie daalt het GH niet of stijgt het zelfs. Chirurgie is de eerste behandelkeuze; bij grote tumoren of bij een verhoogd groeihormoon na operatie wordt medicamenteus behandeld met somatostatine analogen, dopamine-agonisten en GH-receptorantagonisten. Als deze behandeling onvoldoende werkt of te veel bijwerkingen heeft, is radiotherapie effectief, maar het effect – hormoonverlaging – kan vele maanden op zich laten wachten.

8.5.4 Prolactinoom

De meeste prolactinomen presenteren zich als een niet-hormoonproducerende tumor, vooral met gezichtsvelduitval, bewegingsstoornissen van de ogen of uitval van hypofysetumoren, bijvoorbeeld uitval van geslachthormonen die bij mannen impotentie en libidoverlies geeft en bij vrouwen verminderde menstruatie. Overproductie van prolactine bij vrouwen geeft galactorroe (melkvloed buiten de zoogperiode).

Een hormoonproducerend prolactinoom wordt vaak pas ontdekt als andere oorzaken van de klachten zijn uitgesloten, zoals zwangerschap en de bijwerking van bepaalde geneesmiddelen.

Bij sterk verhoogde prolactinespiegels heeft behandeling met dopaminerge medicamenten de voorkeur, bijvoorbeeld cabergoline. Radiotherapie is geïndiceerd als chirurgie en medicatie tekortschieten.

8.5.5 Ziekte van Cushing

Een tumor van de hypofyse is veruit de belangrijkste oorzaak van de ziekte van Cushing; 80 % van de patiënten is vrouw. Typische kenmerken zijn centrale adipositas (dikke buik en vetbult op de schouder, maar iele, zwakke benen), gladde en dunne huid, verminderde menstruatie, libidoverlies en impotentie.

De diagnose kan erg moeilijk zijn, omdat zeker in het begin de klachten en symptomen niet zo duidelijk zijn. Het aantonen van een verhoogde cortisolspiegel kan eveneens lastig zijn, ook met 24 uursurine, uitblijvende cortisoldaling ondanks suppressie met 1 mg dexamethason of nachtelijke meting van cortisol in speeksel en bloed (moet dan laag zijn). Als dan sprake is van een verhoogd cortisol, moeten andere oorzaken van cortisolverhoging uitgesloten worden. Als op de MRI-scan een hypofysetumor wordt gevonden, is een hypofyse-operatie waarbij de tumor verwijderd wordt zowel diagnostisch als therapeutisch.

Radiotherapie is geïndiceerd bij een bewezen hypofystumor waarbij chirurgie onvoldoende effect had. Medicamenteuze behandeling wordt in studieverband gegeven.

8.6 Craniopharyngeoom

8.6.1 Diagnose en behandeling

Craniofaryngeomen ontstaan op de grens van nasofarynx naar diëncefalon, waarschijnlijk uit overblijfselen van het zakje van Rathke, de embryologische voorloper van de adenohypofyse. Meestal zijn deze tumoren solide, deels verkalkt, en vaak met kleine en/of grote cysteuze partijen. Craniofaryngeomen zijn zeldzaam: in Nederland komen slechts 8–34 nieuwe gevallen per jaar voor. Ze komen op elke leeftijd voor, met twee pieken tussen 0–19 jaar en 40–79 jaar. Door de (supra)sellaire locatie en de veelal trage groei van craniofaryngeomen kan het lang (gemiddeld een jaar) duren voordat de definitieve diagnose wordt gesteld. Klachten bij presentatie zijn verminderde visus, endocrinologische afwijkingen en hoofdpijn. De behandeling is chirurgische resectie. Bij rest- of recidieftumor is aanvullende radiotherapie meestal alsnog curatief ($30 \times 1,8$ Gy $= 54$ Gy) [39].

8.6.2 Prognose en late bijwerkingen

De vijf- en tienjaarsoverleving zijn ongeveer 90 % en 80 %; de helft van de sterfte als gevolg van het craniofaryngeoom, de andere helft door andere oorzaken [39]. De lokale tumorcontrole is aanzienlijk beter na resectie plus adjuvante radiotherapie (80–90 %) dan na een resectie alleen (30–40 %). Omdat er geen duidelijk verschil in de uiteindelijke overleving werd gevonden, is de vraag of radiotherapie direct na een primaire resectie of na een reresectie van een recidief moet worden gegeven.

Als gevolg van de goede overlevingscijfers vormen late bijwerkingen een belangrijk probleem.

Uitval van één of meerdere assen van de hypofyse komt zeer frequent voor. Uitval van de adenohypofyse komt in 30–40 % voor bij diagnose en neemt toe tot 80 % na tien jaar; diabetes insipidus komt voor bij ~25 % bij aanvang van de behandeling, toenemend tot 50 %. Er is geen duidelijk verschil in hypofyseuitval tussen patiënten die alleen geopereerd werden en patiënten die (adjuvante) radiotherapie kregen.

Ernstige visusbeperking komt bij ~15 % van de patiënten voor en neemt in de loop der jaren toe tot ~25 %. Achteruitgang van de visus hangt vooral samen met progressie van de tumor. Het belangrijkste langetermijnrisico van radiotherapie is een verhoogde kans op een cerebrovasculair accident na vijf en tien jaar, respectievelijk 5 % en 10 %.

8.7 Hersenmetastasen

8.7.1 Epidemiologie

Uitzaaiingen naar de hersenen zijn een veelvoorkomende en zeer gevreesde complicatie van kanker. Van alle patiënten met solide tumoren elders in het lichaam ontwikkelt 20–40 % een hersenmetastase. Deze metastasering verloopt hematogeen, maar binnen het centrale zenuwstelsel kan ook verspreiding ontstaan via de liquor cerebrospinalis. De incidentie van hersenmetastasen wordt geschat op 18 per 100.000 inwoners per jaar; in Nederland worden dus elk jaar rond de 3.500 nieuwe patiënten hiermee gediagnosticeerd [7]. De meeste hersenmetastasen (70 %) zijn afkomstig van een primaire longtumor, 15 % van mammacarcinoom en 10 % van melanoom. Andere tumoren die regelmatig een hersenmetastase veroorzaken, zijn tractus-digestivuscarcinoom, niercelcarcinoom en schildkliercarcinoom.

8.7.2 Diagnose

Bij een klinische verdenking op hersenmetastasen is een MRI van de hersenen nodig, eventueel uitgebreid met MRI van het spinale kanaal. Als geen primaire tumor bekend is of behandeling van een eerdere tumor alweer enige tijd geleden is, is diagnostiek naar tumoren buiten de hersenen nodig, bijvoorbeeld met een CT-scan of een PET-CT-scan.

Bij 20 % van de patiënten is er sprake van een enkelvoudige metastase, maar in de meeste gevallen is er sprake van multipele metastasen. Bij een aanzienlijk aantal patiënten (10–25 %) is de primaire tumor bij het stellen van de diagnose hersenmetastase nog niet bekend. Van een solitaire hersenmetastase wordt gesproken wanneer bij adequaat aanvullend onderzoek geen tumoractiviteit elders in het lichaam (meer) wordt gevonden.

8.7.3 Behandeling

De optimale behandeling van patiënten met hersenmetastasen staat momenteel zeer ter discussie. Het gaat om drie controversen:
- solitaire hersenmetastase: radiochirurgie of resectie?
- twee of drie metastasen (oligometastasen)?
- solitaire hersenmetastase: radiochirurgie of resectie?

Multipele hersenmetastasen: radiotherapie of 'optimal supportive care'?

Vergeleken met uitsluitend bestraling van de hersenen verbetert een resectie van een solitaire metastase zonder tumoractiviteit buiten de hersenen de mediane overleving van krap vier maanden naar zes tot negen maanden [40–42]. Radiochirurgie geeft eveneens enige verbetering van de overleving in de orde van een tot twee maanden [43, 44].

Twee of drie metastasen (oligometastasen)?

Technisch is het mogelijk om patiënten met twee of meer metastasen (oligometastasen) met radiochirurgie te behandelen. In gerandomiseerde studies werd echter geen voordeel gezien van bestraling bij patiënten met meer dan één hersenmetastase [43, 45–50].

Multipele hersenmetastasen: radiotherapie of 'optimal supportive care'?

Bestraling van de hersenen ('whole brain radiotherapy' – WBRT) is de meest gegeven behandeling van hersenmetastasen, zonder dat er goed bewijs is voor de effectiviteit ervan [7, 51]. In de Britse QUARTZ-studie bij patiënten met inoperabele hersenmetastasen van longkanker werd geen voordeel gevonden van hersenbestraling vergeleken met alleen optimale palliatieve zorg [52]. Er was tussen beide behandelarmen geen verschil in overleving, dexamethasongebruik en kwaliteit van leven. De overleving van Nederlandse patiënten met hersenmetastasen van longkanker of borstkanker na WBRT verschilde weinig van die van de Britse patiënten [7]. Mogelijk is er wel overlevingswinst na WBRT van patiënten met hersenmetastasen van een kleincellig longcarcinoom [53]. Het hebben van meerdere hersenmetastasen is een biologisch kenmerk van een agressieve tumor met een slechte therapierespons en een hoge sterfte.

Conclusies

De rol van radiotherapie bij hersenmetastasen is beperkt:
- Bij patiënten met een solitaire hersenmetastase is radiochirurgie een goede tweede keus als een resectie medisch of technisch niet verantwoord is.
- Bij patiënten met twee of drie hersenmetastasen is er geen aangetoond overlevingsvoordeel, noch een betere cerebrale controle dankzij radiochirurgie. Of dat met huidige technieken en nieuwe geneesmiddelen wel beter kan, moet worden uitgezocht in klinisch gerandomiseerde trials.
- Bij patiënten met meerdere hersenmetastasen van longkanker mag geen overlevingswinst noch kwaliteitswinst worden verwacht van WBRT boven 'optimal supportive care'; studies moeten uitwijzen of er wel winst is na bestraling van hersenmetastasen van andere primaire tumoren.

8.8 Spinale tumoren

8.8.1 Diagnose

Symptomen

Primaire spinale tumoren zijn zeldzaam, en worden door aanvankelijk weinig specifieke klachten soms pas laat ontdekt:
- pijn in de rug door drukverhoging binnen het wervelkanaal. De rugpijn verergert vaak bij platliggen;
- neurologische uitval: door compressie van zenuwwortels en ruggenmerg kan tegelijkertijd een (langzaam) progressieve dwarslaesie ontstaan waarvan het niveau wordt bepaald door de plaats waar de compressie wordt uitgeoefend.

Radiologie

MRI is geïndiceerd bij vermoeden van een spinale tumor.

Pathologie

Spinale tumoren worden op basis van locatie onderverdeeld in epiduraal, intraduraal-extramedullair en intramedullair.

De meeste epidurale tumoren zijn metastasen van elders, terwijl intradurale tumoren vaak primair zijn. Als incidentie van primaire (intra)spinale tumoren wordt 0,8–2,5 per 100.000 gemeld. In een omvangrijke serie van spinale tumoren werd een grote variatie aan tumoren gevonden: 29 % schwannomen, 25 % meningeomen, 22 % gliomen en bijna 12 % sarcomen [54]. Metastasen waren in deze analyse niet meegenomen, maar komen drie tot vier keer vaker voor dan primaire spinale tumoren.

8.8.2 Behandeling en prognose

Chirurgie is de hoeksteen van de behandeling, waarbij een radicale resectie wordt nagestreefd [55]. Verwijdering vindt plaats onder continue bewaking van de sensibele en motorische functies. Radicale resectie van een goedaardige tumor (ependymoom, meningeoom of schwannoom) is meestal curatief, zonder nabehandeling. Postoperatieve radiotherapie lijkt alleen zinvol na een niet-radicale resectie van een astrocytoom. Met of zonder radiotherapie blijft het natuurlijk beloop van laaggradige gliomen in het ruggenmerg onvoorspelbaar. In ieder geval is er geen plaats meer voor radiotherapie zonder histologische diagnose. De prognose van een maligne, hooggradig glioom is zeer somber, zelfs na maximale resectie en radiotherapie. Bij (epi)dermoïdcysten is recidiefgroei te verwachten als kapselresten achterblijven, maar de gevolgen hiervan kunnen vele jaren op zich laten wachten. Een lipoom kan zelden compleet verwijderd worden, maar toont vrijwel nooit recidiefgroei omdat dit eigenlijk geen tumor in engere zin is, maar een aanlegstoornis.

8.9 Wervelmetastasen

Metastasen in de wervels met compressie van het ruggenmerg vormen een frequente en ernstige neurologische complicatie van kanker [56]. Bij patiënten met een oncologische voorgeschiedenis, vaak in verband met borstkanker, prostaatkanker of longkanker, is hevige rugpijn

8.9 · Wervelmetastasen

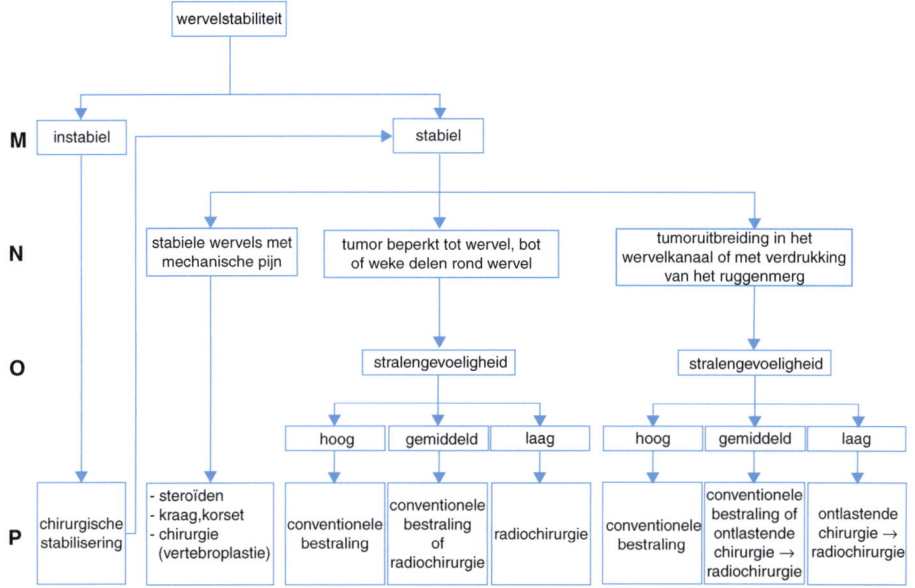

◘ Figuur 8.7 MNOP-stroomdiagram voor de behandeling van patiënten met wervelmetastasen met een relatief goede conditie en levensverwachting [56]. M = mechanisch, N = neurologisch, O = oncologisch, P = plan van behandeling

meestal de eerste klacht, waarvan de ernst vaak met een zorgvuldige anamnese en eenvoudig neurologisch onderzoek bepaald kan worden. Behalve subtiel krachtsverlies in armen en/of benen, vermindering van de reflexen en gevoelsverlies onder het niveau van de compressie, kunnen subtiele verandering in het patroon van het plassen en de ontlasting, zowel incontinentie als retentie, wijzen op een beginnende dwarslaesie. Als er sprake is van neurologische uitval, ook al bestaat de uitval nog maar kort of is deze gering, zijn radiologisch onderzoek (MRI) en snelle behandeling geïndiceerd.

◘Figuur 8.7 geeft een stroomdiagram voor patiënten met wervelmetastasen in een relatief goede conditie (KPS > 40) en met een redelijke levensverwachting (> twee maanden) en een beperkt aantal metastasen [56].

Wervelchirurgie is met spoed geïndiceerd bij patiënten in een goede conditie met één of hooguit enkele wervelmetastasen met ruggenmergcompressie en bij dergelijke patiënten zonder oncologische voorgeschiedenis. Daarna volgt adjuvante radiotherapie (bijvoorbeeld 10 keer 3 Gy). De kans op neurologisch herstel is aanzienlijk groter na chirurgie met radiotherapie (84 %) dan na alleen radiotherapie (57 %). De mediane overleving was ruim vier maanden na chirurgie en drie maanden na radiotherapie [57].

Bij patiënten met lokale pijn, zonder neurologische uitval, radiologisch zonder uitbreiding van de tumor in het wervelkanaal en slechts één of een beperkt aantal metastasen, is stereotactische radiotherapie (ook wel afgekort als SRS, SABR of SBRT), bijvoorbeeld 4 of 5 × 7 Gy, een minder ingrijpend alternatief voor chirurgie.

Bij de meeste patiënten met een dreigende dwarslaesie is er sprake van uitgebreide (bot) metastasen in de wervelkolom en is chirurgie niet zinvol. Bij deze groep is radiotherapie met spoed geïndiceerd, kortdurend ondersteund met hoge dosis corticosteroïden [58]. De in Nederland gebruikte dosisschema's (1 × 8 Gy of 5 × 4 Gy) zijn even effectief voor de pijnbestrijding en de kans op neurologisch herstel als langere bestralingsschema's [59].

Literatuur

1. Louis DN, Ohgaki H, Wiestler OD, et al. (Eds.). WHO classification of tumours of the central nervous system. 4th revised ed. Lyon: International Agency for Research on Cancer (IARC); 2016. p. 408.
2. Louis DN, Perry A, Reifenberger G, et al. The 2016 World Health Organization classification of tumors of the central nervous system: a summary. Acta Neuropathol. 2016;131:803–20.
3. IKNL/NKR (Integraal Kankercentrum Nederland/Nederlandse Kanker Registratie). Cijfers over kanker, 2020. ▶www.iknl.nl/nkr-cijfers, geraadpleegd op 31 augustus 2020.
4. PALGA-Pathologisch Anatomisch Geautomatiseerd Archief. Openbare Databank. ▶www.palga.nl, geraadpleegd op 29 oktober 2019.
5. QRNS-Quality Registry Neuro Surgery. NVvN-Nederlandse Vereniging voor Neurochirurgie/SKN – Stichting Kwaliteitsbevordering Neurochirurgie, Utrecht. ▶www.qrns.nl, geraadpleegd op 15 oktober 2019.
6. NZa-DIS – Open data van de Nederlandse Zorgautoriteit (NZa)/dbc-informatiesysteem (DIS). ▶www.opendisdata.nl, geraadpleegd op 4 oktober 2019.
7. Jeene PM, De Vries KC, Van Nes JGH, Kwakman JJM, Wester G, Rozema T, Braam PM, Zindler JD, Koper P, Nuyttens JJ, Vos-Westerman HA, Schmeets I, Niël CGHJ, Hutschemaekers S, Van der Linden YM, Verhoeff JJC, Stalpers LJA. Survival after whole brain radiotherapy for brain metastases from lung cancer and breast cancer is poor in 6,325 Dutch patients treated between 2000 and 2014. Acta Oncol. 2018;57(5):637–43.
8. Michaud D, Savitz D, Mucci L. Chapter 24. Brain cancer. In: Adami HO, Hunter D, Lagiou P, Mucci L. Textbook of cancer epidemiology. 3rd ed. Oxford: Oxford University Press; 2018. pp. 587–608.
9. Mertens AC, Liu Q, Neglia JP. Cause-specific late mortality among 5-year survivors of childhood cancer: the childhood cancer survivor study. J Natl Cancer Inst. 2008;100:1368–79.
10. Armstrong GT. Long-term survivors of childhood central nervous system malignancies: the experience of the childhood cancer survivor study. Eur J Paediatr Neurol. 2010;14:298–303.
11. Kok JL, Teepen JC, Van Leeuwen FE, Tissing WJE, Neggers SJCMM, Van der Pal HJ, Loonen JJ, Bresters D, Versluys B, Van den Heuvel-Eibrink MM, Van Dulmen-den Broeder E, Van der Heiden-van der Loo M, Aleman BMP, Daniels LA, Haasbeek CJA, Hoeben B, Janssens GO, Maduro JH, Oldenburger F, Van Rij C, Tersteeg RJHA, Hauptmann M; DCOG-LATER Study Group, Kremer LCM, Ronckers CM. Risk of benign meningioma after childhood cancer in the DCOG-LATER cohort: contributions of radiation dose, exposed cranial volume, and age. Neuro Oncol. 2019;21(3):392–403.
12. Park SH, Won J, Kim SI, Lee Y, Park CK, Kim SK, Choi SH. Molecular testing of brain tumor. J Pathol Transl Med. 2017;51(3):205–23.
13. Velázquez Vega JE, Brat DJ. Incorporating advances in molecular pathology into brain tumor diagnostics. Adv Anat Pathol. 2018;25(3):143–71.
14. Claes A, Idema AJ, Wesseling P. Diffuse glioma growth: a guerilla war. Acta Neuropathol. 2007;114(5):443–58.
15. De Witt Hamer PC, Robles SG, Zwinderman AH, Duffau H, Berger MS. Impact of intraoperative stimulation brain mapping on glioma surgery outcome: a meta-analysis. J Clin Oncol. 2012;30(20):2559–65.
16. Klein M, Duffau H, De Witt Hamer PC. Cognition and resective surgery for diffuse infiltrative glioma: an overview. J Neurooncol. 2012;108(2):309–18.
17. Brown TJ, Bota DA, Van Den Bent MJ, Brown PD, Maher E, Aregawi D, Liau LM, Buckner JC, Weller M, Berger MS, Glantz M. Management of low-grade glioma: a systematic review and meta-analysis. Neurooncol Pract. 2019;6(4):249–58.
18. Taphoorn MJ, Schiphorst AK, Snoek FJ, Lindeboom J, Wolbers JG, Karim AB, Huijgens PC, Heimans JJ. Cognitive functions and quality of life in patients with low-grade gliomas: the impact of radiotherapy. Ann Neurol. 1994;36:48–54.
19. Van den Bent MJ, Afra D, De Witte O, Ben Hassel M, Schraub S, Hoang-Xuan K, Malmström PO, Collette L, Piérart M, Mirimanoff R, Karim AB; EORTC Radiotherapy and Brain Tumor Groups and the UK Medical Research Council. Long term efficacy of early versus delayed radiotherapy for low-grade astrocytoma and oligodendroglioma in adults: the EORTC 22,845 randomized trial. Lancet. 2005;366:985–90.
20. Froma A, Mast M, Welleweerd J. Techniek in de radiotherapie. Houten: Bohn Stafleu van Loghum; 2020.
21. Stupp R, Mason WP, Van den Bent MJ, Weller M, Fisher B, Taphoorn MJ, Belanger K, Brandes AA, Marosi C, Bogdahn U, Curschmann J, Janzer RC, Ludwin SK, Gorlia T, Allgeier A, Lacombe D, Cairncross JG, Eisenhauer E, Mirimanoff RO; European Organisation for Research and Treatment of Cancer Brain Tumor and Radiotherapy Groups; National Cancer Institute of Canada Clinical Trials Group. Radiotherapy plus concomitant and adjuvant temozolomide for glioblastoma. N Engl J Med. 2005 Mar 10;352(10):987–96.

22. Hegi ME, Diserens AC, Gorlia T, et al. MGMT gene silencing and benefit from temozolomide in glioblastoma. N Engl J Med. 2005;352(10):997–1003.
23. Berghoff A, Van den Bent M. How i treat anaplastic glioma without 1p/19q codeletion. ESMO Open. 2019 Aug 20;4(Suppl 2):e000534.
24. De Witt Hamer PC, Ho VKY, Zwinderman AH, Ackermans L, Ardon H, Boomstra S, Bouwknegt W, Van den Brink WA, Dirven CM, Van der Gaag NA, Van der Veer O, Idema AJS, Kloet A, Koopmans J, Ter Laan M, Verstegen MJT, Wagemakers M, Robe PAJT; Quality Registry Neuro Surgery glioblastoma working group from the Dutch Society of Neurosurgery. Between-hospital variation in mortality and survival after glioblastoma surgery in the Dutch quality registry for neuro surgery. J Neurooncol. 2019;144(2):313–23.
25. Gately L, McLachlan SA, Dowling A, Philip J. Life beyond a diagnosis of glioblastoma: a systematic review of the literature. J Cancer Surviv. 2017;11(4):447–52.
26. Klein M. Treatment options and neurocognitive outcome in patients with diffuse low-grade glioma. J Neurosurg Sci. 2015;59(4):383–92.
27. Buglione M, Ghirardelli P, Triggiani L, Pedretti S, Pasinetti N, De Bari B, Tonoli S, Borghetti P, Spiazzi L, Magrini SM. Radiotherapy for adult medulloblastoma: long term result from a single institution. A review of prognostic factors and why we do need a multi-institutional cooperative program. Rep Pract Oncol Radiother. 2015;20(4):284–91.
28. Visser O. What is cancer? Epidemiology of benign CNS tumours. In: Stalpers L, Dirven C, Boogerd W, editors. Proceedings of the 66th oncology day on benign brain tumours. Amsterdam: The Netherlands Cancer Institute; 2008. p. 4.
29. Stalpers LJA, Van Furth WR. Goedaardige tumoren. In: Kanker als chronische aandoening, onder redactie van: prof. dr. Meijboom-de Jong. Bijblijven. 2008;24(4):45–57.
30. Stalpers LJ, Dieleman EM, Van Westing BR, Postma TJ, Van Furth WR. Diagnose en behandeling van hersentumoren. Ned Tijdschr Tandheelkd. 2009;116(4):202–7.
31. Vernooij MW, Ikram MA, Tanghe HL, Vincent AJ, Hofman A, Krestin GP, Niessen WJ, Breteler MM, Van der Lugt A. Incidental findings on brain MRI in the general population. N Engl J Med. 2007;357(18):1821–8.
32. Van Alkemade H, De Leau M, Dieleman EM, Kardaun JW, Van Os R, Vandertop WP, Van Furth WR, Stalpers LJ. Impaired survival and long-term neurological problems in benign meningioma. Neuro Oncol. 2012;14(5):658–66.
33. Van Nieuwenhuizen D, Klein M, Stalpers LJ, Leenstra S, Heimans JJ, Reijneveld JC. Differential effect of surgery and radiotherapy on neurocognitive functioning and health-related quality of life in WHO grade I meningioma patients. J Neurooncol. 2007 Sep;84(3):271–8.
34. Dijkstra M, Van Nieuwenhuizen D, Stalpers LJ, Wumkes M, Waagemans M, Vandertop WP, Heimans JJ, Leenstra S, Dirven CM, Reijneveld JC, Klein M. Late neurocognitive sequelae in patients with WHO grade I meningioma. J Neurol Neurosurg Psychiatry. 2009;80(8):910–5.
35. Waagemans ML, Van Nieuwenhuizen D, Dijkstra M, Wumkes M, Dirven CM, Leenstra S, Reijneveld JC, Klein M, Stalpers LJ. Long-term impact of cognitive deficits and epilepsy on quality of life in patients with low-grade meningiomas. Neurosurg. 2011;69(1):72–8.
36. Penel N, Amela EY, Decanter G, Robin YM, Marec-Berard P. Solitary fibrous tumors and so-called hemangiopericytoma. Sarcoma. 2012; Article ID 690251. ▶ https://doi.org/10.1155/2012/690251.
37. Ghose A, Guha G, Kundu R, Tew J, Chaudhary R. CNS Hemangiopericytoma: a systematic review of 523 patients. Am J Clin Oncol. 2017;40(3):223–7.
38. Nishioka H, Inoshita N. New WHO classification of pituitary adenomas (4th ed.): assessment of pituitary transcription factors and the prognostic histological factors. Brain Tumor Pathol. 2018;35(2):57–61.
39. Lo AC, Howard AF, Nichol A, Sidhu K, Abdulsatar F, Hasan H, Goddard K. Long-term outcomes and complications in patients with craniopharyngioma: the British Columbia cancer agency experience. Int J Radiat Oncol Biol Phys. 2014;88(5):1011–8.
40. Patchell RA, Tibbs PA, Walsh JW, et al. A randomized trial of surgery in the treatment of single metastases to the brain. N Engl J Med. 1990;322:494–500.
41. Vecht CJ, Haaxma-Reiche H, Noordijk EM, et al. Treatment of single brain metastasis: radiotherapy alone or combined with neurosurgery? Ann Neurol. 1993;33:583–90.
42. Noordijk EM, Vecht CJ, Haaxma-Reiche H, et al. The choice of treatment of single brain metastasis should be based on extracranial tumor activity and age. Int J Radiat Oncol Biol Phys. 1994;29:711–7.
43. Andrews DW, Scott CB, Sperduto PW, et al. Whole brain radiation therapy with or without stereotactic radiosurgery boost for patients with one to three brain metastases: phase III results of the RTOG 9508 randomised trial. Lancet. 2004;363:1665–72.

44. Muacevic A, Wowra B, Siefert A, Tonn JC, Steiger HJ, Kreth FW. Microsurgery plus whole brain irradiation versus Gamma Knife surgery alone for treatment of single metastases to the brain: a randomized controlled multicentre phase III trial. J Neurooncol. 2008;87:299-307.
45. Kondziolka D, Patel A, Lunsford LD, Kassam A, Flickinger JC. Stereotactic radiosurgery plus whole brain radiotherapy versus radiotherapy alone for patients with multiple brain metastases. Int J Radiat Oncol Biol Phys. 1999;45:427-34.
46. Yamamoto M, Serizawa T, Shuto T, Akabane A, Higuchi Y, Kawagishi J, Yamanaka K, Sato Y, Jokura H, Yomo S, Nagano O, Kenai H, Moriki A, Suzuki S, Kida Y, Iwai Y, Hayashi M, Onishi H, Gondo M, Sato M, Akimitsu T, Kubo K, Kikuchi Y, Shibasaki T, Goto T, Takanashi M, Mori Y, Takakura K, Saeki N, Kunieda E, Aoyama H, Momoshima S, Tsuchiya K. Stereotactic radiosurgery for patients with multiple brain metastases (JLGK0901): a multi-institutional prospective observational study. Lancet Oncol. 2014;S1470-2045(14):70061.
47. Chang EL, Wefel JS, Hess KR, et al. Neurocognition in patients with brain metastases treated with radiosurgery or radiosurgery plus whole brain irradiation: a randomized controlled trial. Lancet Oncol. 2009;10:1037-44.
48. Aoyama H, Shirato H, Tago M, et al. Stereotactic radiosurgery plus whole brain radiation therapy vs stereotactic radiosurgery alone for treatment of brain metastases. A randomized controlled trial. JAMA. 2006;295:2483-91.
49. Kocher M, Soffietti R, Abacioglu U, et al. Adjuvant whole brain radiotherapy versus observation after radiosurgery or surgical resection of 1-3 cerebral metastases: results of the EORTC 22952-26001 study. J Clin Oncol. 2011;29:134-41.
50. Soffietti R, Kocher M, Abacioglu UM, et al. A European organisation for research and treatment of cancer phase III trial of adjuvant whole-brain radiotherapy versus observation in patients with one to three brain metastases from solid tumors after surgical resection or radiosurgery: quality-of-life results. J Clin Oncol. 2013;31(1):65-72.
51. Horton J, Baxter DH, Olson KB. The management of metastases to the brain by irradiation and corticosteroids. Am J Roentgenol Radium Ther Nucl Med. 1971;111(2):334-6.
52. Mulvenna P, Nankivell M, Barton R, Faivre-Finn C, Wilson P, McColl E, Moore B, Brisbane I, Ardron D, Holt T, Morgan S, Lee C, Waite K, Bayman N, Pugh C, Sydes B, Stephens R, Parmar MK, Langley RE. Dexamethasone and supportive care with or without whole brain radiotherapy in treating patients with non-small cell lung cancer with brain metastases unsuitable for resection or stereotactic radiotherapy (QUARTZ): results from a phase 3, non-inferiority, randomised trial. Lancet. 2016;388(10055):2004-14.
53. Nieder C, Norum J, Dalhaug A, Aandahl G, Pawinski A. Radiotherapy versus best supportive care in patients with brain metastases and adverse prognostic factors. Clin Exp Metastasis. 2013;30(6):723-9.
54. Slooff JL, Kernohan JW, MacCarty CS. Primary intramedullary tumors of the spinal cord and filum terminale. Philadelphia: Saunders; 1964.
55. Vandertop WP, Van Wanroij JL, Rosenberg WWJ, Tulleken CAF. Resectie als behandeling van spinale intramedullaire tumoren. Ned Tijdschr Geneeskd. 1991;135:664-8.
56. Spratt DE, Beeler WH, De Moraes FY, Rhines LD, Gemmete JJ, Chaudhary N, Shultz DB, Smith SR, Berlin A, Dahele M, Slotman BJ, Younge KC, Bilsky M, Park P, Szerlip NJ. An integrated multidisciplinary algorithm for the management of spinal metastases: an international spine oncology consortium report. Lancet Oncol. 2017;18(12):e720-30.
57. Patchell RA, Tibbs PA, Regine WF, Payne R, Saris S, Kryscio RJ, Mohiuddin M, Young B. Direct decompressive surgical resection in the treatment of spinal cord compression caused by metastatic cancer: a randomised trial. Lancet. 2005;366(9486):643-8.
58. Rades D, Stalpers LJ, Veninga T, Schulte R, Hoskin PJ, Obralic N, Bajrovic A, Rudat V, Schwarz R, Hulshof MC, Poortmans P, Schild SE. Evaluation of five radiation schedules and prognostic factors for metastatic spinal cord compression. J Clin Oncol. 2005;23(15):3366-75.
59. Rades D, Veninga T, Stalpers LJ, Basic H, Hoskin PJ, Karstens JH, Schild SE, Dunst J. Improved posttreatment functional outcome is associated with better survival in patients irradiated for metastatic spinal cord compression. Int J Radiat Oncol Biol Phys. 2007;67(5):1506-9.

# Hematologische ziektebeelden

A.G.H. Niezink, P. Klinker en M. Beijert

9.1 **Inleiding – 194**
9.1.1 Anatomie – 194
9.1.2 Diagnostiek en stadiëring – 194

9.2 **Hodgkin-lymfoom – 196**
9.2.1 Klinische presentatie – 196
9.2.2 Prognose – 198
9.2.3 Behandeling – 198
9.2.4 Uitvoering van de radiotherapie bij het Hodgkin-lymfoom – 199
9.2.5 Bestralingsvoorbereiding – 201
9.2.6 Bestralingstechniek – 201
9.2.7 Bijwerkingen ten gevolge van de bestraling – 202

9.3 **Non-Hodgkin-lymfomen – 203**
9.3.1 Klinische presentatie – 203
9.3.2 Indolente lymfomen – 203
9.3.3 Agressieve lymfomen – 204
9.3.4 Multipel myeloom en solitair plasmocytoom – 204
9.3.5 Voorbereiding voor de bestraling – 205
9.3.6 Bijwerkingen – 205

9.4 **Totale lichaamsbestraling – 205**
9.4.1 Bestralingsschema's – 206
9.4.2 Techniek – 206
9.4.3 Bijwerkingen – 207

Literatuur – 208

© Bohn Stafleu van Loghum is een imprint van Springer Media B.V., onderdeel van Springer Nature 2020
L. van Zadelhoff, P. Thysebaert, R. B. Keus, en A. A. Froma, *Radiotherapie bij de oncologische patiënt*,
https://doi.org/10.1007/16013_2020_21

9.1 Inleiding

Onder hematologie vallen ziekten die uitgaan van het bloed, het beenmerg, de milt of de lymfeklieren. Met name maligne lymfomen worden behandeld met radiotherapie. Maligne lymfomen zijn kwaadaardige tumoren die ontstaan uit lymfoïde organen. Hieronder vallen de lymfeklieren, de milt, de thymus en het beenmerg. Grofweg wordt binnen de maligne lymfomen onderscheid gemaakt in twee categorieën: non-Hodgkin-lymfomen en de ziekte van Hodgkin of zoals deze tegenwoordig wordt genoemd: het Hodgkin-lymfoom. In dit hoofdstuk wordt ingegaan op beide categorieën, beperkt tot de behandeling van volwassenen.

9.1.1 Anatomie

Bloedcellen bestaan uit drie groepen: (1) rode bloedcellen (erythrocyten), die zorgen voor zuurstoftransport, (2) bloedplaatjes (trombocyten), die verantwoordelijk zijn voor de stolling, en (3) witte bloedcellen (leukocyten), die zorgen voor de afweer. Leukocyten zijn onder te verdelen in verschillende soorten, waaronder de lymfocyten. Deze lymfocyten ontstaan in het beenmerg en de thymus (respectievelijk B- en T-lymfocyten) en verspreiden en ontwikkelen zich daarna in het perifere lymfatische weefsel (◘ fig. 9.1). Op verschillende momenten in de ontwikkeling van lymfocyten kunnen zich fouten voordoen, waaruit maligne lymfomen kunnen ontstaan [1].

Het lymfestelsel (zie ◘ fig. 9.1) bestaat uit:
- de lymfevaten: de kanalen van het lymfestelsel, waarin een kleurloze vloeistof (de lymfe) stroomt;
- de lymfeklieren: de zuiveringsstations, waar ziekteverwekkers onschadelijk worden gemaakt en afvalstoffen uit de lymfe worden gefilterd;
- het lymfeweefsel: dit bevindt zich in de lymfeklieren, de keelholte (amandelen), de luchtwegen, de milt en de wand van de darm, en bevat lymfocyten (witte bloedcellen) die naast hun zuiveringsfunctie ook een belangrijke rol spelen bij de productie van afweerstoffen.

De ziekte van Hodgkin en de non-Hodgkin-lymfomen zijn voornamelijk gelokaliseerd in lymfeklieren (nodale locaties), vandaar dat in de volksmond gesproken wordt over 'lymfeklierkanker'. Er kunnen ook lokalisaties buiten de lymfeklieren ontstaan (extranodale locaties). Dit kan zich voordoen in elk orgaan, al of niet in combinatie met nodale locaties. De meest voorkomende organen zijn milt, maag, testikels, conjunctivae en de hersenen [1].

9.1.2 Diagnostiek en stadiëring

Voor het stellen van de diagnose maligne lymfoom dient weefselonderzoek plaats te vinden door de patholoog. Het weefsel betreft meestal een vergrote lymfeklier, maar soms ook weefsel verkregen uit lokalisaties in andere organen, zoals de maag of de hersenen. De patholoog onderzoekt dit weefsel op morfologische, immunologische en

9.1 · Inleiding

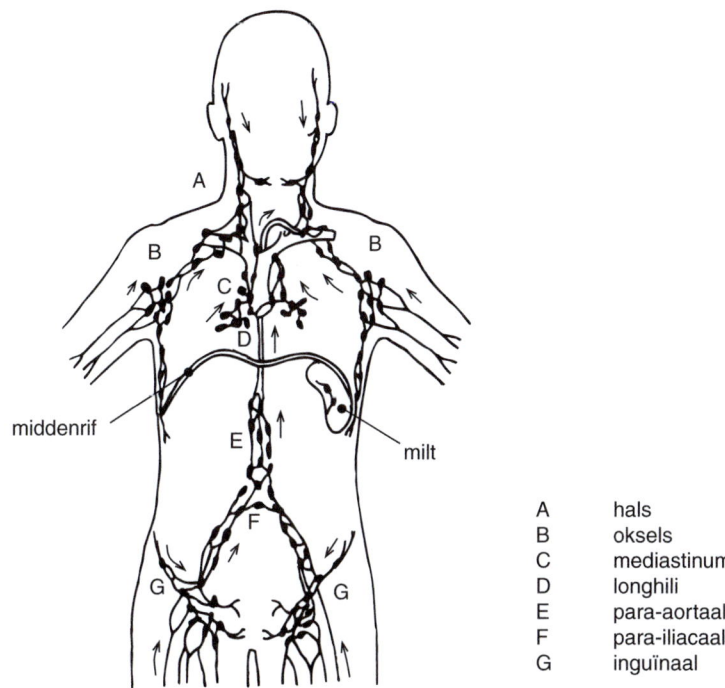

☐ **Figuur 9.1** Lymfedrainagegebieden. De stroomrichting van de lymfe is met pijlen aangegeven

A hals
B oksels
C mediastinum
D longhili
E para-aortaal
F para-iliacaal
G inguïnaal

moleculair-genetische kenmerken. Samen met de klinische gegevens komt men dan tot een van de malignelymfoomsubtypes die zijn beschreven in de WHO-classificatie.

De diagnose Hodgkin-lymfoom wordt alleen maar gesteld als er specifieke cellen (de zogenoemde Reed-Sternbergcellen) in het tumorweefsel worden aangetroffen. Als dit het geval is, maakt de patholoog onderscheid tussen de klassieke vorm van het Hodgkin-lymfoom (meer dan 95 % van de patiënten) en de zeldzame variant, die 'nodulair paragranuloom' of 'nodulaire lymfocytenrijke ziekte van Hodgkin' wordt genoemd. Dit nodulair paragranuloom komt slechts in 5 % van de gevallen voor en verdient een andere behandeling dan de klassieke vorm van de ziekte van Hodgkin.

Daarnaast is er de groep van de non-Hodgkin-lymfomen. Deze worden onderverdeeld in lymfomen die uitgaan van B-lymfocyten en lymfomen die uitgaan van T-lymfocyten. Op basis van diagnostische tests (immunologische en moleculair-genetische kenmerken) kunnen er op dit moment dertig tot veertig verschillende types non-Hodgkin-lymfoom worden onderscheiden. Voor de kliniek is hierin een belangrijke tweedeling gemaakt tussen non-Hodgkin-lymfomen die een relatief goedaardig beloop hebben en non-Hodgkin-lymfomen die zonder behandeling snel tot de dood leiden. Deze lymfomen worden respectievelijk indolente lymfomen en agressieve lymfomen genoemd, en de indeling heeft consequenties voor de behandeling [1].

Als met behulp van weefselonderzoek door de patholoog is vastgesteld dat sprake is van een maligne lymfoom, dient de uitbreiding van de ziekte bepaald te worden. Dit wordt een stadiëringsonderzoek genoemd. Het stadiëringsonderzoek bestaat uit een anamnese, lichamelijk onderzoek, bloedonderzoek en radiologisch onderzoek (tegenwoordig in de meeste gevallen een PET-CT), en in sommige gevallen beenmergonderzoek [2]. Op basis van de uitgebreidheid van de ziekte vindt een indeling plaats in vier stadia (ook wel Ann Arbor-stadiëring genoemd) (zie ◘ fig. 9.2) [3]:

- stadium I: één lymfekliergebied, één orgaan aangedaan of één extranodale locatie;
- stadium II: twee of meer gebieden of organen boven of onder het middenrif aangedaan;
- stadium III: uitbreiding in gebieden of organen aan beide zijden van het middenrif;
- stadium IV: diffuse uitbreiding in één of meer organen of weefsels met of zonder lymfeklieraandoeningen. Meestal betreft dit het beenmerg.

Bovendien wordt nog apart ingedeeld in:
A. geen algemene symptomen;
B. aanwezigheid van algemene symptomen: koorts, en/of nachtzweten en/of gewichtsverlies. Deze symptomen zijn de zogenoemde B-symptomen.

Voor het bepalen van de uiteindelijke behandeling en de prognose is naast het Ann Arbor-stadium ook het risicoprofiel van de patiënt belangrijk. Voor het Hodgkin-lymfoom wordt gebruikgemaakt van zowel de risicoclassificatie van de European Organization for Research and Treatment of Cancer (EORTC) als de classificatie van de German Hodgkin Study Group (GHSG). Bij het non-Hodgkin-lymfoom wordt gebruikgemaakt van de Internationale Prognostische factor Index (IPI-score). Deze classificaties maken gebruik van de volgende factoren: leeftijd, conditie van de patiënt, uitslagen van bloedonderzoek, het aan- of afwezig zijn van B-symptomen, de breedte van de tumor in de thorax ten opzichte van de totale breedte van de thorax, de aanwezigheid van extranodale lokalisaties en het aantal aangedane lymfeklierlokalisaties/regio's [4, 5].

9.2 Hodgkin-lymfoom

Het Hodgkin-lymfoom is een relatief zeldzame ziekte die bij ongeveer twee of drie patiënten per 100.000 per jaar wordt gediagnosticeerd. In Nederland werden in 2018 493 patiënten met een Hodgkin-lymfoom gediagnosticeerd. De ziekte komt het meest voor bij jongeren tussen de 20 en 40 jaar, maar kan ook op jongere en oudere leeftijd voorkomen [6].

9.2.1 Klinische presentatie

Het Hodgkin-lymfoom kan zich op vele manieren openbaren, maar vaak presenteert een patiënt zich met een niet-pijnlijke zwelling in de hals of boven het sleutelbeen. Ook zijn er regelmatig patiënten met klachten van kortademigheid op basis van vergrote klieren in het mediastinum. Zo'n 25 % van de patiënten presenteert zich met algemene

9.2 · Hodgkin-lymfoom

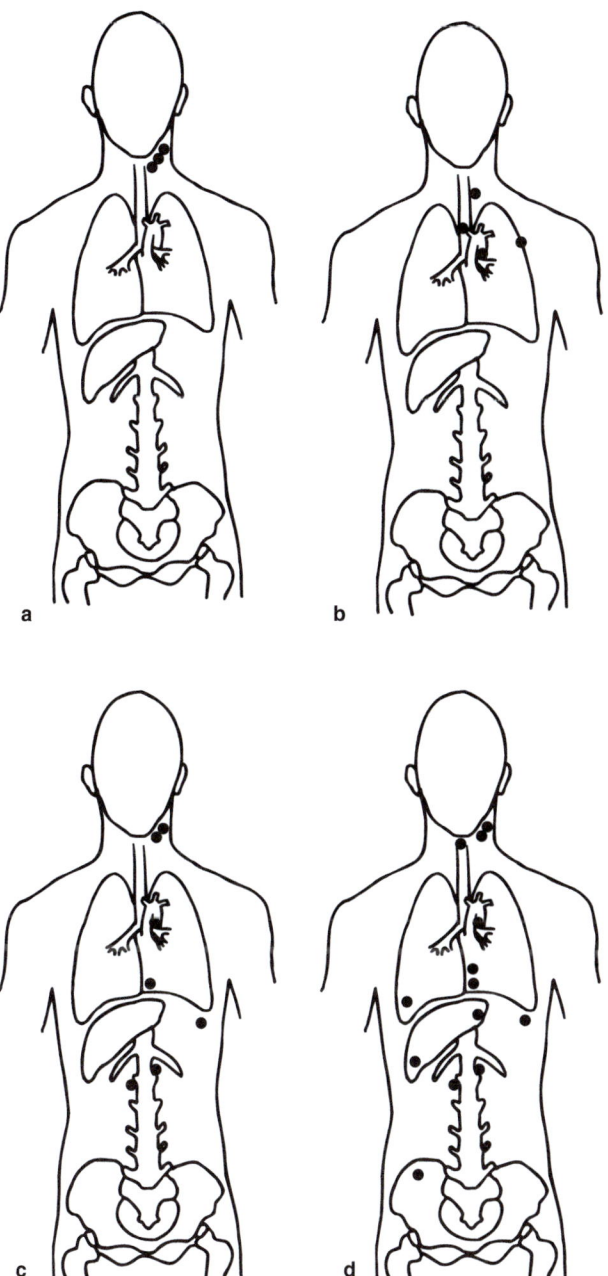

a   stadium I, hier alleen hals links aangedaan
b   stadium II, twee of meer aangedane gebieden aan één zijde van het middenrif
c   stadium III, aangedane gebieden zowel boven als onder het middenrif
d   stadium IV, met lokalisaties in de longen, de lever en het beenmerg

◘ **Figuur 9.2** Stadiumindeling Hodgkin-lymfoom en non-Hodgkin-lymfoom. De aangedane gebieden zijn met een stip gemarkeerd

symptomen in de vorm van moeheid, koorts, gewichtsverlies en nachtzweten. Bekende symptomen zijn tevens jeuk over de gehele huid en pijn in de aangedane klieren na het drinken van alcohol, maar deze klachten komen minder vaak voor.

9.2.2 Prognose

De prognose is met de huidige behandelmogelijkheden goed. Van de patiënten die tien jaar geleden gediagnosticeerd werden met Hodgkin-lymfoom is 80 % nog in leven [6]. De kans op genezing is groter bij een Hodgkin-lymfoom in stadium I of II dan bij een Hodgkin-lymfoom in stadium III of IV.

9.2.3 Behandeling

Historie van de behandeling van Hodgkin-lymfoom

De behandeling van patiënten met de klassieke vorm van Hodgkin-lymfoom heeft in de afgelopen decennia grote veranderingen doorgemaakt. Voor 1940 was er geen effectieve behandeling voor deze groep patiënten. Aan het einde van de jaren vijftig werd het met de komst van verbeterde bestralingsapparatuur en het gebruik van uitgebreide bestralingsvelden mogelijk om patiënten met beperkte uitbreiding van Hodgkin-lymfoom met grote bestralingsvelden te genezen (mantelvelden, omgekeerde Y, zie ◘ fig. 9.3). Vanaf de jaren zestig werden effectieve chemotherapeutica ontdekt waarmee ook patiënten met zeer uitgebreide vormen van de ziekte van Hodgkin werden genezen. Dit leidde tot intensivering van de therapie, waarbij chemotherapie en radiotherapie werden gecombineerd. Hierdoor verbeterden de behandelresultaten sterk. De intensivering van de therapie had echter tot gevolg dat de bijwerkingen toenamen en het voor de patiënten zwaarder werd om de behandeling te ondergaan. Met name de langetermijneffecten van de behandeling

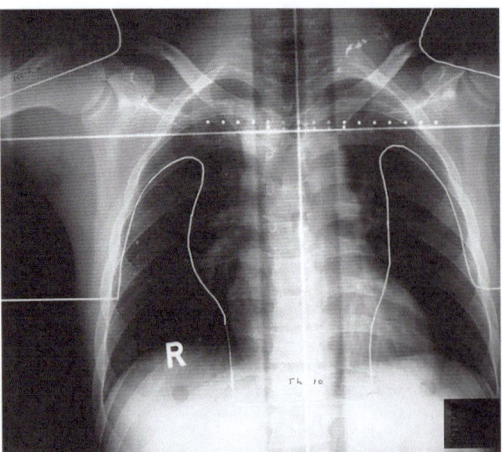

◘ **Figuur 9.3** Schematische voorstelling van het vroeger gebruikelijke mantelveld, dat gegeven werd met een APPA-techniek

vormen een probleem. Patiënten ontwikkelen hart- en vaatziekten ten gevolge van hun behandeling; het risico hierop is decennialang vergroot ten opzichte van dat bij leeftijdsgenoten. Daarnaast hebben patiënten het risico een tweede tumor te ontwikkelen door de behandeling. Door bestraling geïnduceerde tumoren zijn met name borstkanker, longkanker en slokdarmkanker. Vanaf het moment dat er meer duidelijkheid kwam over de late bijwerkingen is er veel onderzoek gedaan naar het optimaliseren van de behandeling. De doelstelling daarbij was én is om zonder de kans de overleving te verkleinen tot een behandeling te komen die zo min mogelijk acute dan wel late toxiciteit geeft.

Huidige behandeling Hodgkin-lymfoom

Patiënten met een Hodgkin-lymfoom in stadium I of II worden meestal behandeld met een combinatie van chemotherapie en radiotherapie. Er wordt gestart met twee cycli chemotherapie, gevolgd door een responsevaluatie met behulp van een FDG-PET-scan. Indien er sprake is van een complete metabole respons, wordt verder gegaan met chemotherapie, gevolgd door radiotherapie (20–30 Gy in tien tot vijftien fracties, of alleen met radiotherapie – 20 Gy in tien fracties voor patiënten met het meest gunstige risicoprofiel). Indien sprake is van een partiële metabole respons (aanhoudend hoge 'uptake' van FDG) wordt doorgegaan met intensievere chemotherapie, gevolgd door een hogere dosis radiotherapie (30 Gy).

Bij een Hodgkin-lymfoom in stadium III of IV wordt in eerste instantie behandeld met alleen chemotherapie. Afhankelijk van de respons op de behandeling wordt eventueel radiotherapie gegeven op de lymfeklieren die FDG-PET-positief blijven na chemotherapie (36 Gy in achttien fracties) (◘fig. 9.4) [7].

Nodulair paragranuloom

Patiënten met een nodulair paragranuloom presenteren zich vaak met beperkte ziekte (80 %). De behandeling kan dan beperkt zijn tot alleen radiotherapie (36 Gy in acht tien fracties op de aangedane lymfeklierregio). In geval van uitgebreidere ziekte of een ongunstige locatie voor radiotherapie gelet op de bijwerkingen, kan gekozen worden voor alleen chemotherapie of voor een gecombineerde behandeling met chemotherapie en een lagere dosis radiotherapie (20 Gy in tien fracties). Een enkele keer presenteert een patiënt met een nodulair paragranuloom zich met uitgebreide ziekte (stadium III of IV). Deze patiënten worden behandeld zoals patiënten met de klassieke vorm van de ziekte van Hodgkin [7].

9.2.4 Uitvoering van de radiotherapie bij het Hodgkin-lymfoom

Inmiddels zijn de oude, uitgebreide bestralingsvelden vervangen door kleinere doelgebieden. Belangrijk voor deze ontwikkeling waren het beschikbaar komen van betere beeldvorming, zoals CT en FDG-PET, en de verbetering van radiotherapietechnieken. In de periode waarin er nog geen CT ten behoeve van intekeningen beschikbaar was, werden (in plaats van de uitgebreide velden) kleinere lymfekliergebieden bestraald op de plaatsen waar de aangedane lymfeklieren aanwezig waren, de zogenoemde

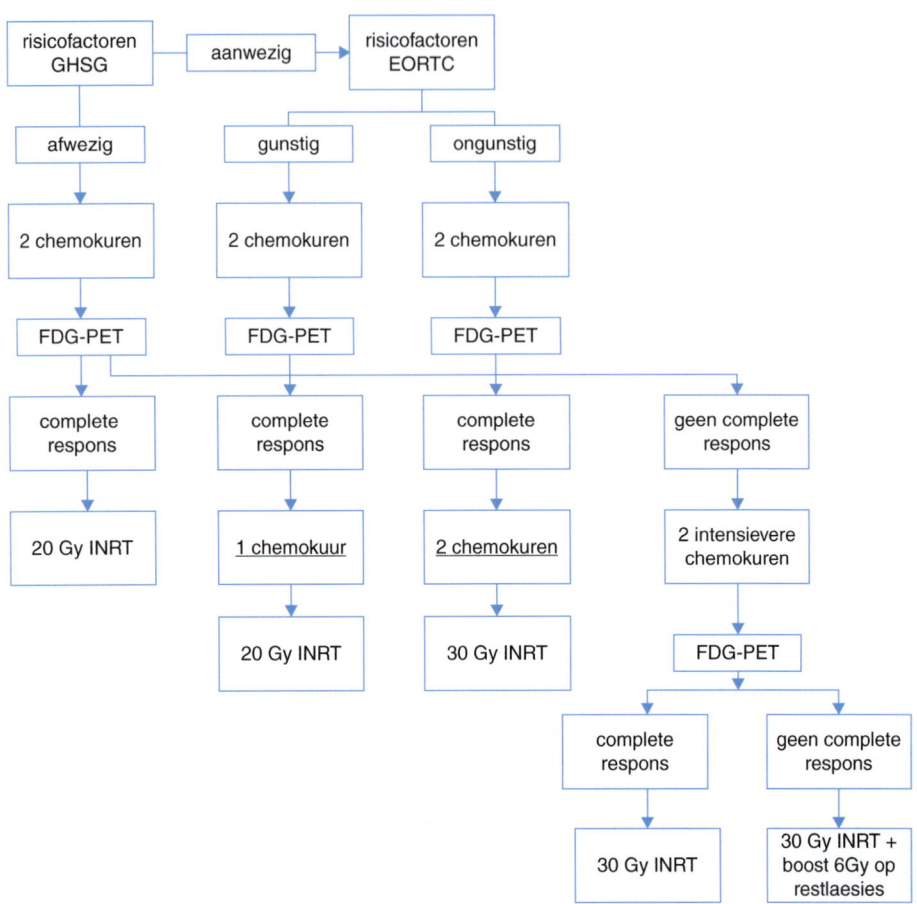

◘ **Figuur 9.4** Behandeling beperkt stadium Hodgkin-lymfoom (INRT: 'involved-node'-radiotherapie)

'involved-field'-bestraling. Involved-field-bestraling wordt nog steeds gebruikt bij non-Hodgkin-lymfomen, waarbij tegenwoordig gebruikgemaakt wordt van een CT-scan voor intekening en planning. Met de ontwikkeling van de CT-scan werd daarnaast voor Hodgkin-patiënten de stap gezet naar de 'involved-site'-bestraling, waarbij alleen de regio van de aangedane lymfeklier bestraald wordt. Dankzij de huidige beeldvorming (FDG-PET en CT) is het in Nederland tegenwoordig gebruikelijk 'involved-node'-bestraling te geven. Op basis van de beeldvorming voor de start van chemotherapie worden de aangedane lymfeklieren gereconstrueerd (deze zijn na de chemotherapie meestal niet meer zichtbaar). Alleen deze klieren worden na de chemotherapie bestraald [8].

Van oudsher werden alle patiënten behandeld met een dosis tot 40 Gy in twintig fracties en eventueel een boost van 6 Gy in drie fracties. Zoals in de voorgaande paragraaf is te lezen, is dit teruggebracht: in eerste instantie naar 36 of 30 Gy en vanaf 2019 voor specifieke patiëntengroepen naar 20 Gy [9]. Het terugbrengen van de gegeven radiotherapiedosis geeft een lagere kans op late complicaties.

9.2.5 Bestralingsvoorbereiding

Om het involved-node-principe toe te passen, is het nodig voor start van de chemotherapie een plannings-PET-CT-scan te maken in bestralingshouding, omdat na de chemotherapie vaak een groot deel van de aangedane klieren niet langer goed zichtbaar is en geen FDG meer opnemen (PET-negatief). Deze scan dient als hulpmiddel bij het intekenen op het moment dat de patiënt terugkomt voor behandeling. Dan wordt in het bewaarde masker opnieuw een plannings-PET-CT-scan gemaakt. In sommige gevallen past het masker niet meer, omdat voor start van de behandeling grote lymfeklieren aanwezig waren in de hals die na de chemotherapie afgenomen zijn. Dan moet een nieuw masker gemaakt worden in zo veel mogelijk dezelfde houding.

9.2.6 Bestralingstechniek

Bij een groot deel van de patiënten is sprake van een te bestralen lokalisatie in het mediastinum. Daarom moet rekening worden gehouden met beweging door ademhaling. Deze kan worden gereduceerd door het gebruik van een 'breathhold'-techniek. Een andere manier om hiermee om te gaan is een 4D-plannings-CT maken en bij het intekenen rekening houden met de beweging van het doelvolume en een 'internal target volume' (ITV) te construeren.

Alle moderne bestralingstechnieken kunnen worden gebruikt om een bestralingsplan te maken (3DCRT, IMRT of VMAT). Met het beschikbaar komen van protonen in Nederland en België zal ook protonentherapie bij geselecteerde patiënten gebruikt worden. Met protonen is het mogelijk de dosis op de 'organs at risk' (met name hart, longen en mammae) verder te reduceren [10] (zie ook ◘ fig. 9.5).

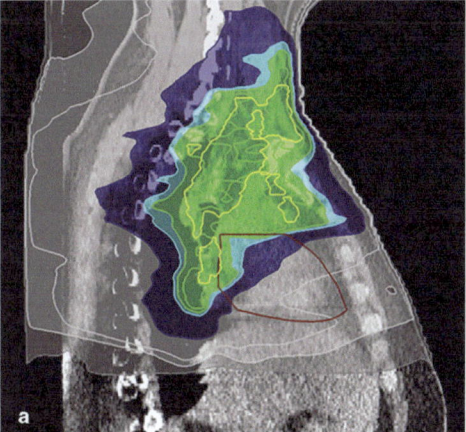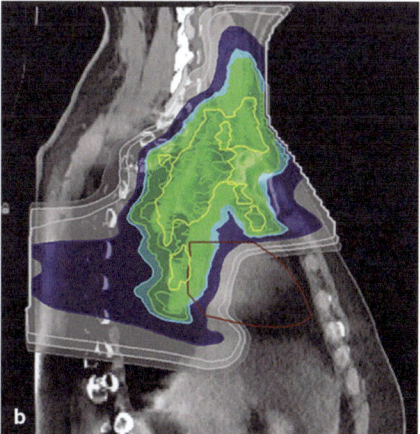

◘ **Figuur 9.5** Voorbeeld van een bestralingsplan gemaakt met (**a**) VMAT (fotonen) en (**b**) IMPT (protonen). In rood het hart. Let op de lagere dosis in de organs at risk, met name het hart. In dit specifieke voorbeeld is de gemiddelde hartdosis in het VMAT-plan 8,9 Gy en in het protonenplan 3,1 Gy

9.2.7 Bijwerkingen ten gevolge van de bestraling

De ernst en de aard van de bijwerkingen van de bestraling worden sterk bepaald door het gebied dat bestraald wordt, de grootte van het bestralingsvolume en de bestralingsdosis. De meest voorkomende acute bijwerkingen zijn:
- haarverlies in bestraald gebied;
- slikklachten;
- droge mond door verminderde werking van de speekselklieren;
- roodheid van de huid;
- vermoeidheid.

Late bijwerkingen die kunnen optreden zijn:
- bestralingspneumonitis: deze kan ontstaan tussen zes weken en zes maanden na radiotherapie en gaat gepaard met klachten van kortademigheid en een droge hoest;
- functieverlies van de schildklier: hiervoor is soms aanvulling van schildklierhormoon noodzakelijk;
- vergroot risico op hart- en vaatziekten: doordat bij een bestraling van het mediastinum een deel van het hart bestraling krijgt, ontstaat een vergrote kans op hart- en vaatziekten. Patiënten hebben met name een vergroot risico op een hartinfarct, hartfalen en een klepaandoening. Hoe hoger de dosis op het hart is geweest, hoe groter het risico [11]. Ook andere risicofactoren vergroten de kans op hart- en vaatziekten, zoals roken, hoge bloeddruk en overgewicht;
- infertiliteit: deze kan met name optreden na uitgebreide chemotherapie. Voor de start van de behandeling worden patiënten verwezen naar de fertiliteitsarts, zodat semen of eicellen kunnen worden bewaard;
- tweede tumoren (leukemie; non-Hodgkin-lymfoom; solide tumoren): deze kunnen voorkomen na zowel chemotherapie als radiotherapie. Na chemotherapie alleen worden voornamelijk leukemieën en non-Hodgkin-lymfomen gezien. Door radiotherapie ontstaan met name solide tumoren, zoals borstkanker, longkanker en slokdarmkanker. De kans op een tweede tumor is ook decennia na de behandeling vergroot. Het is van groot belang om patiënten die in het verleden een dergelijke behandeling hebben ondergaan gedurende de follow-up te screenen; vooral jonge vrouwen dienen gecontroleerd te worden op de ontwikkeling van een mammacarcinoom [12];
- vermoeidheid en psychosociale problemen.

In Nederland zijn speciale poliklinieken opgezet om patiënten ook op lange termijn te controleren op effecten van de behandeling die ze hebben ondergaan (de zogenoemde BETER-poli). De screening op hart- en vaatziekten en tweede tumoren krijgt op deze polikliniek speciale aandacht.

9.3 Non-Hodgkin-lymfomen

De incidentie van non-Hodgkin-lymfomen neemt al gedurende meer dan twintig jaar toe en de diagnose wordt veel vaker gesteld dan de diagnose Hodgkin-lymfoom: in 2018 bij ruim 3.200 patiënten [6]. De jaarlijkse toename is mede een gevolg van het feit dat non-Hodgkin-lymfomen vooral bij oudere mensen voorkomen – de gemiddelde levensverwachting en het aantal ouderen in de westerse wereld stijgen. Verder lijken bepaalde non-Hodgkin-lymfomen samen te hangen met virusinfecties (bv. het Epstein-Barr-virus) en komen deze lymfomen vaker voor bij patiënten die immunosuppressiva gebruiken in het kader van systeemziekten of na transplantatie van organen [1].

9.3.1 Klinische presentatie

De klinische presentatie hangt sterk af van het type non-Hodgkin-lymfoom en de aangedane lymfeklieren of organen. Los daarvan kunnen er B-symptomen voorkomen. Non-Hodgkin-lymfomen worden onderverdeeld in B- en T-cel-lymfomen; het B-cel-lymfoom komt veel vaker voor (85–90 %) dan het T-cel-lymfoom (10–15 %). In totaal zijn op basis van de pathologie dertig tot veertig verschillende subtypes te onderscheiden. Op basis van het klinisch beloop van onbehandelde non-Hodgkin-lymfomen wordt een onderverdeling gemaakt in indolente en agressieve lymfomen [1]. Hierna volgt een bespreking van een aantal verschillende subtypes non-Hodgkin-lymfomen bij de behandeling waarvan radiotherapie een rol speelt.

9.3.2 Indolente lymfomen

Het folliculaire lymfoom

Het folliculaire lymfoom is een B-cel-lymfoom en is het op één na meest frequent voorkomende non-Hodgkin-lymfoom (20–25 % van de non-Hodgkin-lymfomen). Binnen de groep van de folliculaire lymfomen zijn drie graderingen te onderscheiden op basis van de hoeveelheid blastaire cellen (zich agressief gedragende cellen) in de aangedane lymfeklieren. Graad I en II worden beschouwd als indolent; graad III wordt beschouwd en behandeld als een agressief lymfoom (zie ook de ▸par. 9.3.3).

Een klein deel van de patiënten met een folliculair lymfoom presenteert zich met beperkte ziekte (stadium I en II). Met radiotherapie is ongeveer 40–60 % van deze patiënten te genezen. Het folliculair lymfoom is erg gevoelig voor bestraling, zodat een relatief lage dosis van 24–26 Gy (in fracties van 2 Gy, vijfmaal per week met behulp van een involved-field-techniek op de regio van de betrokken klieren) voldoende is voor curatie.

De meeste patiënten met een indolent folliculair lymfoom presenteren zich echter met uitgebreide ziekte (stadium III of IV). Tot nu toe is alleen curatie van deze patiënten mogelijk met chemotherapie en totale lichaamsbestraling, gevolgd door een allogene stamceltransplantatie. Veel patiënten zijn echter te oud om deze zware behandeling te ondergaan. Vanwege het indolente beloop wordt pas met behandeling begonnen als er klachten ontstaan of dreigen. Ofschoon er geen genezing mogelijk is, is de ziekte, met een mediane overleving van 8–12 jaar, meestal niet direct levensbedreigend. Afwijkingen die klachten geven, kunnen vaak lange tijd worden bestreden met een lage dosis radiotherapie (1 × 4 Gy of 2 × 2 Gy) [13].

Het marginalezonelymfoom

Voor de radiotherapie zijn de marginalezonelymfomen die uitgaan van extranodaal, in de mucosa gelegen lymfatisch weefsel van belang. Deze lymfomen worden MALT-lymfomen genoemd (MALT = 'mucosa associated lymphatic tissue') en gaan uit van B-lymfocyten. MALT-lymfomen kunnen voorkomen op vele plaatsen in het lichaam, zoals in de maag, de conjunctivae, de speekselklieren, de schildklier of de huid. Bij het MALT-lymfoom in de maag is er een verband met de Helicobacter pylori-bacterie en is behandeling met antibiotica afdoende. Bij onvoldoende respons op antibiotica is bestraling met een relatief lage dosis (24–26 Gy in fracties van 2 Gy) op de gehele maag geïndiceerd. Ook bij andere lokalisaties zijn dit de te geven dosis en fractionering. Deze behandeling leidt bij een groot aantal patiënten (85–90 %) tot genezing [14].

9.3.3 Agressieve lymfomen

Diffuus grootcellig B-cel-lymfoom

Het diffuus grootcellig B-cel-lymfoom is het meest voorkomende non-Hodgkin-lymfoom (30–35 % van alle maligne lymfomen). De ziekte presenteert zich meestal met pathologisch vergrote lymfeklieren. Bij ongeveer een kwart van de patiënten is de ziekte niet in een lymfeklier maar in een orgaan gelokaliseerd. De helft van de patiënten met een diffuus grootcellig B-cel-lymfoom is ouder dan 60 jaar, wat omdat deze patiënten vaak ook andere aandoeningen (suikerziekte, hart- en vaatziekte) hebben consequenties heeft voor de behandeling. In principe bestaat de behandeling van het diffuus grootcellig B-cel-lymfoom uit chemotherapie. Als sprake is van beperkte uitbreiding van de ziekte (stadium I), dan worden drie kuren gegeven, gevolgd door een bestraling (36–40 Gy als sprake is van partiële remissie; 30 Gy als sprake is van een complete remissie na de chemotherapie; alle in dagelijkse fracties van 2 Gy; vijfmaal per week). In geval van gecombineerde bestraling wordt gekozen voor een involved-node-bestraling, bij radiotherapie alleen wordt gebruikgemaakt van een involved-field-bestraling. Patiënten met een diffuus grootcellig B-cel-lymfoom in stadium II–IV krijgen (aangezien de ziekte uitgebreider is) in principe zes kuren chemotherapie en immunotherapie, en standaard geen bestraling [15].

9.3.4 Multipel myeloom en solitair plasmocytoom

Het multipel myeloom (ziekte van Kahler) en het solitair plasmocytoom zijn B-cel-non-Hodgkin-lymfomen.

Bij het multipel myeloom is sprake van een gedissemineerde ziekte, waarbij maligne B-cellen (maligne plasmacellen) in het beenmerg woekeren. Vaak gaat dit gepaard met aantasting van het omliggende botweefsel, wat veel pijn kan geven. Bestraling van deze pijnlijke bothaarden is vaak zeer effectief. Meestal verdwijnt de pijn redelijk snel na het starten van de radiotherapie en vaak treedt na verloop van tijd remineralisatie van de bestraalde bothaarden op, zodat de sterkte van het botweefsel wordt hersteld. Is het doel van de bestralingsbehandeling pijnbestrijding en hebben patiënten een beperkte levensverwachting, dan wordt een eenmalige bestraling van 8 Gy gegeven op de klachten- gevende afwijking met marge. Streeft men langdurige controle na bij patiënten in een redelijk tot goede conditie met een redelijke levensverwachting of bij patiënten met compressie op het ruggenmerg, dan heeft een hogere bestralingsdosis de voorkeur: bijvoorbeeld 5 × 4 Gy of 10 × 3 Gy [16].

Soms beperkt een maligne plasmacelproliferatie zich tot één lokalisatie in het lichaam. Men spreekt dan van een solitair plasmocytoom. Deze kan in het bot gelokaliseerd zijn, maar ook daarbuiten, zoals in de nasopharynx of in een lymfeklier. De primaire behandeling van een solitair plasmocytoom bestaat uit bestraling. Er wordt een dosis van 46–50 Gy gegeven op de afwijking met marge in fracties van 2 Gy, vijfmaal per week. De genezingskansen (80–90 %) zijn bij een extraossaal gelegen solitair plasmocytoom veel beter dan bij een ossaal solitair plasmocytoom. Veel patiënten met een ossaal solitair plasmocytoom krijgen namelijk na verloop van tijd toch een multipel myeloom [17].

9.3.5 Voorbereiding voor de bestraling

Afhankelijk van de presentatie en de lokalisatie kan het zinvol zijn om de patiënt voor de start van systeembehandeling (chemotherapie en of immunotherapie) te laten beoordelen door de radiotherapeut, die eventueel een PET-CT of MRI kan maken in bestralingshouding (in masker).

9.3.6 Bijwerkingen

Afhankelijk van het gebied dat wordt bestraald, treden de volgende bijwerkingen op: huidreactie, haaruitval, slikklachten, droge mond, misselijkheid, diarree, verhoogde mictiefrequentie en moeheid.

9.4 Totale lichaamsbestraling

Totale lichaamsbestraling of 'total body irradiation' (TBI) wordt voorafgaand aan de allogene stamceltransplantatie (stamcellen verkregen van een donor) toegepast bij verschillende hematologische maligniteiten. Deze voorbereiding voor stamceltransplantatie wordt conditionering genoemd. Allogene stamceltransplantatie vindt plaats in gespecialiseerde centra.

Conditionering heeft twee doelen: (1) het onderdrukken van het immuunsysteem van de patiënt, waardoor de kans op afstoting van de donorstamcellen kleiner wordt (het immunosuppressief effect), en (2) het doden van tumorcellen (het cytotoxisch effect); in hoeverre dit effect optreedt, hangt af van de gegeven bestralingsdosis [18].

9.4.1 Bestralingsschema's

Er is een tweetal bestralingsschema's te onderscheiden: non-myeloablatieve of 'reduced intensity' schema's en myeloablatieve schema's. Bij de non-myeloablatieve schema's wordt meestal een bestralingsdosis van 2–4 Gy gegeven, in één of twee bestralingsfracties. Deze behandeling heeft een immunosuppresief effect en een beperkt cytotoxisch effect, wordt met name toegepast bij patiënten boven de 50–60 jaar en gecombineerd met chemotherapie. Myeloablatieve schema's zijn behalve op het onderdrukken van het immuunsysteem ook gericht op het volledig uitschakelen van alle tumorcellen. Dit wordt gedaan door een hoge dosis radiotherapie en intensieve chemotherapie te geven. Deze behandeling kan alleen worden uitgevoerd bij patiënten in een goede conditie. In de Nederlandse en Belgische centra worden verschillende myeloablatieve schema's gegeven. De totaaldosis varieert tussen de 8–12 Gy in twee tot zes fracties [18].

9.4.2 Techniek

Bestralingstoestellen zijn doorgaans gemaakt om kleinere doelgebieden te behandelen. Om toch het gehele lichaam te kunnen bestralen, worden patiënten gepositioneerd op grotere afstand van het toestel (bijvoorbeeld 4 meter) (◘ fig. 9.6). Door de divergentie van de bestralingsbundel ontstaat zo de mogelijkheid het gehele lichaam in een bundel te omvatten. De patiënt kan staand, zittend of liggend worden bestraald. Om tot een goede dosisverdeling te komen, moet rekening gehouden worden met een aantal aspecten. De huid wordt doorgaans als doelgebied beschouwd. Met behulp van een doorzichtig perspex scherm van 1–2 cm wordt voldoende opbouw in de huid verkregen. Om voldoende dosis in het gehele lichaam te krijgen, moet rekening worden gehouden met de bouw van de patiënt. Voor de dosisberekening bepaalt men de afmetingen van de patiënt op verschillende posities. Dit kan met de hand (voor de non-myeloablatieve schema's) of met behulp van een plannings-CT-scan (voor de myeloablatieve schema's). De plannings-CT-scan kan ook worden gebruikt voor het bepalen van de dikte en de vorm van de afscherming van bijvoorbeeld de longen of de nieren.

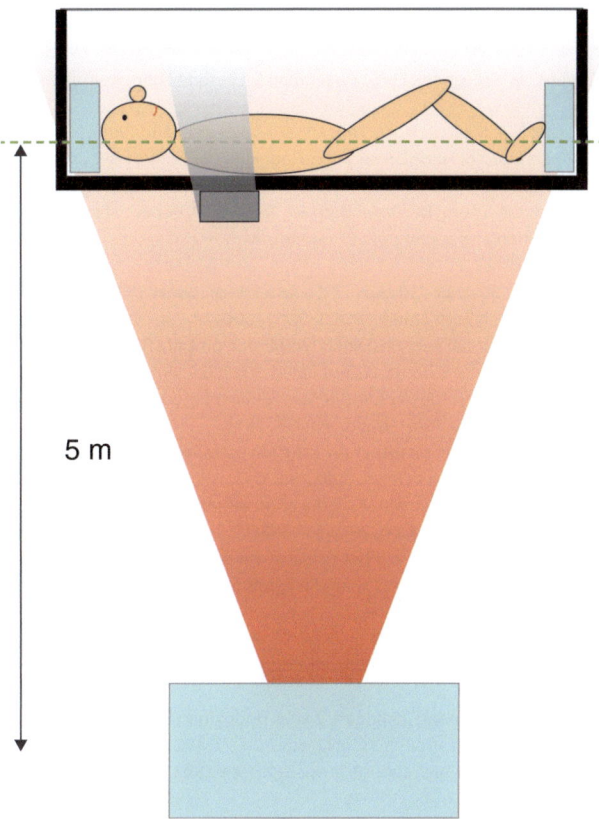

Figuur 9.6 Voorbeeld van TBI met patiënt in zijligging. De divergerende bestralingsbundel (voorgrond) is zijwaarts gericht en de patiënt is op grote afstand van de stralingsbron geplaatst, zodanig dat de bestralingsbundel de gehele patiënt in één keer kan omvatten

9.4.3 Bijwerkingen

Met name totale lichaamsbestraling in hoge doses heeft veel bijwerkingen. Patiënten worden voor de conditionering en de transplantatie dan ook altijd opgenomen op de afdeling.

Misselijkheid en braken kunnen al vlak na de bestraling optreden. Met medicijnen wordt getracht deze bijwerkingen zo veel mogelijk te voorkomen. Verder treedt roodheid van de huid op en raken de slijmvliezen geïrriteerd. Dit geeft klachten in de mond bij eten en drinken, maar ook klachten van het slijmvlies van de darmen, wat diarree en daarmee ontregeling van de water- en zouthuishouding tot gevolg kan hebben.

Ook op de lange termijn heeft de hogedosisbehandeling gevolgen. Zowel de non-myeloablatieve als de myeloablatieve behandeling kan het (versneld) optreden van cataract (staar) tot gevolg hebben. Daarnaast is er bij de hogedosisbehandeling een groot risico op hart- en vaatziekten, verhoogde bloeddruk en het ontstaan van tweede tumoren, en worden patiënten onvruchtbaar.

Literatuur

1. Löwenberg B, Ossenkoppele GJ, Blijlevens NMA, Leebeek FWG, Zweegman S. Leerboek hematologie. Utrecht: De Tijdstroom; 2015.
2. Cheson BD, Fisher RI, Barrington SF, Cavalli F, Schwartz LH, Zucca E, Lister TA. Recommendations for initial evaluation, staging, 86 and response assessment of Hodgkin and non-Hodgkin lymphoma: the Lugano classification. J Clin Oncol. 2014;32:3059–68.
3. Lister TA, Crowther D, Surcliffe SB, Canellos GP, Young RC, Rosenberg SA, Tubiana M. Report of a committee convened to discuss the evaluation and staging of 601 patients with Hodgkin's disease: cotswolds meeting. J Clin Oncol. 1989;7:1630–6.
4. Hasenclever D, Diehl V. A prognostic score for advanced Hodgkin's disease. International 593 prognostic factors project on advanced Hodgkin's disease. N Engl J Med. 1998;339(21):1506–14.
5. Shipp MA, Harrington DP, Anderson JR. International non-Hodgkin's lymphoma prognostic factors project: a predictive model for aggressive non-Hodgkin's lymphoma. N Engl J Med. 1993;329:987–94.
6. Integraal Kankercentrum Nederland: ▶www.iknl.nl/registratie/incidentie. Geraadpleegd november 2019.
7. HOVON. Richtlijn Hodgkin lymfoom bij volwassenen. Amsterdam: HOVON; 2019.
8. Girinsky T, Van der Maazen R, Specht L. Involved-node radiotherapy (INRT) in patients 871 with early Hodgkin lymphoma: concepts and guidelines. Radiother Oncol. 2006;79:270–7.
9. Engert A, Plutschow A, Eich HT, Lohri A, Dorken B, Borchmann P. Reduced treatment 2479 intensity in patients with early-stage Hodgkin's lymphoma. N Engl J Med. 2010;363:640–52.
10. Hoppe BS, Flampouri S, Su Z, Latif N, Dang NH, Lynch J, et al. Effective dose reduction to cardiac structures using protons compared with 3DCRT and IMRT in mediastinal Hodgkin lymphoma. Int J Radiat Oncol Biol Phys. 2012;84:449–55.
11. Nimwegen FA, Schaapveld M, Cutter DJ, Janus CP, Krol AD, Hauptmann M, et al. Radiation dose-response relationship for risk of coronary heart disease in survivors of Hodgkin lymphoma. J Clin Oncol. 2016;34:235–43.
12. Swerdlow AJ, Barber JA, Hudson GV, et al. Risk of second malignancy after Hodgkin's disease in a collaborative British cohort: the relation to age at treatment. J Clin Oncol. 2000;18:498–509.
13. Haas RL. Low dose radiotherapy in indolent lymphomas, enough is enough. Hematol Oncol. 2009;27:71–81.
14. Thieblemont C, Zucca E. Clinical aspects and therapy of gastrointestinal MALT lymphoma. Best Pract Res Clin Haematol. 2017;30:109–17.
15. HOVON. Richtlijn diffuus grootcellig B-cel lymfoom, versie 2.0. Amsterdam: HOVON; 2018.
16. Tsang RW, Campbell BA, Goda JS, Kelsey CR, Kirova YM, Parikh RR, Yahalom J. Radiation therapy for solitary plasmacytoma and multiple myeloma: guidelines form the international lymphoma radiation oncology group. Int J Radiat Oncol Biol Phys. 2018;101:794–808.
17. De Waal EGM, Leene M, Veeger N, Vos HJ, Ong F, Smit WGJM, Vellenga E. Progression of a solitary plasmacytoma to multiple myeloma. A population-based registry of the norther Netherlands. Br J Haematol. 2016;175:661–7.
18. Leeuwen RGH, Murrr LHP, Ta BDP, Lotz HT, Beijert M, Schaap NPM, Van der Maazen RWM. Totale lichaamsbestraling bij hematopoëtische stamceltransplantatie: een vak apart. Ned Tijdschr Hematol. 2019;16:343–8.

Sarcomen

R.L.M. Haas

10.1 Inleiding – 210

10.2 Wekedelentumoren – 210
10.2.1 Oncologische kenmerken – 210
10.2.2 Keuze van de behandeling – 211
10.2.3 Bestralingstechniek – 211
10.2.4 Bijwerkingen en complicaties – 214

10.3 Beentumoren – 214
10.3.1 Oncologische kenmerken – 215
10.3.2 Bestralingstechniek – 216
10.3.3 Bijwerkingen en complicaties – 217

Literatuur – 218

© Bohn Stafleu van Loghum is een imprint van Springer Media B.V., onderdeel van Springer Nature 2020
L. van Zadelhoff, P. Thysebaert, R. B. Keus, en A. A. Froma, *Radiotherapie bij de oncologische patiënt*,
https://doi.org/10.1007/16013_2020_23

10.1 Inleiding

Wekedelen- en bottumoren (sarcomen) vormen een groep zeldzame tumoren van mesenchymale oorsprong. Maligne wekedelentumoren komen ongeveer achthonderd keer per jaar voor en maligne tumoren van het bot ongeveer tweehonderd keer. Zij kunnen op alle leeftijden en overal in het lichaam voorkomen. Gemiddeld genomen komen sarcomen ongeveer even vaak bij mannen als bij vrouwen voor, met enige variaties afhankelijk van het subtype. De prognose hangt sterk af van de maligniteitsgraad. Laaggradige tumoren hebben een betere prognose dan hooggradige. In het algemeen geven de tumoren pas laat symptomen. Ze worden daardoor vaak pas laat ontdekt en zijn dan al vaak groot. De standaardbehandeling is chirurgie; radiotherapie heeft een aanvullende rol. Voor sommige tumoren is chemotherapie of doelgerichte therapie beschikbaar. Vanwege hun zeldzaamheid worden deze tumoren uitsluitend in gespecialiseerde centra in Nederland en België behandeld in de setting van een multidisciplinair team.

10.2 Wekedelentumoren

Onder wekedelentumoren (sarcomen) worden alle tumoren van mesenchymale oorsprong verstaan. Per jaar worden in Nederland ongeveer zevenhonderd patiënten gezien met een maligne wekedelentumor.

Er zijn veel verschillende soorten wekedelentumoren. De naam van een bepaald type sarcoom suggereert een verwijzing naar het soort weefsel waaruit de tumor lijkt te zijn opgebouwd. Zo wordt in het liposarcoom vetweefsel herkend en worden in het rabdomyosarcoom kenmerken van dwarsgestreepte spiercellen gezien. Anderszins heeft bijvoorbeeld een synoviasarcoom niets met synovia of gewrichten te maken. De tumoren kunnen overal in het lichaam voorkomen en worden bij patiënten van alle leeftijden gezien.

In de landelijke richtlijn van de Nederlandse Werkgroep van Weke Delen Tumoren (NWWDT in samenwerking met het CBO en VIKC) wordt de behandeling van de maligne wekedelentumoren beschreven (zie ▶ www.oncoline.nl). Deze paragraaf volgt die richtlijn.

10.2.1 Oncologische kenmerken

Tumoren van de weke delen kunnen zoals gezegd overal in het lichaam voorkomen. Bijna de helft ontstaat in een extremiteit, waarbij het bovenbeen de meest frequente lokalisatie is. Wekedelentumoren van de romp worden onderverdeeld in:
- tumoren van de thorax- en de buikwand;
- tumoren van de thoraxholte;
- tumoren van het retroperitoneum.

Verder onderscheidt men de tumoren van het hoofd-halsgebied.

De tumoruitbreiding vindt vooral plaats in de lengterichting van spiervezels en vaat- en zenuwstructuren. In de dwarse richting is de uitbreiding vaak beperkt door natuurlijke anatomische begrenzingen zoals bot en fasciebladen.

De meest voorkomende histologische typen tumoren zijn:
- het leiomyosarcoom;
- het liposarcoom;
- het ongedifferentieerde pleiomorfe sarcoom (vroeger maligne fibreus histiocytoom geheten).

Metastasering treedt bij de meeste sarcoomtypes in de eerste plaats op naar de longen. Lymfeklieruitzaaiingen zijn uitermate zeldzaam.

Beeldvormende diagnostiek zoals computertomografie en MRI is onmisbaar voor het bepalen van de uitbreiding van de primaire tumor en voor de controle op de aanwezigheid van longmetastasen.

10.2.2 Keuze van de behandeling

Hoewel de primaire behandeling van het niet-gemetastaseerde wekedelensarcoom bij voorkeur chirurgisch is, speelt radiotherapie een belangrijke rol bij het voorkomen van een lokaal recidief. Vooral bij de intermediair en hooggradige sarcomen, die diep gelegen en groter dan 5 cm zijn, is de kans op lokale controle twee- tot driemaal groter door een combinatie van operatie en bestraling dan door operatie alleen.

Een bestraling kan preoperatief worden gegeven, met als voordeel dat de bestralingsvelden beperkt kunnen blijven tot de aantoonbare tumor met een kleine marge. Met name als vooraf twijfel bestaat over de haalbaarheid van tumorvrije marges kan preoperatieve radiotherapie worden overwogen. Het nadeel van preoperatieve bestraling is de grotere kans op wondcomplicaties na de operatie. Een operatie voor een wekedelensarcoom in een arm of been die niet voorafgegaan is door bestraling heeft een kans op wondcomplicaties van ongeveer 17 %. Door wél voor te bestralen, neemt dat risico toe tot ongeveer 35 %. Uiteraard ondervindt een patiënt veel hinder van zo'n postoperatieve wondcomplicatie, maar deze herstelt na verloop van tijd. Op de langere termijn is uiteindelijk de littekenvorming na een preoperatieve bestraling significant minder dan na een postoperatieve bestraling. Hoe langer hoe meer wordt (inter)nationaal dan ook gekozen voor preoperatieve bestraling.

Oppervlakkig gelegen tumoren, dat wil zeggen tumoren die in de subcutis zijn gelegen, hebben een gunstiger verloop. De chirurgie is hier vaker radicaal en aanvullende radiotherapie zal alleen in zeldzame gevallen nodig zijn.

Bij inoperabele tumoren of in geval van uitgebreide metastasering kan palliatieve radiotherapie van de primaire tumor worden overwogen. Uit de literatuur blijkt dat in die gevallen met radiotherapie alleen bij ongeveer 30 % van de patiënten de tumor voor de tijd van het vaak beperkte resterende leven onder controle kan worden gebracht. Een andere mogelijkheid bij inoperabele tumoren is een zogenoemde geïsoleerde beendoorspoeling ('isolated limb perfusion' – ILP).

10.2.3 Bestralingstechniek

Het doelvolume wordt bepaald door de uitbreiding van de tumor, die is vastgesteld door de beeldvormende diagnostiek. Als voor postoperatieve bestraling wordt gekozen, kan de chirurg door het plaatsen van clips helpen het doelvolume vast te stellen.

Bij bestraling van een extremiteit moet worden gelet op de reproduceerbaarheid van de instelling door goede immobilisatie. Hiervoor kan bijvoorbeeld een individuele immobilisatie of een vacuümzak worden gebruikt. Bij tumoren van de arm of het been zijn de bestralingsvelden erg lang als de gehele spier of spierloge waarin de tumor zich bevond in het veld wordt opgenomen. In ieder geval dienen in de lengterichting van spieren en vaatzenuwbundels

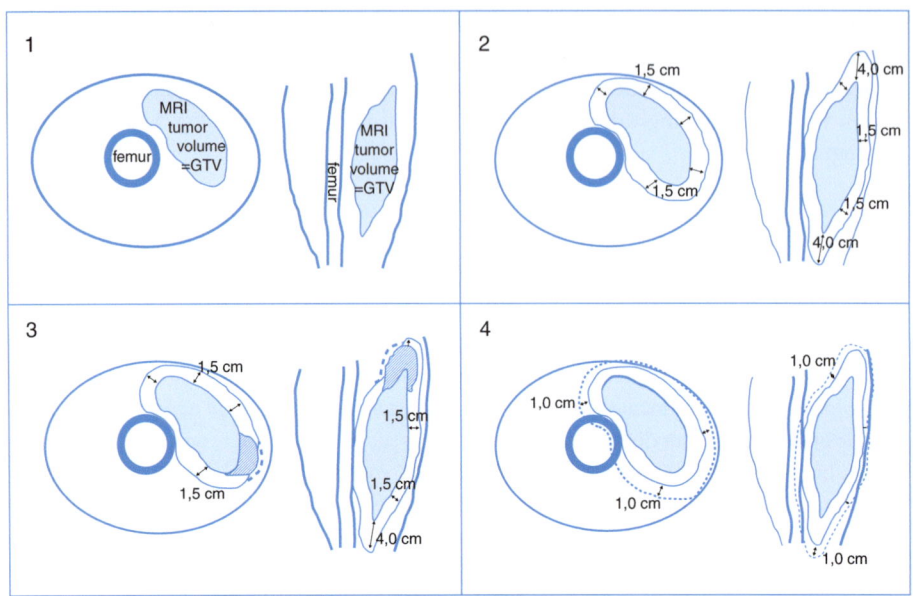

Figuur 10.1 Het doelgebied voor preoperatieve radiotherapie van een bovenbeen. (1) Het sarcoom wordt ingetekend met behulp van een T1-gewogen gadolinium contrast-MRI-scan gefuseerd met een planning CT-scan. Dit GTV omvat niet het peritumorale oedeem zoals dat in een T2-gewogen MRI zichtbaar is. (2) Het GTV wordt transversaal geëxpandeerd met 1,5 cm maar beperkt tot de aanliggende fascie en het bot, tenzij die betrokken zijn. Longitudinaal is de expansie 4 cm. NB Bij dit sarcoom was er geen peritumoraal oedeem. (3) Sarcoom met peritumoraal oedeem waarbij het GTV ook transversaal wordt geëxpandeerd met 1,5 cm en beperkt tot de aanliggende fascie en het bot, tenzij die betrokken zijn. Longitudinaal is de expansie 4 cm. NB Het CTV is handmatig aangepast (vette gestreepte lijn) om het oedeem in transversale en coronale vlakken te omvatten. Het peritumorale oedeem is aangegeven door een gestreept gebied. (4) Intekening van het uiteindelijke preoperatieve PTV door expansie van het CTV met 1 cm in alle richtingen, afhankelijk van de lokale gewoonte in de instelling [1]

ruime marges om het oorspronkelijke tumorgebied te worden aangehouden (5–10 cm). In dwarse richting kunnen de marges beperkter zijn indien er natuurlijke anatomische barrières zoals bot of een spierfascie aanwezig zijn [1].

Een CT-scan gefuseerd met een MRI-scan in bestralingshouding is nodig voor het bepalen van het doelvolume en voor de planning van de bestralingsbundels. Hiermee is het mogelijk zodanige stralenrichtingen te kiezen dat gezonde organen zo veel mogelijk worden gespaard (zie fig. 10.1 en 10.2a en b).

Bij extremiteiten is het belangrijk lymfoedeem te voorkomen door niet de gehele circumferentie van de extremiteit tot een hoge dosis te bestralen. Vooral bij postoperatieve bestralingen moet vanwege de hogere dosering dan tijdens preoperatieve bestraling gelet worden op de stralenbelasting van de lange pijpbeenderen teneinde latere fracturen zo veel mogelijk te voorkomen [2, 3] (fig. 10.3).

Bij retroperitoneale tumoren is men het er wel over eens dat postoperatieve bestraling vanwege de late bijwerkingen op darmweefsel eigenlijk niet meer uitgevoerd zou moeten worden. Indien nodig kan bij retroperitoneale sarcomen de bestraling eigenlijk alleen preoperatief veilig worden toegediend (fig. 10.4).

10.2 · Wekedelentumoren

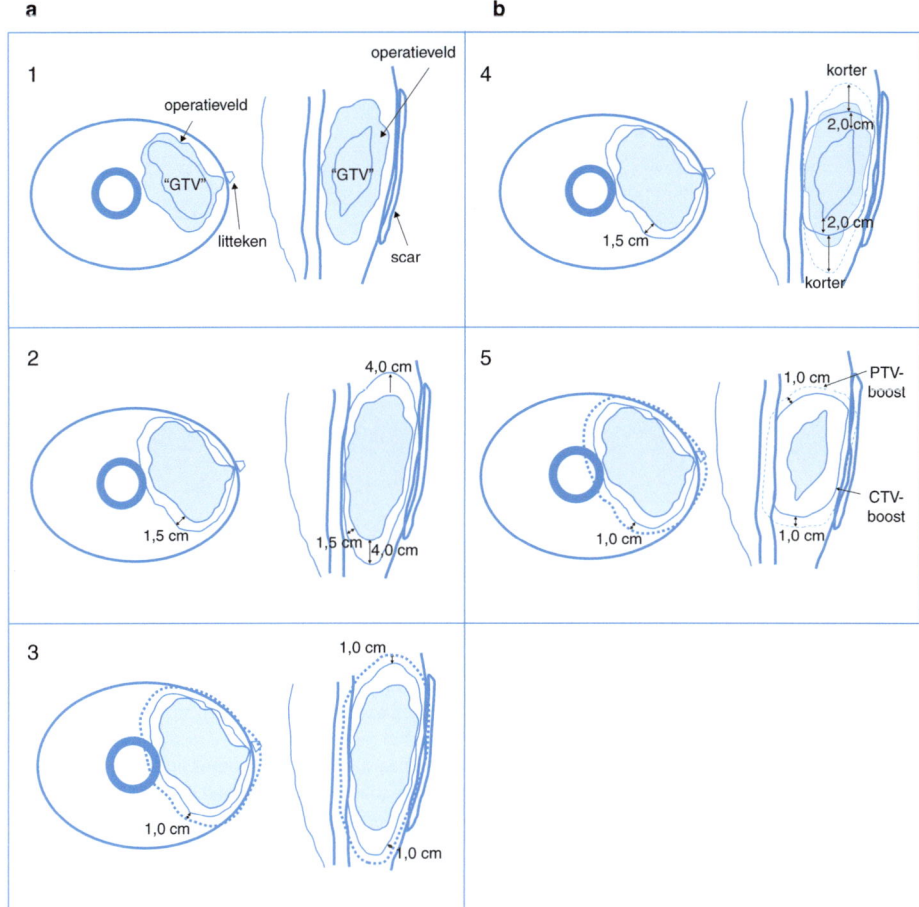

◨ **Figuur 10.2** (a) Het doelgebied voor postoperatieve radiotherapie van een bovenbeen. (1) Het oorspronkelijke sarcoom (GTV) en het operatiegebied. (2) Marges voor postoperatieve radiotherapie (CTV) zijn aangegeven; deze marges zijn 1,5 cm in transversale richting tot aan het oppervlak van het bot en de fascie, tenzij de tumor daar ingroeit ten tijde van de operatie. NB Het electieve CTV blijft binnen de huid. Daarbij is het CTV langer dan het litteken op de huid. Als een 4 cm marge van het reconstrueerde operatiegebied in longitudinale richting korter is dan het operatielitteken, moet het CTV worden uitgebreid om het litteken te omvatten. (3) Expansie van 1 cm in alle richtingen om het postoperatieve PTV te bepalen, afhankelijk van de lokale gewoonte in de instelling. (b) Het doelgebied voor een boost bij postoperatieve radiotherapie van een bovenbeen. (4) De 'CTV-boost' betreft hetzelfde volume als het postoperatieve electieve CTV, behalve in craniocaudale richting. In longitudinale richting is het CTV 2 cm langer dan het gereconstrueerde GTV voor de operatie in beide richtingen. (5) Expansie met 1 cm in alle richtingen om de 'PTV-boost' te bepalen, afhankelijk van de lokale gewoonte in de instelling [1]

Dosis

De dosis die bij postoperatieve bestraling wordt toegediend, bedraagt 40–50 Gy in fracties van 2 Gy op het gehele operatieterrein, gevolg door een boost tot 60–66 Gy op de oorspronkelijke tumoruitbreiding. Er kan ook worden overwogen een brachytherapieboost toe te passen. Een surdosage die met behulp van brachytherapie wordt gegeven, kan het best plaatsvinden direct in aansluiting op de chirurgische verwijdering van de tumor. Tijdens de operatie kan de radiotherapeut afterloading-katheters in het wondgebied aanbrengen waarmee lokaal met bijvoorbeeld iridium-192 de dosis kan worden toegediend.

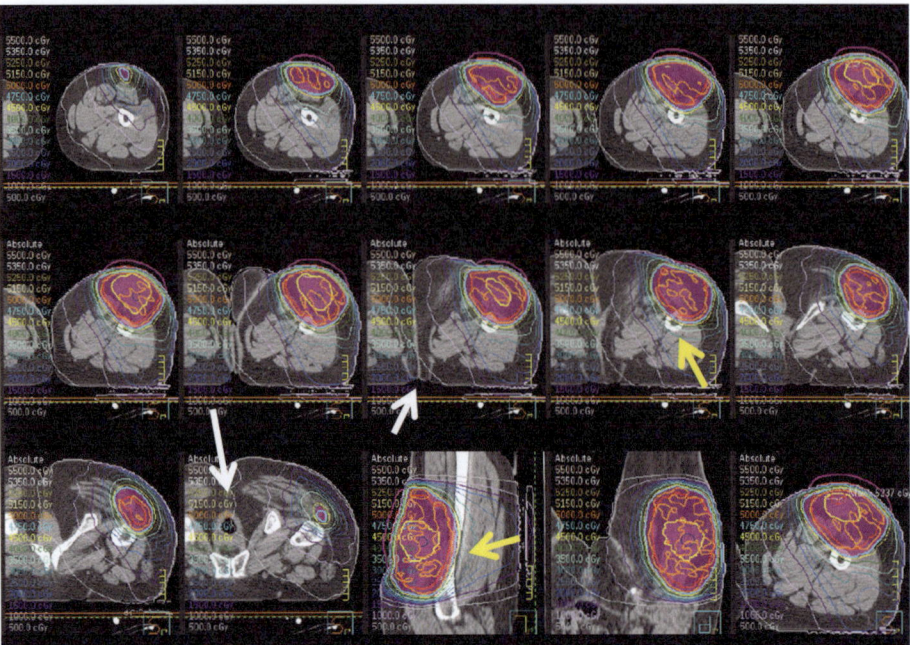

Figuur 10.3 VMAT-plan voor een preoperatieve bestraling van een hooggradig sarcoom aan de dorsale zijde van een bovenbeen in een schema van 25 × 2 Gy. Deze techniek toont een strakke dosisverdeling rondom het PTV waarbij kritische structuren zoals de vulva en het rectum (witte pijlen) minder dan 5 Gy totaal krijgen. Ook het femur (gele pijlen) wordt zo veel mogelijk gespaard, waarbij veel nadruk ligt op het voorkomen van circumferentiële stralenbelasting. Voorts valt op dat de subcutis die niet direct over het sarcoom is gelegen rondom eveneens zo veel mogelijk wordt gespaard ter preventie van lymfoedeem

10.2.4 Bijwerkingen en complicaties

Door een combinatie van min of meer uitgebreide chirurgie en radiotherapie kunnen complicaties ontstaan zoals fibrose en bewegingsbeperking van een extremiteit. Gebleken is dat langdurige oefentherapie deze complicaties ten dele kan voorkomen.

Lymfoedeem als gevolg van verstoorde lymfeafvloed is bij een goede bestralingstechniek meestal te voorkomen. Andere complicaties die kunnen optreden, zijn gerelateerd aan de lokalisatie van de tumor, het volume van het bestralingsgebied en de toegediende dosis.

Bij kinderen zijn vooral groeivertraging en de kans op secundaire tumoren als gevolg van bestraling redenen om bij de toepassing van radiotherapie terughoudender te zijn dan bij volwassenen.

10.3 Beentumoren

Primaire maligne beentumoren zijn zeldzaam. In Nederland komen per jaar ongeveer tweehonderd gevallen van maligne beentumoren voor (▶ www.cijfersoverkanker.nl). Het is van het grootste belang dat de behandeling van deze vaak op jonge leeftijd voorkomende tumoren plaatsvindt in een centrum waar een team van ervaren specialisten beschikbaar is [4]. Een amputatie als behandeling van een tumor die in een arm of been is gelokaliseerd, kan tegenwoordig met moderne behandelingstechnieken vaker dan vroeger worden voorkomen.

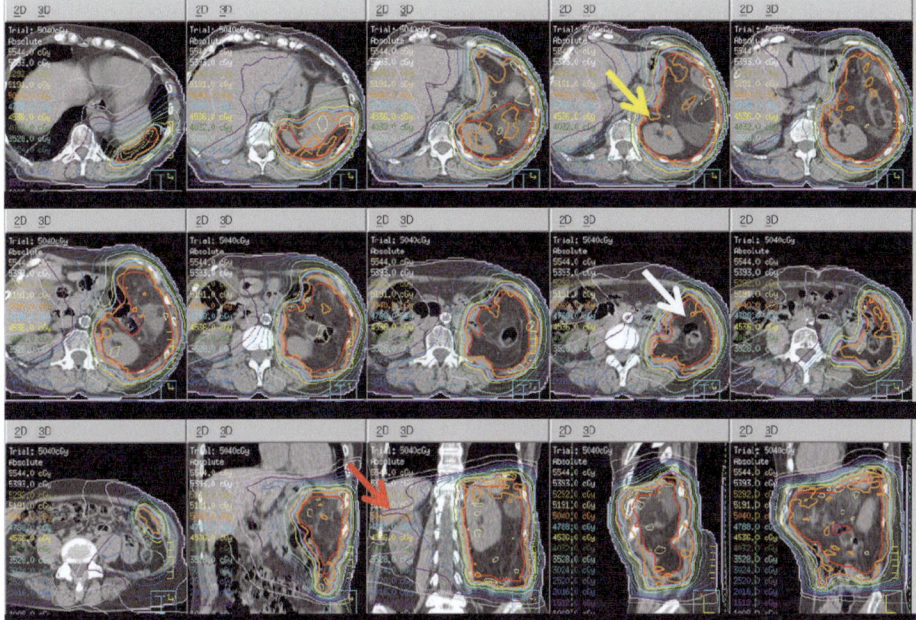

◘ **Figuur 10.4** VMAT-plan voor een preoperatieve bestraling van een deels goed gedifferentieerd en deels gededifferentieerd retroperitoneaal liposarcoom in een schema van 28 × 1,8 Gy. Aangezien dit retroperitoneale liposarcoom uitgaat van het perirenale vet (en dat is meestal het geval), dient de gehele ipsilaterale nier in het CTV te worden opgenomen (gele pijl). Bij deze patiënt is het colon descendens geheel ingevangen in het liposarcoom en het dient daardoor ook binnen het CTV te liggen (witte pijl). De contralaterale nier blijft bij deze techniek goed gespaard (gehele volume minder dan de 30 % isodoselijn van 1512 cGy). Dat is vooral van belang omdat bij de operatie die zal volgen op deze preoperatieve bestraling de linkernier en het colon descendens mee worden verwijderd. Hierdoor is de contralaterale nier voor de rest van het leven de enige overgebleven nier

Om de behandelingsresultaten nog verder te verbeteren, worden de patiënten bij voorkeur in studieverband behandeld. In Nederland adviseert de Commissie voor Beentumoren op het gebied van diagnostiek en behandeling.

De meest voorkomende typen tumoren zijn:
- het osteosarcoom;
- het chondrosarcoom;
- het Ewing-sarcoom.

Deze zullen in dit hoofdstuk worden beschreven.

10.3.1 Oncologische kenmerken

Osteosarcoom

Osteosarcomen zijn tumoren van botvormend weefsel. Ze komen vooral voor tussen het 10^e en 25^e jaar. Afhankelijk van het ziektestadium en rekening houdend met de lokale uitbreiding zal de primaire behandeling meestal bestaan uit een aantal kuren chemotherapie, waarna zo mogelijk de chirurgische behandeling plaatsvindt. De chemotherapie verbetert de prognose en maakt de chirurgische behandeling vaak succesvoller dankzij het verkleinen van de tumor.

De stralingsgevoeligheid van osteosarcomen is niet erg groot en de rol van radiotherapie is daardoor beperkt. Gewoonlijk wordt, aansluitend op de lokale behandeling, de behandeling met chemotherapie voortgezet.

Ewing-sarcoom

Het Ewing-sarcoom is evenals het osteosarcoom een tumor die vooral bij kinderen en jongvolwassenen voorkomt. Het is niet duidelijk van welk type weefsel deze tumor afkomstig is. Ewing-sarcomen kunnen niet alleen uitgaan van botweefsel, maar ook in de weke delen ontstaan. Metastasering treedt frequent op, vooral naar longen en bot.

De behandeling van het Ewing-sarcoom bestaat uit een combinatie van chemotherapie, chirurgie en/of radiotherapie. Na een aantal kuren chemotherapie volgt zo mogelijk operatie van de primaire tumor, meestal in combinatie met bestraling van het operatiegebied, die zowel voor als na de operatie kan worden toegepast. Als een operatie niet mogelijk is, bijvoorbeeld als daardoor de mutilatie te groot zou worden, is ook een behandeling met alleen radiotherapie in combinatie met chemotherapie mogelijk, vooral indien het Ewing-sarcoom voorafgaand aan de inductiechemotherapie kleiner was dan 150–200 ml [5]. Het Ewing-sarcoom is namelijk een relatief stralingsgevoelige tumor, waarbij radiotherapie traditioneel een belangrijke rol speelt [6].

Chondrosarcoom

Het chondrosarcoom is een tumor die uitgaat van kraakbeenvormend weefsel. De tumor kent geen voorkeursleeftijd en kan overal in het lichaam ontstaan.

De behandeling van eerste keuze is radicale chirurgie. Wanneer de tumor niet volledig is verwijderd, kan radiotherapie worden overwogen. Chondrosarcomen zijn over het algemeen weinig stralingsgevoelig. Er dient dan ook een hoge dosis te worden toegediend. Om deze hoge bestralingsdosis mogelijk te maken, wordt vooral gebruikgemaakt van protonenbestraling.

De prognose is vooral afhankelijk van de maligniteitsgraad.

Overige beentumoren

Nog minder frequent voorkomende beentumoren zijn:
- het chordoom;
- de reuseltumor.

De behandeling is in het algemeen chirurgisch en de rol van radiotherapie bij deze tumoren is beperkt.

Het chordoom ontstaat uit de resten van de chorda, de embryonale aanleg van de wervelkolom. Chordomen worden gezien in de wervelkolom, vooral ter hoogte van het sacrum of tegen de schedelbasis. Radicale chirurgie is op die plaatsen vaak niet mogelijk. Gebleken is dat (aanvullende) radiotherapie van deze tumoren de kans op een recidief verkleint. Ook bij de behandeling van chordomen wordt vaak gebruikgemaakt van protonen.

10.3.2 Bestralingstechniek

Doelvolumebepaling
Osteosarcoom

Bestraling van een osteosarcoom wordt zelden toegepast en wordt hier verder niet besproken.

Ewing-sarcoom

Hoewel er geen duidelijke voorkeurslokalisatie bestaat, ontstaat iets meer dan de helft van deze tumoren in de extremiteiten. Vaak is behalve de tumor in het bot ook een aanzienlijke uitbreiding in de weke delen aanwezig. Na chirurgische verwijdering wordt het gehele operatieterrein bestraald. Indien geen chirurgie heeft plaatsgevonden, bestaat het doelvolume voor radiotherapie aanvankelijk uit het gehele aangedane bot en de uitbreiding in de weke delen met een marge van twee cm, direct aansluitend gevolgd door een surdosage op de zichtbare tumor. Voor specifieke richtlijnen van bestraling in het kader van een Ewing-sarcoom wordt verwezen naar de vaak zeer gedetailleerde paragrafen in de opeenvolgende Ewing-trials, zoals de laatste EURO Ewing 2012.

Chondrosarcoom

Relatief vaak ontstaan chondrosarcomen in platte beenderen, zoals ribben, bekken en schedel. Het doelvolume voor postoperatieve bestraling omvat het operatieterrein met zo mogelijk het gehele aangedane bot met daarin de tumor, eventueel gevolgd door een surdosage op een kleiner gebied.

Bestralingstechniek

Voor het bestralen van een beentumor in een arm of been wordt met behulp van een CT-planning de dosishomogeniteit in het doelvolume geoptimaliseerd.

Er moet worden gezorgd voor een goede immobilisatie van de extremiteit, bijvoorbeeld door het gebruik van een vacuümzak of een individuele immobilisatie. Indien mogelijk worden de gewrichten gespaard. Ook moet worden geprobeerd een deel van de omtrek van de extremiteit te sparen om de lymfeafvloed zo weinig mogelijk te belemmeren.

Dosis
Ewing-sarcoom

Bestraling van het gehele aangedane bot tot ongeveer 45 Gy in fracties van 1,8–2 Gy wordt gevolgd door een surdosage op de tumor tot een dosis van 60 Gy. Indien microscopische tumor is achtergebleven, kan een hogere dosis worden gegeven.

Overige beentumoren

Voor de behandeling van chordomen wordt vaak een dosis van 70–78 Gy in fracties van 2 Gy in zeven weken toegediend. Voor patiënten met een chordoom of chondrosarcoom van de schedelbasis kan stereotactische bestraling of verwijzing naar een protonencentrum worden overwogen.

Fractiegrootte

Doorgaans wordt, zoals hiervoor vermeld, een fractiedosis van 1,8–2 Gy gebruikt. Bij kinderen of bij zeer grote doelvolumina kan een kleinere fractiedosis worden gegeven.

10.3.3 Bijwerkingen en complicaties

Voor bijwerkingen en complicaties van radiotherapie op extremiteiten wordt verwezen naar de ▸ par. 10.2.4 hiervoor.

Bij de keuze van bestralingsvelden bij jonge kinderen moet in het bijzonder rekening worden gehouden met het optreden van groeistoornissen, zoals verminderde lengtegroei en deformiteiten als gevolg van de gedeeltelijke bestraling van botstructuren.

Literatuur

1. Haas RL, Delaney TF, O'Sullivan B, Keus RB, Le Pechoux C, Olmi P, Wang D. Radiotherapy for management of extremity soft tissue sarcomas: why, when, and where? Int J Radiat Oncol Biol Phys. 2012;84(3):572–80.
2. Griffin AM, Euler CI, Sharpe MB, Ferguson PC, Wunder JS, Bell RS, O'Sullivan B. Radiation planning comparison for superficial tissue avoidance in radiotherapy for soft tissue sarcoma of the lower extremity. Int J Radiat Oncol Biol Phys. 2007;67:847–56.
3. Wang D, Zhang Q, Eisenberg BL, Kane JM, Li XA, Lucas D, Kirsch DG. Significant reduction of late toxicities in patients with extremity sarcoma treated with image-guided radiation therapy to a reduced target volume: results of radiation therapy oncology group RTOG-0630 trial. J Clin Oncol. 2015;33:2231–8.
4. Blay JY, Soibinet P, Penel N, Bompas E, Duffaud F, Stoeckle E, et al. NETSARC/RREPS and French Sarcoma Group-Groupe d'Etude des Tumeurs Osseuses (GSF-GETO) networks. Improved survival using specialized multidisciplinary board in sarcoma patients. Ann Oncol. 2017;28:2852–9.
5. Gaspar N, Hawkins DS, Dirksen U, Lewis IJ, Ferrari S, Le Deley MC, et al. Ewing sarcoma: current management and future approaches through collaboration. J Clin Oncol. 2015;33:3036–46.
6. Lopez JL, Cabrera P, Ordonez R, Marquez C, Ramirez GL, Praena-Fernandez JM, Ortiz MJ. Role of radiation therapy in the multidisciplinary management of Ewing's sarcoma of bone in pediatric patients: an effective treatment for local control. Rep Pract Oncol Radiother. 2011;16:103–9.

Huidtumoren

M. van Hezewijk en R.L.M. Haas

11.1 Inleiding – 220

11.2 Oncologische kenmerken – 220
11.2.1 Basaalcelcarcinomen – 220
11.2.2 Plaveiselcelcarcinomen – 220
11.2.3 Melanomen – 220
11.2.4 Andere huidtumoren – 221

11.3 Keuze van de behandeling – 221
11.3.1 Chirurgie – 221
11.3.2 Rol van de radiotherapie – 222
11.3.3 Dermatologische behandelingen voor basaalcel- en plaveiselcelcarcinomen – 222

11.4 Bepalen doelvolume – 223

11.5 Bestralingstechnieken – 223
11.5.1 Bestraling met elektronen – 223
11.5.2 Oppervlakkige fotonenbestraling – 225

11.6 Het Kaposi-sarcoom – 227

11.7 Bijwerkingen – 228
11.7.1 Vroege reactie – 228
11.7.2 Late complicaties – 229

11.8 Follow-up – 229

Literatuur – 229

© Bohn Stafleu van Loghum is een imprint van Springer Media B.V., onderdeel van Springer Nature 2020
L. van Zadelhoff, P. Thysebaert, R. B. Keus, en A. A. Froma, *Radiotherapie bij de oncologische patiënt*,
https://doi.org/10.1007/16013_2020_24

11.1 Inleiding

Basaalcel- en plaveiselcelcarcinomen van de huid komen zeer frequent voor [1]. Meestal presenteren zij zich in een vroeg stadium en zijn ze om die reden zeer goed te genezen, zowel met chirurgie als met radiotherapie. Melanomen komen minder vaak voor (3 % van alle huidtumoren, maar met stijgende incidentie). Bij deze tumoren is chirurgie de behandeling van eerste keus. Vooral diep infiltrerende melanomen hebben een slechte prognose.

Het doel van de behandeling van huidtumoren is lokale tumorcontrole te bereiken met behoud van een cosmetisch acceptabel resultaat. De resultaten uitgedrukt in vijfjaarsoverleving voor basaalcel- en plaveiselcelcarcinomen naderen de 100 %. Dit geldt zowel voor chirurgische behandeling als voor radiotherapie. De lokale controle nadert de 95 % [2].

11.2 Oncologische kenmerken

11.2.1 Basaalcelcarcinomen

Basaalcelcarcinomen (BCC's) vormen ongeveer 75 % van alle maligniteiten van de huid [3]. Ze zijn afkomstig van de basale laag van de epidermis. Voorkeurslocaties zijn aan zon blootgestelde lichaamsdelen, zoals het gelaat en de handen. Deze tumoren komen het meest voor bij oudere mensen, waarbij de incidentie bij mannen groter is dan bij vrouwen.

Er zijn verschillende verschijningsvormen, zoals het nodulaire, het sprieterige en het oppervlakkig groeiende basaalcelcarcinoom. Het meest voorkomende BCC is het nodulaire, met een glazige opgeworpen rand en een atrofisch centrum. Het is meestal een langzaam groeiende tumor. In een vergevorderd stadium worden infiltratie en destructie van omliggende weefsels gezien. Lymfekliermetastasering is zeer zeldzaam (◘ fig. 11.1).

11.2.2 Plaveiselcelcarcinomen

Deze tumoren vormen ongeveer 15 % van alle huidtumoren [1]. De tumor gaat uit van de keratinine vormende cellen van de epidermis. Ook deze tumoren kunnen ontstaan in frequent aan de zon blootgestelde lichaamsdelen. Daarnaast kunnen deze tumoren ontstaan in brandwonden, in eerder bestraald gebied en in gebieden met chronische ontstekingen (perineum en 'open benen'). Lymfekliermetastasering naar de regionale klierstations treedt op bij ongeveer 10 % van de patiënten en is afhankelijk van de lokale uitbreiding.

11.2.3 Melanomen

Melanomen gaan uit van de melanocyten die overal in de huid aanwezig zijn, maar ook in het oog, in het bovenste deel van de tractus respiratorius en in de tractus digestivus.

De prognose is sterk afhankelijk van de dikte van de tumor.

De kans op regionale metastasering en op afstandmetastasering is groot, met name bij de dikkere tumoren.

11.3 · Keuze van de behandeling

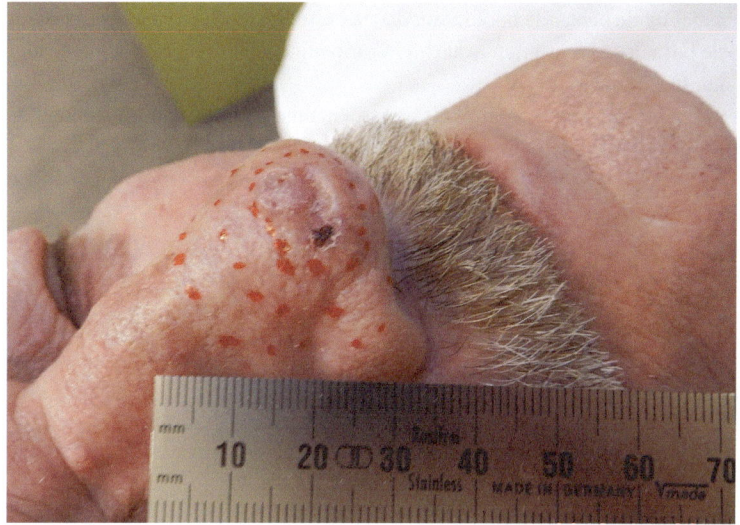

Figuur 11.1 Basaalcelcarcinoom van de neuspunt. Typisch is de parelmoerachtige en opgeworpen rand

11.2.4 Andere huidtumoren

Andere, slechts zelden voorkomende huidtumoren zijn:
- Merkel-celtumor (cutane neuro-endocriene tumor): dit is een zeldzaam carcinoom, dat vooral op oudere leeftijd voorkomt. Deze tumoren karakteriseren zich onder andere door een grote kans op lokaal recidief na chirurgie (25–60 %) en het vaak voorkomen van lymfekliermetastasen (45–80 %). Ook deze tumor kan op afstand metastasen geven (50 %). Bij een Merkel-celtumor is er vaak een indicatie voor postoperatieve bestraling van het locoregionale gebied;
- lymfoom van de huid: zoals het lokale laaggradige B cellymfoom of een uitgebreider beeld, bijvoorbeeld mycosis fungoides;
- primair Kaposi-sarcoom: zoals voorkomend bij aidspatiënten, maar dit wordt in de radiotherapie door betere HIV-medicatie steeds minder vaak gezien.

11.3 Keuze van de behandeling

11.3.1 Chirurgie

Kleine epitheliale huidtumoren zullen door de dermatoloog worden behandeld met lokale excisie. De grotere, sprieterige basaalcelcarcinomen worden door de dermatoloog geëxcideerd met vriescoupeonderzoek tijdens de ingreep (Moh's micrografische chirurgie) om de kans op irradicaliteit en daarmee lokaal recidief te verkleinen. Grotere plaveiselcelcarcinomen zullen ruim worden geëxcideerd door de (plastisch) chirurg. Als het defect te groot wordt, zal dit gesloten worden met een huidflap.

Chirurgie is de behandeling van eerste keus in de volgende situaties:
- kleine laesies op de wang, in de hals, op het voorhoofd, op de romp en op de ledematen, waar een klein litteken nauwelijks zichtbaar is;

- kleine laesies op de behaarde hoofdhuid, die na bestraling permanente alopecia zouden geven;
- multipele basaalcelcarcinomen, waarbij het moeilijk zal zijn de bestralingsvelden goed op elkaar aan te sluiten;
- laesies in eerder bestraalde huid of als er aanwijzingen zijn voor in de omgeving voorkomende gebieden met premaligne veranderingen;
- laesies van het laterale deel van het bovenooglid: het risico na bestraling is disfunctie van de glandula lacrimalis met als gevolg een keratitis van de cornea;
- laesies bij oudere patiënten in matige conditie: op deze manier wordt het frequente ziekenhuisbezoek tijdens een bestralingsperiode vermeden;
- melanomen: deze zullen altijd chirurgisch worden verwijderd.

11.3.2 Rol van de radiotherapie

Radiotherapie kan een uitstekend cosmetisch resultaat geven. Als nadeel kunnen de meerdere bezoeken aan een afdeling worden aangemerkt (tussen de zes en twintig bezoeken, afhankelijk van grootte, locatie en type van de tumor). In sommige instituten wordt wel gebruikgemaakt van brachytherapie. Hierbij is dan meestal sprake van een éénvlaksimplantaat.

Radiotherapie wordt in de volgende situaties toegepast:
- laesies in het gelaat, waaronder de tumoren die zijn ontstaan in de mediale ooghoek, op het onderooglid, op de neus en in de nasolabiale plooi. Ook de laesies van het oor en de behaarde hoofdhuid en op de handrug kunnen voor bestraling in aanmerking komen als chirurgie bezwaarlijk is;
- postoperatief na niet-radicale excisie (kraakbeeninfiltratie is geen contra-indicatie);
- grote laesies bij patiënten die vanwege een medische reden geen algemene narcose kunnen ondergaan of bij wie chirurgische behandeling te mutilerend zal zijn.

Bij melanomen zijn er maar weinig indicaties voor een adjuvante postoperatieve bestraling. Postoperatieve bestraling kan overwogen worden bij krappe excisies zonder ruimte voor re-excisie en/of na lymfeklierdissecties waarin vele kliermetastasen met kapseldoorbraak zijn aangetroffen.

Indien toch lokaal wordt bestraald, wordt op grond van radiobiologische overwegingen een behandelschema gekozen met een fractiedosis van 4–6 Gy, met een totaaldosis van 36–45 Gy, regionaal 20 fracties van 2,4 Gy.

Indien er klachtengevende metastasen zijn, kan een palliatieve bestraling worden overwogen. Ook kan overwogen worden de bestraling te combineren met hyperthermie (synergistisch effect).

11.3.3 Dermatologische behandelingen voor basaalcel- en plaveiselcelcarcinomen

Als alternatieve behandelingen heeft de dermatoloog de volgende mogelijkheden:
- cryochirurgie: het bevriezen van een laesie;
- fotodynamische therapie (PDT): hierbij wordt de laesie behandeld met een laserlicht van een bepaalde golflengte, zuurstof en een lichtgevoelig geneesmiddel. Deze methode kan ook gebruikt worden na radiotherapie of chirurgie;
- 5 FU-crème (Efudix®): een cytostatische crème, die lokaal wordt toegediend;
- Imiquimod-crème (Aldara™): voor oppervlakkige basaalcelcarcinomen.

11.4 Bepalen doelvolume

Het doelvolume wordt bij huidtumoren bijna altijd visueel en palpatoir vastgesteld. Bij twijfel over de dikte en de bot- en/of kraakbeendestructie kan een CT-scan aanvullende informatie geven.

De marge rond de palpabele tumor bedraagt meestal tussen één en twee centimeter en hangt af van vele factoren, onder andere:
- locatie van de tumor;
- verschijningsvorm van de tumor;
- verdenking op sprieterige groei.

Bij een plaveiselcelcarcinoom worden over het algemeen ruimere marges genomen dan bij basaalcelcarcinomen, omdat bij een plaveiselcelcarcinoom eerder subcutane uitbreiding plaatsvindt.

11.5 Bestralingstechnieken

Huidtumoren worden bestraald met mono-energetische elektronen geproduceerd door een lineaire versneller of met laagenergetische fotonen afkomstig van een orthovolttoestel. Afhankelijk van het te bestralen gebied kan elektronenbestraling de voorkeur krijgen boven bestraling met fotonen. Dit hangt samen met eigenschappen als de afgifte van energie over een kort traject (beperkte dracht), hetgeen energieafhankelijk is.

Voor de fixatie en de afdekking buiten het bestralingsveld wordt vaak gebruikgemaakt van een individueel vervaardigde mould.

11.5.1 Bestraling met elektronen

Kenmerkend voor een elektronenbundel is dat er een gebied is dat wordt omsloten door de 90 %-isodoselijn, waarbinnen waarden liggen tussen de 90 % en 100 %. Buiten dit gebied neemt de dosis snel af. Wanneer een huidtumor met elektronen wordt bestraald, zal een energie worden gekozen waarbij minimaal de 90 %-curve het doelvolume omvat (◘ fig. 11.2 en 11.3).

Om onderdosering van de huid te voorkomen, moet altijd gebruik worden gemaakt van een laagje weefselequivalent materiaal, zoals was of perspex.

Door het naar binnen buigen van de hogere isodoselijnen zal, om onderdosering aan de randen van het doelvolume te voorkomen, de veldafmeting breder (en/of langer) moeten worden genomen. Wanneer een veld echter niet langer of breder kan worden gemaakt, bijvoorbeeld omdat er een aangrenzend bestralingsveld is, verdient het de voorkeur een hogere energie te nemen. Bij zeer kleine velden is er sprake van een inhomogenere dosisverdeling vanwege de kleinere bijdrage aan de dosis ten gevolge van zijwaartse verstrooiing.

Het doelvolume heeft meestal een onregelmatig oppervlak. Om toch goed te kunnen bestralen, wordt in de tubus een inlay met de aangegeven vorm geplaatst. Deze mal wordt individueel per patiënt gemaakt. Eventuele weefselinhomogeniteiten in de bundel, zoals lucht en bot, zullen invloed hebben op de dosisverdeling. Bij de dosisberekening zal hiermee rekening moeten worden gehouden.

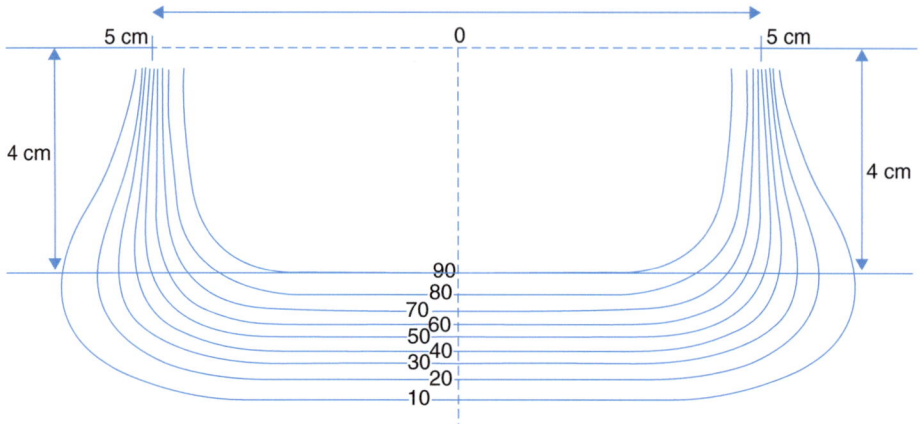

Figuur 11.2 Isodosenverdeling van een 12 MeV elektronenbundel. Veldafmetingen 10 × 10 cm, FHA 100 cm

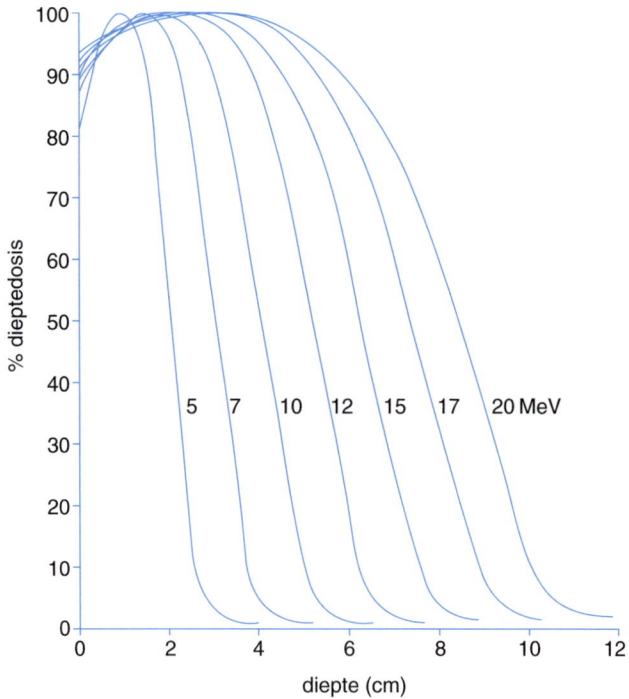

Figuur 11.3 PDD-curven van elektronenbundels

Dosis

Volgens de ICRU-normen wordt er gedoseerd op de 100 %-isodoselijn, waarbij de 90 % isodoselijn het doelvolume omvat.

De dosis hangt sterk af van de grootte van de tumor. Bij grotere tumoren wordt meestal 18–20 × 3 Gy gegeven. Bij kleinere tumoren is 10 × 4,4 Gy [4].

Speciale locaties
Ooghoektumoren
Ooghoektumoren hebben evenals tumoren in de nasolabiaalplooi de neiging de diepte in te groeien. Daarom moet worden gelet op een adequate dieptedosis.

Mycosis fungoïdes
Bij patiënten met mycosis fungoïdes kan de gehele huid met elektronen worden bestraald. Deze behandeling geeft een goed palliatief resultaat en een goede kans op curatie in de vroege stadia.

De behandeling wordt momenteel in Nederland alleen in het Leids Universitair Medisch Centrum uitgevoerd.

De patiënt wordt staande bestraald via twee 4 MeV-elektronenbundels die horizontaal aansluiten en zo een redelijk uniforme oppervlaktedosis van hoofd tot voeten geven.

Afhankelijk van de afstand van de patiënt tot het bestralingsapparaat vormen de bundels een hoek van 10–20 graden boven en onder de horizontaal. Tijdens de bestraling neemt de patiënt vier tot zes verschillende posities in (zie ◘fig. 11.5).

Door het onregelmatige oppervlak treden er onvermijdelijk gebieden op met over- en onderdoseringen die indien mogelijk voor een deel van de bestraling worden afgeschermd (zoals de ogen) of juist aanvullend worden bestraald (zoals de voetzolen, de hoofdhuid en het perineum) (◘fig. 11.4).

Voor een palliatief effect voldoet een dosis van 8–10 Gy in 6–8 fracties toegediend. Wanneer men naar een complete remissie van alle huidafwijkingen streeft, wordt een dosis van minimaal 30 Gy gegeven in twee fracties van 1,75 Gy per week, gedurende acht of negen weken.

11.5.2 Oppervlakkige fotonenbestraling

Fotonenbundels van 50 kV (contacttherapie) tot 300 kV (orthovoltfotonen) kunnen worden gebruikt bij het bestralen van huidtumoren. Hierbij dient te worden opgemerkt dat bij de hoge energieën het dosisverloop veel vlakker is dan bij elektronenbundels (zie ◘fig. 11.5).

De PDD-curven laten zien dat het dosismaximum aan het oppervlak ligt. De isodoselijnen zijn wat gebogen en bevinden zich ook enigszins buiten de bundelgrenzen vanwege de bijdrage van de zijwaartse verstrooiing. Echter, in vergelijking met een elektronenbundel is de penumbra van een orthovoltfotonenbundel enigszins gunstiger. Dit kan een voordeel zijn bij een bestraling waarbij een kritiek orgaan dicht aan het doelvolume grenst, zoals aan het oog.

Door het gebruik van filters is het mogelijk de PDD te beïnvloeden.

Praktische toepassing
De fotonenergie wordt zo gekozen dat minimaal de 90 % isodoselijn het doelvolume omvat.

Bot- en kraakbeenweefsel zal vanwege het hogere atoomnummer in vergelijking met het overige weefsel meer dosis ten gevolge van het foto-effect absorberen. Dit effect is groter bij lagere dan bij hogere energieën: bij 300 kV speelt het nauwelijks nog een rol.

Voor het instellen van de juiste veldafmeting worden vaak tubi gebruikt. Met behulp van individueel gemaakte loden malletjes kan de benodigde veldvorm worden verkregen.

Wanneer in de buurt van het oog wordt bestraald, zal de lens van het oog worden beschermd.

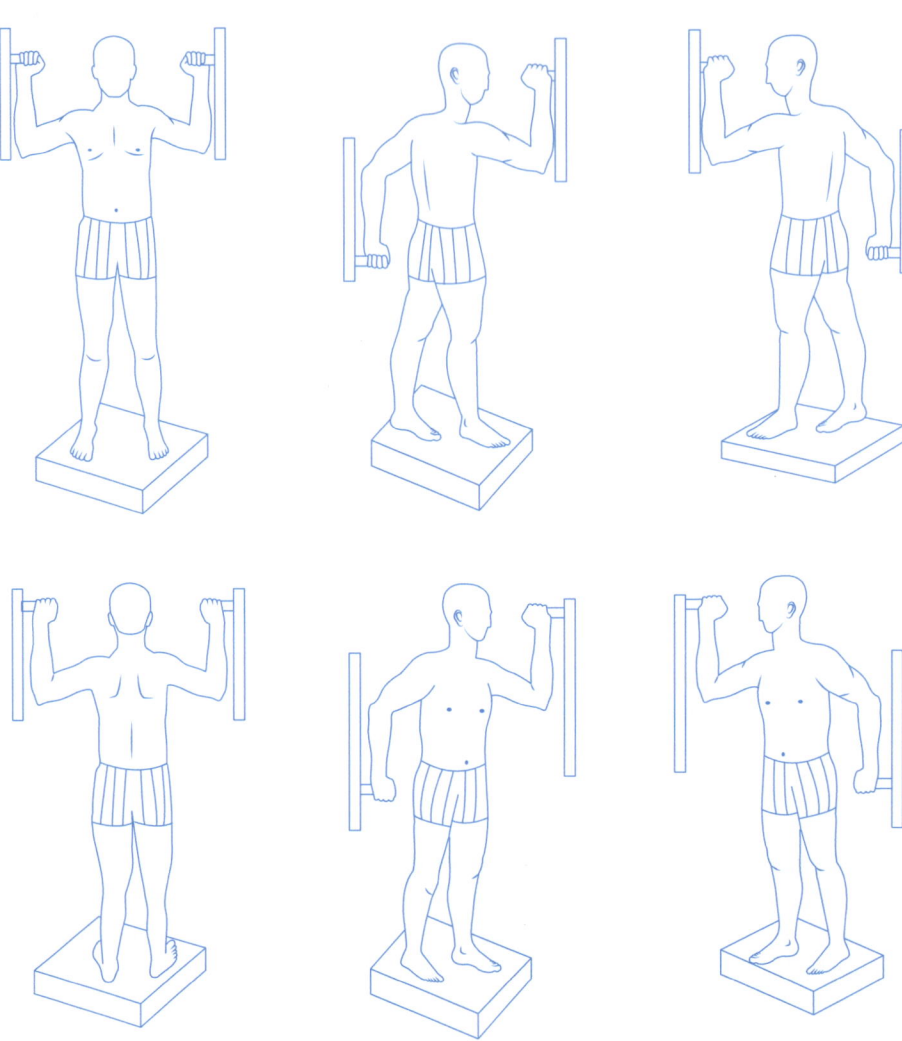

◨ **Figuur 11.4** Totale huidbestraling. Om een zo goed mogelijke verdeling van de dosis over het gehele oppervlak te verkrijgen, neemt de patiënt tijdens de bestraling vier tot zes verschillende posities in

Voor het berekenen van de bestralingstijd moet een aantal gegevens bekend zijn, zoals:
- de veldafmeting op de huid van de patiënt;
- de stralenkwaliteit van de bundel;
- het exposietempo vrij in lucht op een bepaalde afstand van de focus;
- de relatie exposie/dosis;
- de gebruikte FHA;
- de procentuele diepte-exposie;
- de backscatterfactor (BSF);
- gebruik van een filter.

Een isodoseberekening rondom het doelvolume (PTV) verricht met een computerplanningsprogramma is in het geval van een huidtumor slechts bij uitzondering noodzakelijk.

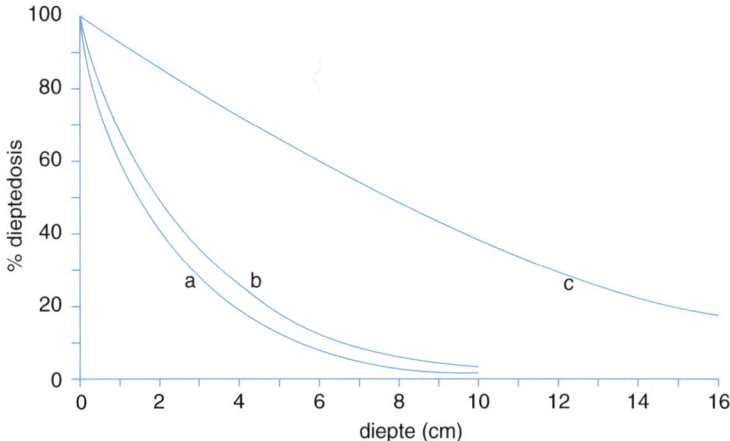

Figuur 11.5 PDD-curven van orthovoltfotonenbundels. (**a**) 50 kV (1 mm Al HVD), doorsnede veld 6 cm, FHA 10 cm. (**b**) 100 kV (2 mm Al HVD), doorsnede veld 6 cm, FHA 10 cm. (**c**) 300 kV (3 mm Cu HVD), veldafmeting 10 ∞ 10 cm, FHA 50 cm

Dosis

Meestal wordt bij fotonenbestralingen voor minder fracties gekozen: 18 × 3 Gy, 10 × 4,4 Gy.

De RBE van orthovoltfotonen is ongeveer 15 % groter dan die van elektronen. Hierdoor kan de totale tumordosis lager zijn en kan het aantal fracties kleiner zijn.

Er wordt volgens de ICRU-normen in het dosismaximum gedoseerd (100 %), waarbij minimaal de 90 %-curve het doelvolume omvat.

11.6 Het Kaposi-sarcoom

Het Kaposi-sarcoom kan als een op zichzelf staand ziektebeeld voorkomen (de klassieke of endemische vorm). Het meest voorkomend is deze huidaandoening echter bij het verworven immuundeficiëntiesyndroom (aids) en bij patiënten bij wie door medicatie het immuunsysteem is onderdrukt bij orgaantransplantaties (de secundaire of epidemische vorm).

Het klassieke (endemische) Kaposi-sarcoom komt vooral voor bij mannen afkomstig uit het Middellandse Zeegebied. De voorkeurslocaties zijn de benen, waar vaak meerdere donkergekleurde licht verheven laesies zichtbaar zijn, die langzaam toenemen in grootte en aantal. Ook kunnen regionale lymfeklieren in het proces betrokken worden. Omdat het meestal om meerdere laesies gaat, is radiotherapie de behandeling van eerste keus met een curatieve opzet. Het betreft meestal een oppervlakkige laesie, zodat de bestraling vaak wordt uitgevoerd met laagenergetische elektronen. Een dosis van 30 Gy in tien fracties, gegeven over een periode van twee weken, biedt een kans van lokale controle van 85 % bij kleine laesies. Bij asymptomatische en nauwelijks progressie vertonende laesies kan een afwachtend beleid worden gehanteerd.

Het Kaposi-sarcoom bij patiënten die een nier of een ander orgaan hebben gekregen, kan in regressie gaan zodra de immunosuppressieve therapie wordt gestaakt. De gevoeligheid voor de bestraling verschilt niet van het klassieke Kaposi-sarcoom.

Het Kaposi-sarcoom is de meest voorkomende maligniteit bij aids. Het HIV-virus tast het immuunsysteem aan, waardoor het aantal CD4 T-lymfocyten afneemt. De weerstand zal afnemen en er treden opportunistische infecties op of er ontstaat een Kaposi-sarcoom. Als dit stadium is bereikt, spreekt men van aids.

De voorkeurslocatie van het Kaposi-sarcoom zijn de benen, gevolgd door het puntje van de neus en het gebied rond de ogen en de oren. Ook kan het sarcoom zich manifesteren in slijmvliezen, bijvoorbeeld in de mondholte, in de tractus respiratorius en in de tractus digestivus. In een eindstadium kan het sarcoom in elk orgaan ontstaan.

Een bestraling wordt gegeven in specifieke situaties, zoals pijn, bloeding of obstructie, of om cosmetische redenen. De opzet is uitsluitend palliatief. Een complete regressie van de laesie wordt vaak gezien. De dosis bedraagt vaak 30 Gy in tien fracties of 8 Gy in één fractie.

Laesies in de mondholte worden met een lagere dosis bestraald om een ernstige slijmvliesreactie te voorkomen.

11.7 Bijwerkingen

11.7.1 Vroege reactie

Erytheem van de huid is het eerste effect dat zichtbaar wordt bij een bestraling. Het moment van optreden en de mate waarin zijn afhankelijk van:
- de fractiedosis;
- de veldgrootte;
- het fractioneringsschema;
- de stralenkwaliteit;
- de individuele gevoeligheid van de patiënt.

Het volgende effect is droge desquamatie (schilfering van de huid). Ook een natte desquamatie treedt op bij doseringen die de basale laag van de epidermis aantasten. Deze doseringen zijn nodig om lokale controle te verkrijgen. Herstel van de basale laag begint aan de randen van het bestralingsveld vanuit gezond weefsel. Ook de meer radioresistente cellen rondom de haarfollikels kunnen bijdragen aan het herstel.

Tijdens de bestraling worden adviezen gegeven over de behandeling van de bestraalde huid om extra (of toename van) irritatie te vermijden.

Deze bestaan uit onder andere niet krabben, niet scheren en niet blootstellen aan te felle zon, en geen pleisters plakken op de bestraalde huid. De huid kan worden gewassen met een milde zeep en deppend worden gedroogd met een zachte handdoek. Het aanbrengen van cosmetische middelen en in het bijzonder alcoholbevattende lotions moet worden vermeden. Als verzachting kan een indifferente crème zoals cremor cetomacrogolis worden voorgeschreven. Deze crèmes kunnen de jeukklachten aanzienlijk verminderen, waardoor krabben kan worden vermeden.

Bij een natte reactie met een mogelijke infectie kan een crème met een antibioticum of zilversulfadiazine (Flammazine®) worden gegeven.

De nieuwe huid, ontstaan na een bestralingsbehandeling, is vaak dun en atrofisch en kan gemakkelijk worden beschadigd bij blootstelling aan te felle zon of door een mechanisch of een chemisch trauma.

De capillairen kunnen verwijd zijn en verminderd in aantal, hetgeen resulteert in teleangiëctasieën.

Het bestraalde gebied kan hyper- of hypopigmentatie geven. Soms kunnen beide aspecten aanwezig zijn: centraal hypopigmentatie met een rand van hyperpigmentatie.

Permanent verlies van haargroei in het bestraalde gebied treedt bijna altijd op bij bestraling van huidkanker. Ook is er aantasting van de talg- en zweetklieren in een bestraald gebied, hetgeen tot uiting komt in een verminderde of afwezige functie. Subcutane fibrose wordt niet vaak gezien bij bestraling van huidtumoren.

11.7.2 Late complicaties

Een zeer zeldzame late complicatie is de radiatienecrose van de huid. Risicofactoren zijn mogelijk een hoge fractiedosis en grote velden.

Een wond in het bestraalde gebied, een infectie of langdurig blootstelling aan de zon kunnen de oorzaak zijn van de necrose. In de meeste gevallen zal conservatieve behandeling voldoende zijn, soms echter zal chirurgie noodzakelijk zijn. Het ontstaan van een tweede door de bestraling geïnduceerde tumor is ook een (zeer laag) risico (minder dan 0,1 %).

Het risico op een complicatie door bestraling is zeer laag, minder dan 1 % bij de kleine tumoren. Bij grotere tumoren bedraagt dit ongeveer 5 %.

11.8 Follow-up

Bij een basaalcelcarcinoom is de recidiefkans in het eerste jaar het grootst, zodat na afloop van de behandeling een halfjaarlijkse controle gewenst is. Na complete remissie bij een eerste basaalcelcarcinoom is verdere follow-up niet nodig. Wanneer een patiënt daarna nog onder controle blijft om nieuwe tumoren vroeg te vinden, is een individuele beslissing van de behandelend arts.

De patiënt met een plaveiselcelcarcinoom of een melanoom wordt gedurende de eerste twee jaar na afloop van de behandeling meestal viermaal per jaar gecontroleerd. Daarna is een halfjaarlijkse controle wenselijk tot zeker vijf jaar na de behandeling.

Literatuur

1. Hollestein LM, De Vries E, Nijsten T. Trends of cutaneous squamous cell carcinoma in the Netherlands: increased incidence rates, but stable relative survival and mortality 1989–2008. Eur J Cancer. 2012;48(13):2046–53.
2. Kolk A, et al. Melanotic and non-melanotic malignancies of the face and external ear – a review of current treatment concepts and future options. Cancer Treat Rev. 2014;40(7):819–37.
3. Flohil SC, Nijsten T. Epidemiologie en follow-up van het basaalcelcarcinoom. Ned Tijdschr Dermatol Venereolog. 2015;25(3):141–3.
4. Van Hezewijk M, Creutzberg CL, Putter H, Chin A, Schneider I, Hoogeveen M, Marijnen CA. Efficacy of a hypofractionated schedule in electron beam radiotherapy for epithelial skin cancer: analysis of 434 cases. Radiother Oncol. 2010;95(2):245–59.

Tumoren bij kinderen

G.O.R.J. Janssens

12.1 Inleiding – 232
12.1.1 Effecten – 232
12.1.2 Late effecten – 233

12.2 Hemato-oncologie – 233
12.2.1 Leukemie – 233
12.2.2 Hodgkin-lymfoom – 235

12.3 Neuro-oncologie – 237
12.3.1 Algemeen – 237
12.3.2 Laaggradige gliomen (LGG) – 237
12.3.3 Hooggradige gliomen (HGG) – 239
12.3.4 Medulloblastoom (MBL) – 240
12.3.5 Ependymoom (EP) – 242

12.4 Solide tumoren – 243
12.4.1 Wekedelentumoren – 243
12.4.2 Wilms' tumoren (WT) – 244
12.4.3 Neuroblastoom (NBL) – 247
12.4.4 Ewing-sarcoom (ES) – 248

Literatuur – 250

© Bohn Stafleu van Loghum is een imprint van Springer Media B.V., onderdeel van Springer Nature 2020
L. van Zadelhoff, P. Thysebaert, R. B. Keus, en A. A. Froma, *Radiotherapie bij de oncologische patiënt*,
https://doi.org/10.1007/16013_2020_19

12.1 Inleiding

Kanker wordt in Nederland jaarlijks bij zo'n zeshonderd kinderen jonger dan 18 jaar gediagnosticeerd (▶www.skion.nl). In de laatste zestig jaar is de genezingskans enorm gestegen; deze bedraagt momenteel ruim 75 %. Ondanks die verbeterde prognose is kanker in Nederland nog steeds de meest voorkomende doodsoorzaak door ziekte bij kinderen. De beste prognose heeft de hemato-oncologische aandoening, gevolgd door de solide tumoren, terwijl de neuro-oncologische aandoeningen een ruim 10 % minder goede prognose hebben.

Kanker bij kinderen is op meerdere onderdelen wezenlijk anders dan kanker bij volwassenen. Het complete palet van tumoren verspreid over 'slechts' zeshonderd kinderen betekent in de praktijk dat elke vorm van kinderkanker in Nederland minder dan 25 keer per jaar wordt vastgesteld. Bij kinderen worden relatief veel leukemie en hersentumoren gezien, terwijl carcinomen zeldzaam zijn. Daarnaast zijn er zelden aanwijsbare oorzaken of risicofactoren, terwijl roken en alcohol bij volwassenen bekende risicofactoren zijn. De incidentie van kinderkanker is wereldwijd in essentie dan ook gelijk. Verder zijn kinderen individuen die zich lichamelijk en geestelijk sterk ontwikkelen. Diagnose en behandeling zullen bijgevolg een grotere impact hebben bij kinderen dan bij volwassenen.

Er is bewijs dat de kwaliteit van complexe zorg verbetert als men die zorg vaker en op eenzelfde locatie verleent. Dit heeft in Nederland geleid tot verdere concentratie van de zeven kinderoncologische en stamcelcentra in een nationaal kinderoncologisch centrum te Utrecht sinds 2015. In een eigen gebouw biedt het Prinses Máxima Centrum voor Kinderoncologie sinds 2018 onderdak aan alle research en complexe zorg voor kinderen met kanker in Nederland, inclusief de diagnostiek en stadiëring. Voor minder complexe delen van de behandeling werkt het Prinses Máxima Centrum samen met twintig ziekenhuizen, wat het leven van de kinderen en hun ouders een stuk makkelijker maakt. Radiotherapie, die als een hoogcomplexe behandeling wordt gezien, wordt georganiseerd binnen het UMC Utrecht of de protontherapieafdeling van het UMC Groningen.

Ondanks concentratie van zorg blijven de aantallen kankers bij kinderen relatief laag in vergelijking met de kankers die worden gezien bij volwassenen. Om die reden wordt actief samengewerkt met grote centra over de hele wereld en organisaties zoals de International Society of Pediatric Oncology (SIOP), de Innovative Therapies in Childhood Cancer (ITCC) en Children's Oncology Group (COG).

12.1.1 Effecten

Circa 180 kinderen met kanker komen jaarlijks in aanmerking voor radiotherapie. Dit getal omvat circa 10 % hematologische aandoeningen, 45 % solide tumoren en 45 % neuro-oncologische tumoren.

Radiotherapie heeft als doel de lokale controle te verbeteren. Met een relatief lage dosis (10 tot 30 Gy) wordt ruim 90 % lokale controle bereikt bij onder meer Hodgkin-lymfomen, Wilms' tumoren en neuroblastomen, terwijl doses tussen 45 en 60 Gy resulteren in 60–80 %

lokale controle bij rabdomyosarcomen, Ewing-sarcomen en hersentumoren zoals medulloblastoom. Voor hooggradige gliomen van de pons- en thalamusregio wordt ondanks hogedosisradiotherapie nooit lokale controle bereikt.

12.1.2 Late effecten

Acute bijwerkingen zijn niet direct leeftijdsgebonden, late bijwerkingen zijn dat wel. In vergelijking met acute reacties is het spectrum van late lokale schade veel uitgebreider, complexer en minder voorspelbaar. In het algemeen neemt de kans op late schade toe met de totale dosis, de dosis per fractie, het bestraalde volume en uiteraard jongere leeftijd. Onderzoek wijst uit dat circa 75 % van de overlevenden na kanker op kinderleeftijd wordt geconfronteerd met late effecten, zich uitend in fysieke en psychosociale klachten. De incidentie neemt toe met de leeftijd, is meestal irreversibel en kan leiden tot een verhoogde kans op voortijdig overlijden. Landelijk maar ook internationaal wordt gewerkt aan richtlijnen om overlevenden vanaf vijf jaar na de diagnose zorg op maat te bieden voor potentiële late effecten van de ziekte en behandeling, inclusief vroegtijdige detectie.

Het is ook belangrijk om zich te realiseren dat heel wat late schade die we nu kennen een beeld geeft van de late schade na een behandeling met radiotherapie uit het 2D-tijdperk, dus grosso modo uit de periode voor 2000. Waarschijnlijk kan deze schade niet zomaar geëxtrapoleerd worden naar de late effecten van de hoog-conformele bestralingstechnieken, die meer en meer toegepast worden sinds circa 2005–2010.

12.2 Hemato-oncologie

12.2.1 Leukemie

Met jaarlijks circa 135 nieuwe gevallen is leukemie de meest voorkomende maligne aandoening bij kinderen in Nederland. Acute lymfatische leukemie (ALL; 80 %; piekincidentie 2–5 jaar) en acute myeloïde leukemie (AML; 20 %; bimodale piek van 0–2 jaar en tijdens adolescentie) omvatten samen nagenoeg alle voorkomende vormen van leukemie bij kinderen. Het risico op leukemie is vergroot bij bepaalde genetische aandoeningen, zoals het syndroom van Down en erfelijke immuundeficiënties. De vijfjaarsoverleving in Nederland na ALL en AML is respectievelijk rond de 90 % en 70 % [1, 2].

Pathofysiologie

ALL ontstaat door meerdere opeenvolgende genetische beschadigingen in een en dezelfde lymfatische voorlopercel. ALL is dus een clonale proliferatie van onrijpe witte bloedcellen. In 85 % van de gevallen gaat het om voorloper B-cellen, in 15 % om voorloper T-cellen.

AML ontstaat eveneens omdat meerdere chromosomale afwijkingen optreden in een normale stamcel of voorloper bloedcel, waardoor cellen niet meer kunnen uitrijpen of ongeremd gaan groeien. Uiteindelijk ontstaat er een bepaald type AML, dat ingedeeld wordt volgens de FAB (French-American-British; acht subtypes)- of WHO-classificatie (zes subtypes).

Presentatie

Verdringing van het normale beenmerg door leukemiecellen zorgt ervoor dat kinderen zich vaak presenteren met bleekheid, moeheid, verhoogde bloedingsneiging, infecties, koorts en botpijnen. Minder vaak zijn symptomen aanwezig die wijzen op extra-medullaire ziekte, zoals opgezette klieren, kortademigheid, vena-cava-superiorsyndroom, harde testis, zenuwuitval of verwardheid. Bij AML komen deze symptomen vaker voor; tot ongeveer een kwart van de gevallen.

Diagnose

De diagnose wordt vermoed bij bloedafname met vaststellen van leukocytose en immature blasten, anemie en/of trombopenie en wordt bevestigd op bloed, beenmerg en liquor. Naast een grondig lichamelijk onderzoek met onder meer aandacht voor de retina en de fundus (oogarts) worden beenmergpuncties met bepaling van morfologie, immuun-fenotypering, cytogenetica en moleculair-genetische analyse alsook liquorpuncties verricht. Beeldvorming (X-thorax) en op indicatie echografie van het abdomen, MRI-scan schedel en PET-CT-scan kunnen de uiteindelijke diagnose en uitgebreidheid van ziekte vaststellen.

Het centrale zenuwstelsel (CZS) en de testis zijn voorbeelden van 'sanctuary sites', plaatsen waar leukemiecellen zich kunnen ophouden en die verminderd bereikbaar zijn voor systeemtherapie.

Prognostische factoren

Bij patiënten met ALL worden leeftijd bij diagnose, leukemie-uitbreiding in CZS, immuunfenotype en genetische afwijkingen als prognostisch gezien. Gecombineerd met de respons op therapie na de inductiefase en de eerste vier weken van de consolidatiefase, zijn ze bepalend voor het risicoprofiel van de patiënt (laag, standaard of hoog risico), waarop de behandeling wordt aangepast.

Bij patiënten met AML zijn het AML-subtype en de respons op inductiechemotherapie (vier categorieën) geassocieerd met de uitkomst van de behandeling.

Stadiëring

ALL (zowel B-ALL als T-ALL) wordt volgens de 2016 WHO-classificatie (op basis van chromosomale afwijkingen) ingedeeld.

AML wordt in de praktijk nog vaak ingedeeld volgens de FAB-classificatie (gebaseerd op de morfologie van cellen), maar officieel geldt de 2016 WHO-classificatie (op basis van chromosomale afwijkingen).

Behandeling

Elk ALL-protocol bestaat uit vier fasen met verschillende chemotherapieschema's: inductie, consolidatie, intensificatie (re-inductie) en onderhoudsbehandeling. Tijdens alle fasen wordt medicatie ter voorkoming van een CZS-recidief gegeven; deze omvat onder meer intrathecale therapie, maar ook dexamethason en intraveneuze hogedosischemotherapie. Eenzelfde effect werd in het verleden bereikt met electieve schedelbestraling, maar vanwege een verhoogde kans op neurocognitieve schade en secundaire tumoren (met name meningiomen) is deze behandelmodaliteit jaren geleden reeds gestaakt.

Het AML-protocol bestaat uit twee fasen: inductie en consolidatie. Bij circa 90 % van de kinderen met AML wordt na de inductiefase een complete remissie (CR) bereikt. Deze groep wordt opgedeeld in een laag-, standaard- en hoogrisicogroep, waarbij het hoogrisicobeleid onder meer een allogene stamceltransplantatie met TBI ('total body irradiation') omvat. Ook kinderen die geen CR bereiken, worden agressief behandeld, met inbegrip van TBI. Daarnaast zijn er enkele subtypes van AML, die met een veel mildere behandeling een uitstekende prognose (>90 %) hebben.

Algemeen kan worden gesteld dat de behandeling van leukemie intensief is en dat 5–10 % van de kinderen komt te overlijden aan de complicaties van de therapie.

Radiotherapeutische aspecten

Patiënten met een hoogrisico- ALL of -AML of een recidief waarbij niet eerder TBI is verricht, komen in aanmerking voor een TBI. Bij een TBI in het kader van een allogene beenmergtransplantatie wordt in Nederland een dosis van 12,0 Gy in 6 fracties van 2,0 Gy, twee fracties per dag gedurende drie dagen, toegediend.

Bij kinderen met een CZS-recidief ALL bestaat nog wel een indicatie voor een therapeutische 'schedel'-bestraling (craniospinale bestraling), meestal tot een dosis van 18,0 Gy op het cranium en 12,0 tot 18,0 Gy op de spinale as in fracties van 1,5 tot 1,8 Gy. Deze behandeling wordt ook wel eens geïntegreerd in een TBI-regime (6,0 Gy craniospinale bestraling gevolgd door 12,0 Gy TBI).

Bij een testiculair recidief ALL of residuele ziekte in de testikel(s) bestaat eveneens een indicatie voor radiotherapie. De dosis bedraagt hierbij 15,0 tot 18,0 Gy, soms 24,0 Gy, in fracties van 1,5 tot 2,0 Gy.

12.2.2 Hodgkin-lymfoom

In Nederland worden per jaar zo'n zeventig kinderen met een maligne lymfoom gediagnosticeerd. Circa 40 % heeft een Hodgkin-lymfoom (HL) en circa 60 % heeft een non-Hodgkin-lymfoom (NHL). Aangezien het aantal radiotherapeutische indicaties voor NHL bij kinderen uitzonderlijk laag is, bespreekt deze paragraaf enkel patiënten met een klassiek HL (piekincidentie: 15–35 jaar en >50 jaar). De vijfjaarsoverleving in Nederland na een klassiek HL op kinderleeftijd bedraagt circa 95 %. Gezien deze uitstekende resultaten wordt bij nieuwe protocolontwikkeling gestreefd naar de-escalatie van radiotherapie (aantal indicaties, dosis, volume) en alkylerende medicijnen [3].

Pathofysiologie

Onderzoek doet vermoeden dat het Epstein-Barr-virus een rol speelt in het ontstaan van een HL, aangezien het virus bij 30–50 % van de patiënten wordt aangetroffen in de karakteristieke 'Reed-Sternbergcellen'. Deze cellen, die minder dan 10 % van de tumormassa vormen, produceren chemokinen die de gezonde immuuncellen aantrekken (micro-omgeving) waarin de Reed-Sternbergcellen zich comfortabel voelen.

Presentatie

Meestal presenteren kinderen zich met een al langer bestaande, hobbelige, pijnloze zwelling in de hals. Omdat de tumor vooral uit gezonde immuuncellen bestaat, kan het volume wel eens fluctueren. Ziekte-uitbreiding in het mediastinum kan een niet-productieve hoest veroorzaken. Jeuk en klierpijn na het drinken van alcohol zijn bekende symptomen.

Cytokineproductie door de Reed-Sternbergcellen geeft bij een groot aantal patiënten B-symptomen: nachtzweten, gewichtsverlies > 10 % in zes maanden en onverklaarbare koorts > 38 °C.

Diagnose

Ter aanvulling op een grondige anamnese en klinisch onderzoek is het verrichten van een ruime biopsie (bij voorkeur klierextirpatie; geen cytologie) om weefsel te verkrijgen voor morfologie, immuun-fenotypering en cytogenetica essentieel. Routinematig wordt een PET-CT-scan gemaakt, eventueel aangevuld door een 'whole' of 'partial body' MRI-scan. Een beenmergpunctie, ter uitsluiting van beenmerginfiltratie, hoeft bij aanwezigheid van een PET-CT-scan niet langer standaard te worden verricht.

Prognostische factoren

Stadium, tumormassa (cut-off 200 ml), BSE (cut-off 30 mm/uur) en al dan niet aanwezigheid van B-symptomen zijn bij een klassiek HL prognostisch belangrijk en vergen therapie op maat.

Stadiëring

De stadiëring is vastgelegd in de Ann-Arbor-classificatie en beschrijft de betrokkenheid van één (stadium I) of meerdere klierstations aan één zijde (stadium II) of beide zijden (stadium III) van het diafragma, al dan niet met ziekte in andere organen (zoals beenmerg, longen, lever; stadium IV) en dit gecombineerd met afwezigheid (+A) of aanwezigheid van B-symptomen (+B).

Behandeling

Kinderen met een klassiek HL worden in Nederland behandeld met chemotherapie, al dan niet gevolgd door radiotherapie. Bij een goede metabole respons op de PET-CT-scan, verricht na de eerste twee chemokuren, vervalt de indicatie voor radiotherapie en volgt geen, milde of meer intensieve chemotherapie, afhankelijk van het aantal prognostische factoren (drie therapiegroepen).

Radiotherapeutische aspecten

Kinderen met een onvoldoende metabole respons na twee chemokuren komen in aanmerking voor radiotherapie (19,8 Gy in 11 fracties van 1,8 Gy) op alle aangedane klieren voor de start van de chemotherapie. Bij een blijvende metabole activiteit na vier of zes kuren chemotherapie volgt nog een 'boost'-bestraling (10,0 Gy in 5 fracties van 2,0 Gy) op het gebied met residuele metabole activiteit.

In studieverband (EuroNet-PHL-C2-protocol) wordt momenteel de rol van meer intensieve chemotherapie zonder radiotherapie onderzocht. In de studiearm komen patiënten die na vier of zes kuren chemotherapie residuele metabole activiteit op de PET-CT-scan laten zien in aanmerking voor radiotherapie op de residuele PET-positieve haarden (28,8 Gy in 16 fracties van 1,8 Gy).

12.3 Neuro-oncologie

12.3.1 Algemeen

Na leukemie vormen hersentumoren de meest voorkomende vorm van kinderkanker. Jaarlijks worden in Nederland bij kinderen zo'n 110 nieuwe tumoren uitgaande van het centrale zenuwstelsel (CZS) gediagnosticeerd. Ruim 90 % hiervan bevindt zich intracranieel, waarvan de helft infratentorieel (hersenstam of cerebellum).

Tumoren van het CZS kunnen worden onderverdeeld in acht hoofdgroepen. Hier zal alleen een selectie van de neuro-epitheliale tumoren zoals gliomen, medulloblastomen en ependymomen kort beschreven worden, samen goed voor circa 75 % van de gevallen. Voor de uitgebreide lijst met meer zeldzame tumoren verwijzen we naar een tekstboek kinderradiotherapie of kinderneuro-oncologie.

Met een expectatief beleid of chirurgie, radiotherapie en/of chemotherapie bedraagt de vijfjaarsoverleving in Nederland voor de totale groep kinderen met een hersentumor circa 75 %. Per subtype worden wel grote verschillen in overleving gezien. Na vijf jaar zal nog een kwart komen te overlijden: het merendeel ten gevolge van ziekteprogressie en zo'n 10 % door een secundaire maligniteit, vooral in de hersenen, weke delen of botten.

Driekwart van de langetermijnoverlevenden van een hersentumor zal late effecten ervaren door de tumor en/of de behandelingen. Radiotherapie is in belangrijke mate verantwoordelijk voor deze schade, wat reden is om hoge doses op grote CZS-volumes bij jonge kinderen zo veel mogelijk uit te stellen indien het enigszins oncologisch verantwoord is.

Achteruitgang van de neurocognitieve en neuro-endocrine functies is het belangrijkste late effect. De belangrijkste neurocognitieve functies zijn het vermogen tot concentratie, organiseren, verwerken van informatie, geheugen en controle op emotionele situaties. Hierdoor is een significant aantal overlevenden niet in staat om zelfstandig te leven. Op endocrien vlak wordt vaak een tekort aan groei-, bijnierschors-, schildklier- en gonadotroop hormoon gezien. Daarnaast kunnen tumor- of chirurgiegerelateerde neurologische klachten een belangrijk impact hebben op de levenskwaliteit, zoals spasticiteit, ataxie, epilepsie en tremor.

12.3.2 Laaggradige gliomen (LGG)

Het laaggradige glioom (LGG) is de vaakst voorkomende hersentumor in Nederland (jaarlijks dertig nieuwe diagnoses, piekincidentie 3–5 jaar). Meestal betreft het een pilocytair astrocytoom (WHO-graad I), maar er is een groot aantal andere LGG-subtypes bekend

(WHO-graad I en II), vaak ook met mild gedrag. Hoewel LGG's verspreid in het brein kunnen voorkomen, worden ze vaker infratentorieel en in de opticus regio (5–10 nieuwe diagnoses per jaar) gezien. De overleving van een LGG na tien jaar is ruim 90 %.

Pathofysiologie

De oorzaak van een LGG is onbekend. Vaak wordt activatie van het BRAF-gen gezien, wat een oncogene cascade op gang brengt. Maligne ontaarding, die bij volwassenen wel vaker wordt gezien, is zeldzaam (3–5 %). LGG kan ontstaan bij tumorpredispositiesyndromen zoals neurofibromatosis (NF1 en NF2) en tubereuze sclerose.

Presentatie

Bij een LGG is sprake van lang bestaande klachten (maanden tot jaren), langzaam progressief, passend bij locatie. Ernstige visus- en endocriene problemen bij chiasma-hypothalame gliomen worden frequent gezien. Soms is sprake van presentatie naar aanleiding van een epileptisch insult. Bij één op de drie patiënten met een opticusglioom is ook sprake van NF-1. Tumoren bij een NF-1-patiënt hebben vaker een indolent beloop.

Diagnose

In bijna alle gevallen biopsieafname voor histologie en moleculairbiologische analyses, MRI-scan hersenen, MRI-scan ruggenmerg en liquoronderzoek (bij < 1-jarigen of diencephaal syndroom). Evaluatie door kinderoogarts en kinderendocrinoloog. Genetische counseling wordt verricht ter inschatting van een onderliggend syndroom.

Prognostische factoren

Ongunstig: locatie (chiasma, hypothalamus, midline), jonge leeftijd (< 1 jaar), diencephaal syndroom, intracraniale overdruk bij diagnose, leptomeningeale spreiding.
Gunstig: complete resectie, NF-1, biologische kenmerken (BRAF-KIAA-fusie bij pilocytair astrocytoom).

Behandeling

Indien mogelijk is (complete) resectie de eerste keus. Wanneer een LGG niet (compleet) gereseceerd kan worden, volgt na het afwegen van meerdere factoren (NF-1, bedreiging visus en hypofyseregio, grote massa met risico op schade, epilepsie, snelle groei > 25 % bij herhaalde MRI, leeftijd) vaak een langdurig afwisselend beleid van afwachten of stabilisatie en spontane regressie optreden, chemotherapie, eventueel nieuwe neurochirurgie en radiotherapie. De betrokkenheid van kinderoogarts en kinderendocrinoloog is dus essentieel.

Radiotherapeutische aspecten

Met het huidige beleid komen steeds minder kinderen in aanmerking voor radiotherapie bij LGG. Een dosis van 50,4 tot 54,0 Gy in fracties van 1,8 Gy is gebruikelijk [4].

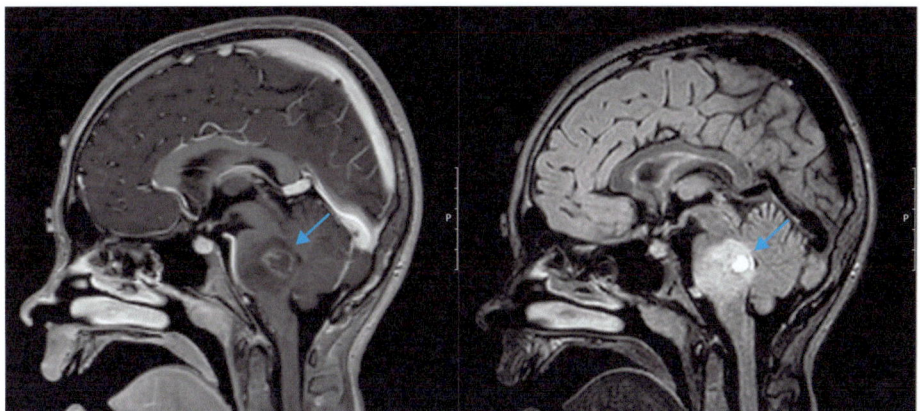

Figuur 12.1 Diffuus intrinsiek ponsglioom (DIPG). Tumormassa uitgaande van de pons van de hersenstam met ringvormige aankleuring (pijl) na contrasttoediening

12.3.3 Hooggradige gliomen (HGG)

Jaarlijks worden in Nederland zo'n twintig nieuwe hooggradige gliomen (HGG) (WHO-graad III en IV) gediagnosticeerd. Ze ontstaan uit de gliacellen of de 'steuncellen' van de hersenen en kunnen zeer diep infiltreren. Hoewel HGG's verspreid in de hersenen kunnen ontstaan, heeft de grootste groep, de 'diffuse midlinegliomen' (DMG), zijn oorsprong in de thalamus, hersenstam (diffuus intrinsiek ponsglioom – DIPG), medulla oblongata en – zeldzamer – in het ruggenmerg (piekincidentie DMG 6–9 jaar).

Pathofysiologie

De oorzaak van een HGG is onbekend. Genetisch onderzoek wordt verricht om een genetische aanleg zoals het bi-allelisch Lynch-syndroom, het Li-Fraumeni-syndroom of een NF1 uit te sluiten.

Presentatie

Vaak is sprake van korte anamnese (weken) en niet zelden komen hoofdpijn en braken voor. Symptomen zijn afhankelijk van de locatie. Kinderen met DIPG hebben als verschijnselen de typische triade van hersenzenuwuitval (met name dubbelzien en gelaatsverlamming), krachtsverlies, verstoorde balans.

Diagnose

MRI-scan en ruggenmerg en biopsieafname. Bij kinderen met een typisch klinisch-radiologisch beeld van een DIPG (fig. 12.1) kan worden volstaan met MRI zonder biopsie.

Prognostische factoren

Ongunstig: histologische WHO-graad IV, biologische subtype (zoals H3K27-mutaties).
Gunstig: maximale (complete) resectie, leeftijd < 3–4 jaar gunstiger, biologische subtypes met IDH1, BRAF V600E-mutaties.

Behandeling

Indien resectabel HGG: streven naar maximale debulking, postoperatieve radiotherapie en chemotherapie. Bij irresectabele tumoren: radiotherapie al dan niet gecombineerd met chemotherapie in functie van subtype en conditie patiënt.

Radiotherapeutische aspecten

HGG's na resectie worden postoperatief bestraald tot een dosis van 54,0 Gy, met boost tot 59,4 Gy bij een gunstig moleculair subtype, alles in fracties van 1,8 Gy. Re-irradiatie kan worden overwogen bij ziekteprogressie na minstens zes maanden interval en respons op initiële therapie.

Patiënten met een DMG worden bestraald tot een dosis van 54,0 Gy in fracties van 1,8 Gy teneinde ziekteprogressie en overleving te verbeteren. Hypofractionatie, 39,0 Gy in fracties van 3,0 Gy is een minder belastend alternatief [5]. Re-irradiatie bij DIPG (20,0 Gy in 10 fracties) verbetert de overleving en kan worden overwogen bij initiële respons op radiotherapie en minimaal ≥ drie maanden na het einde van de radiotherapie.

12.3.4 Medulloblastoom (MBL)

Het medulloblastoom (MBL) (WHO-graad IV) ontstaat in het cerebellum en wordt in Nederland jaarlijks bij circa twintig kinderen gediagnosticeerd (bimodale piekincidentie bij kinderen: 3–4 jaar en 8–9 jaar). Bij ruim 30 % van de diagnoses is leptomeningeale spreiding aantoonbaar (◘fig. 12.2). De vijfjaarsoverleving van een standaard- en hoogrisico-MBL varieert tussen circa 30 % en circa 85–90 %, afhankelijk van prognostische factoren.

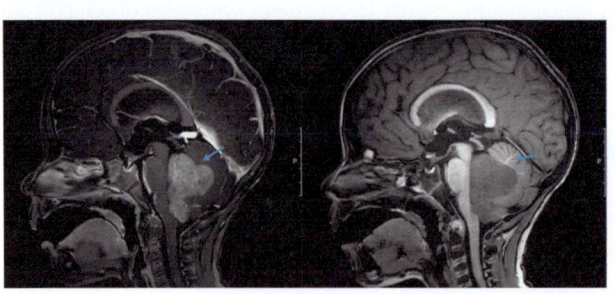
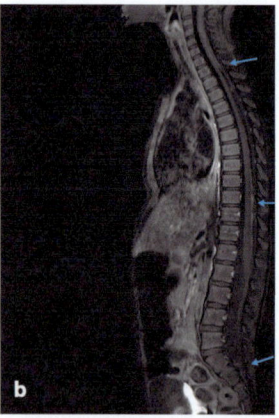

◘ **Figuur 12.2** Medulloblastoom (MBL). (**a**) Tumormassa uitgaande van het vierde ventrikel met compressie op de hersenstam. (**b**) Leptomeningeale spreiding op de cervicothoracale en thoracolumbale overgang (pijlen) en ter hoogte van de bodem van de durazak (pijl)

Pathofysiologie

De oorzaak van een MBL is onbekend. Histologisch zijn er vijf subtypes, moleculairbiologisch zijn er vier subtypes (WNT, SHH, niet-WNT/SHH-groep 3 en 4), elk met een eigen prognose per leeftijdscategorie [6]. Een klein percentage kinderen heeft een tumorpredispositiesyndroom, zoals het Gorlin-, Li-Fraumeni-, Turcot- of bi-allelisch Lynch-syndroom.

Presentatie

Vaak is sprake van korte anamnese (weken) en tekenen van intracraniële overdruk door obstructie van hersensvocht, zich presenterend als hoofdpijn, misselijkheid, (ochtend)braken en dubbel/wazig zien. Daarnaast zijn er symptomen door lokale ingroei van de tumor in het cerebellum: wankel lopen en vallen.

Diagnose

Resectie voor histologie en moleculairbiologische analyses, MRI-scan hersenen en ruggenmerg en liquoronderzoek (via lumbaalpunctie, minstens tien dagen na de ingreep om contaminatie van tumorcellen door de operatie te vermijden). Genetische counseling wordt verricht ter inschatting van een onderliggend syndroom.

Prognostische factoren

Leptomeningeale spreiding (M0 versus M+), restvolume na chirurgie (cut-off: 1,5 cm^2), jonge leeftijd (cut-off: 3 jaar), histologisch subtype (klassiek/desmoplastisch versus grootcellig/anaplastisch), en biologische kenmerken zoals WNT, SHH, groep 3 en 4.

Stadiëring

Tot voor kort werd bij kinderen vanaf 4 jaar een standaard- of hoogrisicogroep erkend op basis van leptomeningeale metastasering, restvolume na resectie tumor en histologisch subtype. In de huidige internationale studieprotocollen (SIOPE-PNET5, SIOPE-HR-MBL-protocol) worden naast klinische parameters ook biologische markers geïntegreerd.

Behandeling

De behandeling kan zowel chirurgie (verlagen van druk bij intracraniële overdruk, tumorresectie) als radiotherapie en chemotherapie omvatten. De intensiteit van de radio- en chemotherapie neemt toe met het risicoprofiel. Vanwege de grote kans op ernstige late schade worden kinderen jonger dan 4 jaar niet bestraald maar in eerste instantie behandeld met chirurgie en minder of meer intensieve chemotherapie.

Door betere integratie van histologische en moleculairbiologische kenmerken kan de prognose beter worden voorspeld dan op basis van klinische parameters. Dit moet leiden tot intensivering van hoogrisicoprofielen en de-escalatie van therapie bij gunstige groepen.

Radiotherapeutische aspecten

Bij kinderen ouder dan 4 jaar is radiotherapie een essentieel onderdeel van de behandeling van een MBL. Deze begint met een bestraling van de craniospinale as, gevolgd door een boost op de primaire tumor al dan niet op de metastatische haarden. De dosis op de craniospinale as varieert, afhankelijk van het risicoprofiel, van 18,0 over 23,4 tot 36,0–39,6 Gy in dagelijkse fracties van 1,8 Gy. Idealiter wordt een totale dosis van 54,0 tot 55,8 Gy in fracties van 1,8 Gy gegeven op het tumorbed en de zichtbare metastasen, maar omwille van de tolerantie van het myelum en de voorafgaande craniospinaleasbestraling kan in het beste geval hooguit 45–50,4 Gy gegeven worden voor afwijkingen rondom het myelum.

12.3.5 Ependymoom (EP)

Het ependymoom (EP) (WHO-graad I-III) gaat uit van de bekleding van het ventrikelsysteem en het centrale kanaal van het ruggenmerg, en presenteert zich in Nederland jaarlijks bij circa tien kinderen (piekincidentie 1–3 jaar). De meeste EP's bevinden zich infratentorieel. Bij circa 10 % van de diagnoses is leptomeningeale spreiding aantoonbaar bij diagnose. De vijfjaarsoverleving voor EP bedraagt circa 60 % [7].

Pathofysiologie

De oorzaak van een EP is onbekend. Histologische gradering wordt stilaan verdrongen door de moleculairbiologische subtypering. Er zijn negen subtypes bekend, maar prospectief onderzoek moet de prognostische waarde van deze subtypes nog bevestigen.

Presentatie

Omdat EP's in de hersenventrikels groeien, zijn er heel vaak tekenen van intracraniële overdruk door obstructie van hersenvocht, zich presenterend als hoofdpijn, misselijkheid, (ochtend)braken en dubbel/wazig zien. Daarnaast is sprake van symptomen door lokale ingroei van de tumor. Kinderen jonger dan 2 tonen meer aspecifieke symptomen, zoals irritatie en loopstoornissen.

Diagnose

Resectie voor histologie en moleculairbiologische analyses, MRI-scan hersenen en ruggenmerg en liquoronderzoek (via lumbaalpunctie, minstens tien dagen na de ingreep om contaminatie van tumorcellen door de operatie te vermijden).

Prognostische factoren

Leptomeningeale spreiding, macroscopisch incomplete resectie, biologische subtypes zoals RELA- en YAP1-fusies bij supratentoriële tumoren en chromosoom −1q-winst of −13q-verlies bij infratentoriële tumoren.

Behandeling

Chirurgie met streven naar een macroscopisch complete resectie, gevolgd door radiotherapie. De rol van chemotherapie is beperkt tot het bereiken van tijdswinst bij het jonge kind totdat het een leeftijd heeft waarop radiotherapie minder schadelijk is, het verbeteren van de kans op resectabiliteit bij 'second-look'-chirurgie en palliatie indien radiotherapeutische opties niet meer voorhanden zijn.

Radiotherapeutische aspecten

Postoperatieve radiotherapie tot een dosis van 59,4 Gy in 33 fracties van 1,8 Gy wordt gegeven bij kinderen vanaf 18 maanden oud (12 tot 18 maanden oud: 54,0 Gy). In het huidige SIOPE-EP-II-protocol wordt een boostdosis van 8,0 Gy in 2 fracties van 4,0 Gy middels stereotactische RT gepland bij een zichtbare tumorrest op de MRI-scan, verricht tijdens de laatste week van de radiotherapie. Re-irradiatie tot hoge doses wordt bij progressie (lokaal en leptomeningeaal) meer en meer toegepast en kan de overleving verbeteren.

12.4 Solide tumoren

12.4.1 Wekedelentumoren

Jaarlijks krijgen zo'n veertig kinderen in Nederland de diagnose wekedelentumor. Bij de helft gaat om een rabdomyosarcoom (RMS), de andere helft wordt als non-rhabdomyosarcoom soft-tissue sarcoom (NRSTS) geclassificeerd. Gezien de brede waaier aan NRSTS's zal het volgende deel zich enkel richten op RMS's. De overlevingskansen van kinderen met een RMS zijn goed bij gelokaliseerde ziekte (>70 %) en minder bij gemetastaseerde ziekte (30 %).

Pathofysiologie

De pathofysiologie is vooralsnog onbekend. Aangezien een RMS ontstaat uit mesenchymaal weefsel kan deze tumor overal in het lichaam voorkomen: 40 % ontstaat in het hoofdhalsgebied, 25 % in de urogenitale regio en 15 % in de ledematen. Bij kinderen worden twee subtypen onderscheiden: het embryonale RMS (met een goede prognose) en het alveolaire RMS (met een slechte prognose). Een subgroep van het alveolaire RMS (20 %), waarbij de PAX-FKHR-translocatie niet kan worden aangetoond, heeft een goede prognose.

Presentatie

De klinische presentatie is sterk afhankelijk van de locatie. Vaak gaat het om een pijnloze progressieve zwelling in combinatie met bijvoorbeeld een obstructie (neus, blaas) of uitpuilen van een oog. Bij presentatie heeft 20 % van de patiënten metastasen (longen, lymfeklieren, beenmerg/bot), die eigen symptomen kunnen geven.

Diagnose

De diagnose wordt bevestigd met een tumorbiopsie. Om de primaire tumor en regionale klieren in kaart te brengen, wordt een MRI-scan verricht. Metastasen worden aangetoond met een FDG-PET-CT-scan aangevuld met een CT-thorax. Daarnaast worden beenmergpuncties en botbiopten afgenomen. Bij parameningeale locaties wordt een lumbaalpunctie verricht, terwijl een schildwachtklierprocedure geadviseerd is bij een ledemaatsarcoom.

Prognostische factoren

De aanwezigheid van metastasen is de meest bepalende factor voor overleving, maar ook bij patiënten met gelokaliseerde ziekte is een aantal prognostische factoren bekend: histologisch subtype, tumorlocatie, tumorgrootte, leeftijd bij diagnose, complete resectie, aanwezigheid van lymfekliermetastasen en biologische factoren zoals de PAX-FKHR-translocatiestatus.

Stadiëring

Op basis van genoemde prognostische factoren worden patiënten ingedeeld in risicogroepen met als doel patiënten met een groot risico intensiever te behandelen en patiënten met een kleiner risico zo min mogelijk onnodige schade van de behandeling te laten oplopen.

Behandeling

Met uitzondering van patiënten met kleine, makkelijk te opereren tumoren krijgen alle patiënten eerst chemotherapie met als doel de lokale therapie effectiever te maken en de kans op late schade te verkleinen. Veelal vindt de definitieve lokale therapie (chirurgie, radiotherapie of een combinatie van beide) plaats na vier kuren chemotherapie. Aansluitend op de lokale behandeling volgt opnieuw een periode van chemotherapie.

Radiotherapeutische aspecten

Radiotherapie speelt een belangrijke rol bij het bereiken van lokale controle van een RMS. Afhankelijk van de resectiestatus, de respons op chemotherapie bij irresectabele tumoren, de locatie van de primaire tumor en de leeftijd wordt een dosis tussen 36,0 en 59,4 Gy in dagelijkse fracties van 1,8 Gy voorgeschreven. Om de kans op late schade na hogedosisradiotherapie op jonge leeftijd tot een minimum te beperken, wordt het lokale beleid uitvoerig multidisciplinair besproken. IMRT (inclusief rotatietechnieken) wordt als een standaardbenadering gezien, maar wanneer klinische meerwaarde van protonen kan worden verwacht, zal de patiënt doorverwezen worden voor protontherapie. Een groot aantal RMS's uitgaande van het hoofd-hals- of urogenitale gebied komt in aanmerking voor brachytherapie.

De rol van radiotherapie bij het gemetastaseerde RMS is onderdeel van onderzoek in de huidige FaR-RMS-studie van de European Pediatric Soft Tissue Sarcoma Study Group (EpSSG).

12.4.2 Wilms' tumoren (WT)

Jaarlijks wordt in Nederland bij zo'n dertig kinderen de diagnose nierkanker gesteld (piekincidentie 2–4 jaar). Ongeveer 90 % van deze tumoren betreft Wilms' tumoren (WT) of nefroblastomen. De overige 10 % bestaat uit de zogeheten non-WT en betreft 'clear-cell'-sarcomen van de nier (CCSK), maligne rabdoïde tumoren van de nier (MRTK), congenitale mesoblastische nefromen (CMN) en 'renal-cell'-carcinomen (RCC). Al deze tumoren hebben een eigen gedrag en vragen een eigen beleid. De focus ligt in deze paragraaf op WT's, die op enkele subgroepen na een prognose boven 90 % hebben, mits de juiste behandeling wordt gevolgd [8].

Pathofysiologie

WT's zijn embryonale tumoren. In de ontwikkeling hiervan spelen verschillende celtypes een rol, waardoor de tumor uit verschillende componenten bestaat: stroma, epitheel en blasteem. Afwijkingen in bepaalde genen, zoals het WT1-, of WT2-gen, kunnen niercellen doen uitgroeien tot kankercellen.

Presentatie

Kinderen met een WT presenteren zich meestal met een pijnloze zwelling in de buik, buikpijn, hoge bloeddruk of bloed in de urine. Bij 15 % van de WT is de ziekte geassocieerd met een congenitaal syndroom. Zo'n 25 % van de kinderen met een WT presenteert zich met longmetastasen en ruim 5 % van de kinderen ontwikkelt synchroon of metachroon een WT in de contralaterale klier.

Diagnose

Gezien de reële kans op een geassocieerd syndroom zijn grondige anamnese en lichamelijk onderzoek belangrijk. Om die reden wordt ook genetische counseling verricht ter inschatting van een herhalingskans bij de patiënt of bij familieleden. Echografie en MRI van de buik brengen de primaire tumor, mogelijke uitbreiding in bloedvaten alsook klier- en levermetastasen in kaart (fig. 12.3). Een CT-scan van de thorax wordt eveneens verricht.

Prognostische factoren

Stadium, histologisch subtype, tumorvolume en biologische factoren zoals '1q gain' spelen een belangrijke rol bij de prognose.

Stadiëring

Patiënten met een WT worden bij diagnose behandeld als zijnde 'niet' of 'wel' gemetastaseerd. Pas na inductiechemotherapie volgt de definitieve stadiëring, waarbij stadium I t/m III de locoregionale tumoruitbreiding beschrijven, stadium IV de aanwezigheid aangeeft van metastasen op afstand en stadium V wordt gebruikt voor bilaterale ziekte.

Behandeling

In Nederland worden kinderen met een WT behandeld volgens het SIOP-RTSG UMBRELLA-protocol. Veelal zonder voorafgaande biopsie wordt chemotherapie gestart en volgt een nefrectomie met lymfekliersampling na vier of zes weken. Met deze aanpak wordt de kans op tumorruptuur en bijgevolg bestraling van het volledige abdomen beperkt tot 3 %, terwijl de groep die meer intensieve chemotherapie behoeft kan worden gefilterd. Behandelen zonder biopt kan leiden tot misdiagnose bij circa 5 % van de kinderen. Daarom wordt beeldvorming herhaald na twee weken behandeling en wordt geopereerd bij progressie.

Na de ingreep wordt de respons op chemotherapie beoordeeld en wordt het stadium bepaald. Meestal volgt chemotherapie (95 % kans) en op indicatie ook radiotherapie (25 % kans).

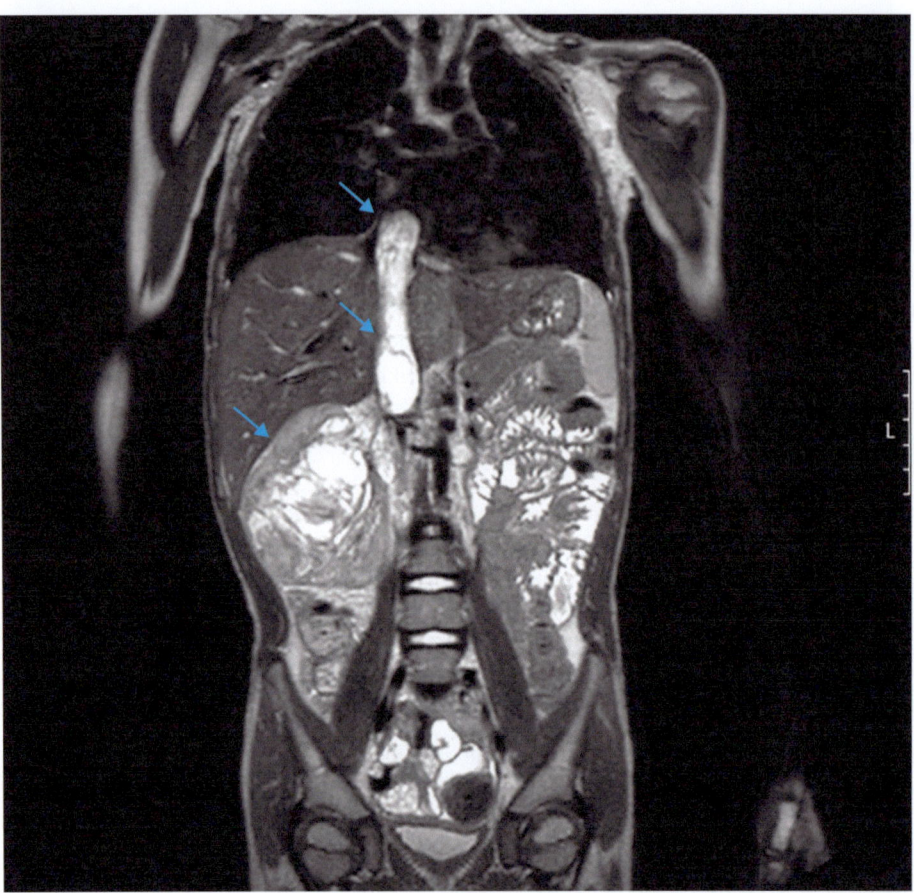

Figuur 12.3 Wilms' tumor. Tumormassa uitgaande van de rechternier (pijl) met tumortrombus in de vena renalis rechts doorlopend via de vena cava inferior (pijl) tot in het rechteratrium (pijl)

Radiotherapeutische aspecten

Mogelijke doelvolumes bij WT betreffen de flank, de volledige buik, beide longen of een combinatie van flank/buik en longen. Radiotherapie-indicaties zijn afhankelijk van stadium, histologisch subtype en respons op chemotherapie. In grote lijnen kan worden gesteld dat positieve snijvlakken en/of aangedane klieren, tumorruptuur en longmetastasen met onvoldoende respons op chemotherapie in aanmerking komen voor radiotherapie. Met doses van 14,4 tot 25,2 Gy in fracties van 1,8 Gy, uitzonderlijk gevolgd door een boost (10,8 Gy), wordt een uitstekende locoregionale controle bereikt. Vanwege het grote doelvolume bij een tumorruptuur en de tolerantie van het longweefsel worden aangepaste radiotherapiedoseringen gehanteerd voor een buik- en longbad.

12.4.3 Neuroblastoom (NBL)

In Nederland worden jaarlijks 20–25 kinderen gediagnosticeerd met een neuroblastoom (NBL) (piekincidentie 0–4 jaar). Ruim 50 % van deze kinderen presenteert zich met uitzaaiingen en krijgt afhankelijk van leeftijd en MYCN-amplificatie een zeer intensieve behandeling (hoog risico). Kinderen met een laag- of mediumrisicoziekte hebben zeer goede overlevingskansen, zelfs met een afwachtende tot milde behandeling.

Pathofysiologie
Een NBL ontstaat vanuit voorlopers van het sympathische zenuwstelsel en kan bijgevolg overal in de grensstreng ontstaan (cervicaal, thoracaal, abdominaal, bekken). In de praktijk worden NBL's meestal in een van de bijnieren gezien.

Presentatie
NBL's met een gunstige prognose worden meestal per toeval ontdekt. Kinderen met een agressief NBL presenteren zich vaak in een slechte algemene conditie en hebben pijn, koorts en al dan niet een brilhematoom of een opgezette buik.

Diagnose
Verhoogde waarden van catecholaminederivaten zoals vanillylmandelzuur (VMA) en homovanillinezuur (HVA) in de urine zijn bewijzend voor NBL. De diagnose wordt bevestigd met een tumorbiopsie. Om de primaire tumor en mogelijke metastasen (vooral in lymfeklieren, beenmerg, botten) in kaart te brengen, worden respectievelijk ook een MRI-scan en een ^{123}I-metajodobenzylguanidine (MIBG) SPECT-CT-scan verricht, want het stofje MIBG wordt opgenomen in 95 % van de NBL's. Verder wordt beenmergonderzoek verricht, mede gezien de prognostische waarde bij responsbepalingen tijdens de behandeling.

Prognostische factoren
Stadium, leeftijd bij diagnose, histologie met rijpingsgraad en biologische factoren zoals MYCN-amplificatie, (partieel) verlies van chromosomen 1p en 11q alsook DNA-ploïdie spelen een belangrijke rol bij de prognose.

Stadiëring
Patiënten worden bij diagnose ingedeeld volgens het scoringssysteem van de International Neuroblastoma Risk Group (INRG). Dit systeem maakt onderscheid tussen gelokaliseerde ziekte en aanwezigheid van metastasen bij kinderen jonger/ouder dan 18 maanden.

Behandeling
De combinatie van stadiëring en prognostische factoren resulteert in het INRG-classificatiesysteem en omvat een laag-, medium- en hoogrisicogroep. Bij patiënten met een laagrisico-NBL (30 %) kan men volstaan met een operatie of zelfs met afwachten, terwijl patiënten met een mediumrisico-NBL (20 %) met een operatie en chemotherapie, zelden aangevuld met radiotherapie, zeer goede vooruitzichten hebben.

Bij patiënten met een hoogrisico-NBL (50 %) is de behandeling bijzonder intensief en is de prognose verre van uitstekend (50–60 %). Internationaal bestaat de aanpak van het hoogrisico-NBL achtereenvolgens uit inductiechemotherapie, chirurgie, myelo-ablatieve chemotherapie, autologe stamceltransplantatie (ASCT), radiotherapie, onderhoudstherapie met vitamine A-zuur en immunotherapie [9]. Tegenwoordig wordt ^{131}I-MIBG-therapie gereserveerd voor patiënten met refractaire ziekte.

Radiotherapeutische aspecten

Als het lichamelijk herstel na de hogedosischemotherapie naar wens verloopt, start radiotherapie twee maanden na de ASCT. Deze behandeling is gericht op de primaire tumoruitbreiding bij chirurgie en heeft als doel de kans op een lokaal recidief te verkleinen. Volgens het SIOPEN-HR2-protocol wordt een dosis van 21,6 Gy in 12 fracties van 1,8 Gy gepland, al dan niet gevolgd door een boost tot 36 Gy bij een aantoonbaar restvolume groter dan 1 cm^2 (onderzoeksvraag studie). De meerwaarde van het bestralen van metastasen, die na inductiechemotherapie niet in remissie zijn, blijft controversieel.

12.4.4 Ewing-sarcoom (ES)

In Nederland worden per jaar zo'n dertien kinderen met een Ewing-sarcoom (ES) gediagnosticeerd (piekincidentie 10–20 jaar). ES's komen vooral voor in het bekken, het axiale skelet, het femur en het onderbeen. De overlevingskansen van kinderen met een ES zijn goed bij gelokaliseerde ziekte (70 %) en matig tot slecht bij gemetastaseerde ziekte (30–50 % bij longmetastasen; 10 % bij botmetastasen).

Pathofysiologie

Er is geen duidelijke oorzaak voor het ontstaan van ES. Uitwisseling van genen tussen chromosomen maakt de cel meer vatbaar voor tumorontwikkeling. Bij een ES wordt in circa 85 % van de tumoren een translocatie van chromosoom 11,22 aangetoond met fusie van EWSR1-FLI1-genen.

Presentatie

De meest voorkomende klacht is langer bestaande pijn ter plekke van de tumor. Nachtelijke pijn is zeer kenmerkend voor een kwaadaardige bottumor. Vaak wordt deze klacht onderkend door het frequenter voorkomen van zogeheten 'groeipijnen' rondom deze leeftijd. Verder kunnen zwelling, bewegingsbeperking, krachtsverlies en in een gevorderd stadium ook malaise en gewichtsverlies ontstaan.

Diagnose

Het vermoeden van een kwaadaardige bottumor, met de typische kenmerken van onregelmatige botvorming en botafbraak, ontstaat bijna altijd eerst op basis van een röntgenfoto. Aanvullend wordt een MRI-scan verricht, die de uitbreiding van de tumor in en buiten het

12.4 · Solide tumoren

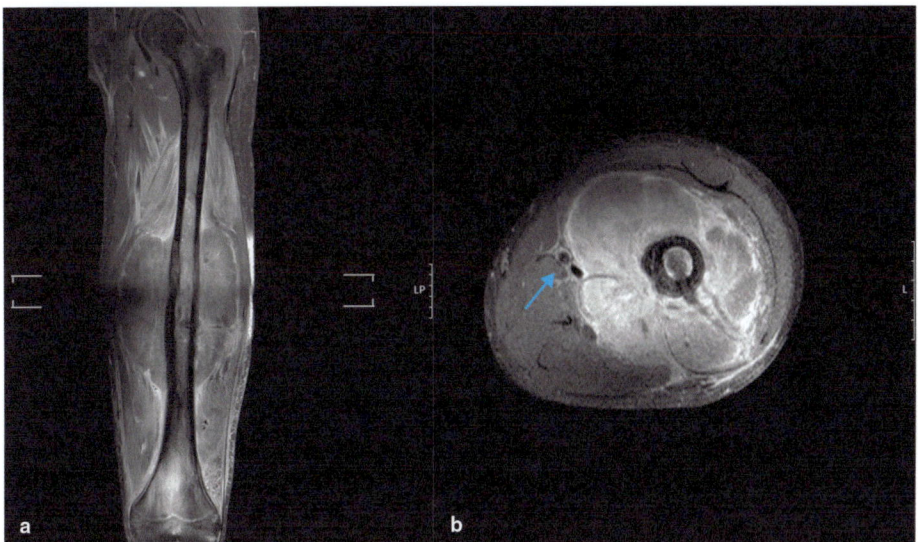

Figuur 12.4 Ewing-sarcoom. Ewing-sarcoom gelokaliseerd in de diafyse van het femur met grote wekedelencomponent (a), die de aangelegen mediale neurovasculaire bundel (pijl) en omgevende spieren verplaatst (b)

bot laat zien, alsook de relatie tot de omliggende bloedvaten en zenuwen (fig. 12.4). Het is van groot belang om het tumorbiopt door een oncologisch geschoold orthopedisch chirurg te laten verrichten, aangezien het weefselgebied waarin de biopsie heeft plaatsgevonden ook moet worden verwijderd. Metastasen worden aangetoond met een FDG-PET-CT-scan aangevuld met een CT-thorax. Daarnaast worden beenmergpuncties en botbiopten afgenomen.

Prognostische factoren

De aanwezigheid van metastasen en de locatie van de metastasen (long, bot), het oorspronkelijke tumorvolume (< 200 ml), de leeftijd (< 15 jaar), het vrouwelijke geslacht en de LDH-waarde, maar ook de respons op inductiechemotherapie zijn de belangrijkste prognostische factoren voor overleving.

Stadiëring

ES's worden gestageerd als zijnde 'gelokaliseerd' of 'gemetastaseerd'.

Behandeling

Kinderen met een ES worden behandeld volgens het EWING-2008-protocol. Dit beleid omvat inductiechemotherapie, gevolgd door lokale therapie (chirurgie, radiotherapie of een combinatie van beide), gevolgd door chemotherapie [10]. De meerwaarde van hogedosischemotherapie gevolgd door autologe stamceltransplantatie wordt in studieverband onderzocht.

Radiotherapeutische aspecten

Irresectabele tumoren en geopereerde tumoren met slechte respons op inductiechemotherapie en/of krappe/positieve snijvlakken komen in aanmerking voor radiotherapie. De voorgeschreven dosis varieert van 45,0 tot 60,0 Gy in dagelijkse fracties van 1,8 tot 2,0 Gy en is afhankelijk van de aanwezige tumorload. Omwille van een ietwat lagere stralingsdosis en een makkelijker te definiëren volume wordt nu ook vaker gekozen voor preoperatieve bestraling van de tumor.

Bij aanwezigheid van longmetastasen wordt geopteerd voor een longbad (15,0 tot 18,0 Gy in fracties van 1,2–1,5 Gy), al dan niet met een boost op de macroscopische ziekte. De invloed van radiotherapie op andere metastatische locaties is controversieel.

Literatuur

1. Pieters R, De Groot-Kruseman H, Van der Velden V, et al. Successful therapy reduction and intensification for childhood acute lymphoblastic leukemia based on minimal residual disease monitoring: study ALL10 from the Dutch childhood oncology group. J Clin Oncol. 2016;34(22):2591–601.
2. Reedijk AM, Klein K, Coebergh JW, et al. Improved survival for children and young adolescents with acute myeloid leukemia: a Dutch study on incidence, survival and mortality. Leukemia. 2019;33(6):1349–59.
3. Mauz-Korholz C, Metzger ML, Kelly KM, et al. Pediatric hodgkin lymphoma. J Clin Oncol. 2015;33(27):2975–85.
4. Cherlow JM, Shaw DW, Margraf LR, et al. Conformal radiation therapy for pediatric patients with low-grade glioma: results from the children's oncology group phase 2 study ACNS0221. Int J Radiat Oncol Biol Phys. 2019;103(4):861–8.
5. Janssens GO, Jansen MH, Lauwers SJ, et al. Hypofractionation vs conventional radiation therapy for newly diagnosed diffuse intrinsic pontine glioma: a matched-cohort analysis. Int J Radiat Oncol Biol Phys. 2013;85(2):315–20.
6. Taylor MD, Northcott PA, Korshunov A, et al. Molecular subgroups of medulloblastoma: the current consensus. Acta Neuropathol. 2012;123(4):465–72.
7. Merchant TE, Bendel AE, Sabin ND, et al. Conformal radiation therapy for pediatric ependymoma, chemotherapy for incompletely resected ependymoma, and observation for completely resected, supratentorial ependymoma. J Clin Oncol. 2019;37(12):974–83.
8. Van den Heuvel-Eibrink MM, Hol JA, Pritchard-Jones K, et al. Position paper: rationale for the treatment of wilms tumour in the UMBRELLA SIOP-RTSG 2016 protocol. Nat Rev Urol. 2017;14(12):743–52.
9. Ladenstein R, Potschger U, Valteau-Couanet D, et al. Interleukin 2 with anti-GD2 antibody ch14.18/CHO (dinutuximab beta) in patients with high-risk neuroblastoma (HR-NBL1/SIOPEN): a multicentre, randomised, phase 3 trial. Lancet Oncol. 2018;19(12):1617–29.
10. Foulon S, Brennan B, Gaspar N, et al. Can postoperative radiotherapy be omitted in localised standard-risk Ewing sarcoma? An observational study of the Euro-E.W.I.N.G. group. Eur J Cancer. 2016;61:128–36.

Aanbevolen literatuur

Eduard CH, Louis SC, editors. Pediatric radiation oncology. 6th ed. Philadelphia: Lippincott and Wilkins; 2016.
Thomas EM, Kortmann R-D, editors. Pediatric radiation oncology. 1st ed. Cham: Springer; 2018.

Palliatieve radiotherapie

K.A.M. van der Klis, K. Wortel en J.M. van der Velden

13.1 Inleiding – 252
13.1.1 Verschillen tussen curatieve en palliatieve radiotherapie – 252
13.1.2 Voordelen van hypofractionering in de radiotherapie – 252
13.1.3 Beperkingen van hypofractionering – 253
13.1.4 Algemene principes – 253
13.1.5 Indicaties voor palliatieve radiotherapie – 254

13.2 Toepassingen – 254
13.2.1 Musculoskeletaal, lymfeklieren en weke delen – 254
13.2.2 Hersenen – 257
13.2.3 Thorax – 258
13.2.4 Gastro-intestinaal – 260
13.2.5 Urogenitaal – 262

13.3 Verschillende indicaties en resultaten na palliatieve radiotherapie – 263

13.4 Nieuwe geneesmiddelen, nieuwe bijwerkingen – 263

Literatuur – 264

© Bohn Stafleu van Loghum is een imprint van Springer Media B.V., onderdeel van Springer Nature 2020
L. van Zadelhoff, P. Thysebaert, R. B. Keus, en A. A. Froma, *Radiotherapie bij de oncologische patiënt*,
https://doi.org/10.1007/16013_2020_15

13.1 Inleiding

13.1.1 Verschillen tussen curatieve en palliatieve radiotherapie

In Nederland wordt jaarlijks bij circa 75.000 patiënten de diagnose kanker gesteld. Van deze groep wordt ongeveer 50 % in de loop van het behandeltraject bestraald.

Bij curatieve radiotherapie is het doel genezing en moeten alle tumorcellen gedood worden. Daarvoor is een hoge stralingsdosis nodig. Om gezonde cellen in staat te stellen de schade van de bestraling grotendeels te repareren, wordt die hoge bestralingsdosis vaak in kleine dagelijkse porties (fracties) gegeven, vaak wel 20 tot 35 fracties in vier tot zeven weken.

Het doel van palliatieve radiotherapie is het verbeteren van de kwaliteit van leven door het verminderen van klachten en symptomen ten gevolge van een lokale tumor of metastase.

Pijn is zowel in de curatieve als de palliatieve fase een symptoom dat met radiotherapie effectief kan worden bestreden. In de palliatieve fase is pijnbestrijding vaak het belangrijkste doel van de behandeling, maar ook compressie of bloeding kan een aanleiding zijn voor palliatieve radiotherapie. Ongeveer de helft van alle bestralingsbehandelingen vindt plaats in het kader van een palliatieve behandeling.

De Wereldgezondheidsorganisatie ('World Health Organization' – WHO) heeft in 2002 de volgende definitie van palliatieve zorg opgesteld:

> Palliatieve zorg is een benadering die de kwaliteit van het leven verbetert van patiënten en hun naasten die te maken hebben met een levensbedreigende aandoening, door het voorkomen en verlichten van lijden, door middel van vroegtijdige signalering en zorgvuldige beoordeling en behandeling van pijn en andere problemen van lichamelijke, psychosociale en spirituele aard.

Dit kan inhouden dat het leven daardoor wordt verlengd, maar het is nooit de bedoeling om een ondraaglijk lijden te verlengen.

Palliatieve behandelingen vragen om een multidisciplinaire aanpak, zodat er aandacht is voor alle facetten van het lijden, of dit nu op lichamelijk, psychosociaal of spiritueel gebied is. Elk ziekenhuis in Nederland beschikt in principe over een palliatief team dat hieraan een bijdrage kan leveren.

13.1.2 Voordelen van hypofractionering in de radiotherapie

Effectieve palliatie kan al bereikt worden met een relatief lage stralendosis waardoor het tumorvolume afneemt. De ernst en de duur van de bijwerkingen van palliatieve bestraling zijn dan ook veel milder en korter dan die van curatieve bestraling. De duur van de palliatieve bestraling kan verder bekort worden door het aantal fracties te verminderen en de dosis per fractie te verhogen: hypofractionering. Voor een ernstig zieke of verzwakte patiënt is een dagelijkse rit naar de afdeling Radiotherapie zwaar. Als het aantal bestralingen teruggebracht wordt van twintig tot dertig naar tien, vijf, drie of zelfs maar één bestraling, dan wordt de patiënt minder belast, terwijl het effect van de behandeling gelijk kan zijn. Een voorbeeld is de bestraling van een metastase waarbij het radiobiologisch effect van zes fracties van 2 Gy (Gray) (totaal: 12 Gy in zes dagen) gelijkwaardig is aan dat van een eenmalige bestraling van 8 Gy. In ◘fig. 13.1a en b zijn resultaten weergegeven van het effect van de dosis op het aantal overlevende tumorcellen en het volume van de tumor.

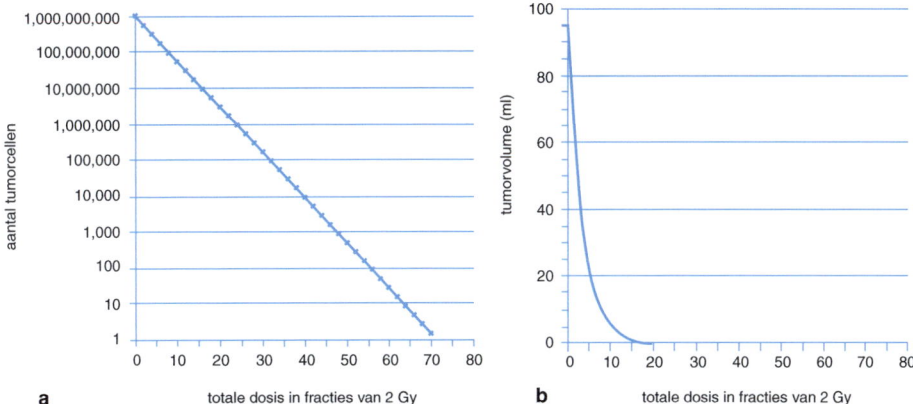

Figuur 13.1 Dosis-effectcurven. De grafieken geven de dosis-effectrelatie van bestraling weer voor dezelfde data: links (**a**) op een logaritmische schaal als 'aantal tumorcellen' en rechts (**b**) op een lineaire schaal als 'tumorvolume'. Op de verticale as van de linkergrafiek staat het aantal cellen van een tumor van ongeveer 100 ml. Een tumor van 100 ml heeft ongeveer 1 miljard actieve tumorcellen. Op de y-as van de rechtergrafiek staat het tumorvolume in ml weergegeven. (**a**) toont dat om de allerlaatste tumorcel te doden minstens 70 Gy nodig is. (**b**) laat zien dat om de tumor kleiner te maken een veel lagere dosis voldoende is. Al na ongeveer 5 tot 10 Gy is een aanzienlijke reductie van het volume bereikt. Daarom wordt in de palliatieve setting vaak voor eenmalige bestraling van 8 Gy gekozen ter verlichting van de klachten (met dank aan G. Ebrahimi en L. Stalpers, Amsterdam UMC)

13.1.3 Beperkingen van hypofractionering

Bij hypofractionering kan op termijn meer schade ontstaan aan het normale weefsel. Bij een lagere fractiedosis kan het normale weefsel beter genezen. Er is dan wel een hogere totaaldosis nodig om een goede verkleining van het tumorvolume te krijgen. Bij patiënten die ondanks hun ongeneeslijke ziekte toch een levensverwachting van vele jaren hebben, kan het daarom beter zijn om een langduriger schema te kiezen met meer fracties en met een lage fractiedosis.

13.1.4 Algemene principes

De algemene principes bij palliatieve radiotherapie zijn:
- het doelvolume is meestal beperkt om de bijwerkingen zo gering mogelijk te laten zijn;
- de dosis is mede afhankelijk van de grootte en plaats van de tumor, de systemische uitgebreidheid van de ziekte, de te verwachten bijwerkingen en de te verwachten levensduur;
- verschillende fractioneringsschema's worden gebruikt, variërend van een, drie of vijf tot zelfs tien of meer fracties. Elk schema heeft zijn waarde, mits het door de behandelaar met goede argumenten wordt omschreven. Daarnaast is het bij een (palliatieve) behandeling belangrijk de wensen van patiënt en/of naasten mee te nemen bij de keuze van het schema ('shared decision making').

Om te beginnen zal altijd worden afgewogen of een behandeling zinvol geacht wordt (mogelijke bijwerkingen versus palliatief effect vaak pas na enkele weken). Bij een patiënt met een korte levensverwachting of in (zeer) matige conditie zal in het algemeen worden gekozen voor een kortdurend schema met een hoge dagdosis, bijvoorbeeld 1 × 8 Gy. Bij een te verwachten langere levensduur zal bij een beperkt ziektevolume de voorkeur eerder uitgaan naar een langer gefractioneerd schema (bijvoorbeeld 13 × 3 Gy of 24 × 2,75 Gy). Een lagere dagdosis en een hogere totaaldosis geven minder toxiciteit op langere termijn en een betere tumorcontrole.

Een recentere ontwikkeling is de stereotactische benadering, waarbij zowel een hogere dagdosis (tot 34 Gy) als een hogere totaaldosis wordt gegeven.

13.1.5 Indicaties voor palliatieve radiotherapie

Palliatieve radiotherapie is zeer effectief bij lokale klachten. Deze klachten kunnen worden veroorzaakt door de primaire tumor, lymfogene en/of hematogene metastasen.

Bij diffuse, slecht te lokaliseren klachten als gevolg van kanker heeft een systemische benadering de voorkeur.

Indicaties voor een palliatieve bestraling kunnen zijn:
- pijnklachten;
- compressie van gezonde structuren;
- bloedingen.

Indicaties voor een stereotactische bestraling zijn:
- solitaire (oligo)metastasen;
- oligoprogressie.

13.2 Toepassingen

13.2.1 Musculoskeletaal, lymfeklieren en weke delen

Botmetastasen

Botmetastasen zijn de meest voorkomende oorzaak van pijn bij patiënten met een uitgezaaide vorm van kanker. Voor een goede kwaliteit van leven van deze patiënten is een adequate behandeling van die pijn essentieel. Radiotherapie is een effectieve behandeling van de pijn bij botmetastasen: binnen enkele dagen tot weken wordt gedeeltelijke pijnverlichting bereikt bij 60–80 % van de patiënten, van wie 25 % zelfs (tijdelijk) pijnvrij raakt. Bij ongecompliceerde botmetastasen[1] is een eenmalige bestralingsfractie van 8 Gy even effectief als gefractioneerde radiotherapie (bijvoorbeeld 5 × 4 Gy of 10 × 3 Gy). De bestraling kan dankzij de relatief eenvoudige planning vaak op dezelfde dag gegeven worden als het consult.

De pijn kan in de eerste dagen na de bestraling tijdelijk verergeren ('flare-up'). Patiënten moeten hierover geïnformeerd worden door de behandelend radiotherapeut-oncoloog, met daarbij ook een advies over wat zij in dat geval kunnen doen.

Wanneer een groot volume van de maag of darmen in het bestralingsveld ligt, bijvoorbeeld bij het bestralen van metastasen in de wervelkolom of in het bekken, kan kort na de bestraling misselijkheid optreden door vrijkomen van serotonine. Dit kan effectief worden

---

1 Botmetastasen worden ongecompliceerd genoemd als ze niet hebben geresulteerd in of een hoge kans hebben op een fractuur en als ze geen neurologische symptomen veroorzaken door myelum- of caudacompressie.

13.2 · Toepassingen

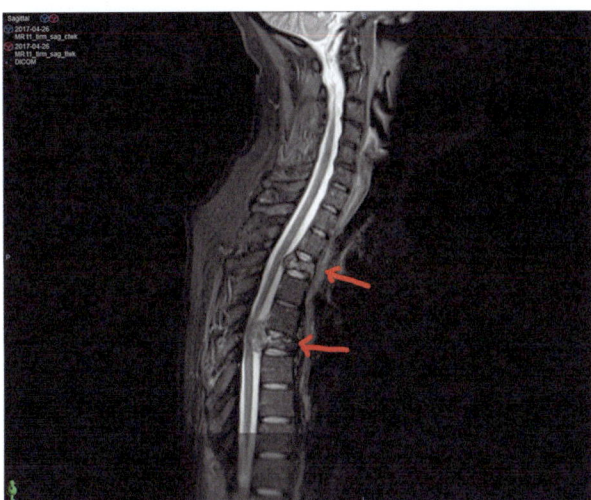

Figuur 13.2 Sagittale doorsnede op MRI van patiënt met dreigende dwarslaesie ter hoogte van de derde thoracale wervel en een dwarslaesie ter hoogte van de zesde thoracale wervel

voorkomen met een anti-emeticum (ondansetron), toegediend voorafgaand aan de radiotherapie.

Bij onvoldoende respons of terugkerende pijnklachten is herbestraling te overwegen, waarbij de respons vergelijkbaar is met die bij initiële radiotherapie. De voorkeur gaat volgens een studie van Chow et al. [1] uit naar herbestralen met 1 × 8 Gy.

In de context van oligometastatische ziekte worden (asymptomatische) botmetastasen steeds vaker behandeld met stereotactische radiotherapie (SBRT), waarbij in één of een paar fracties een hoge dosis wordt gegeven. Wetenschappelijk onderzoek heeft echter nog niet voldoende aangetoond wat de exacte meerwaarde is van SBRT ten opzichte van conventionele radiotherapie ten aanzien van pijnrespons en lokale controle.

Wervelmetastasen

De wervelkolom is het vaakst aangedaan bij patiënten met botmetastasen. Patiënten met wervelmetastasen vormen een bijzondere subgroep, vanwege (het risico op) myelumcompressie door epidurale uitbreiding van de tumor. De keuze voor een bepaalde behandeling (zie hierna) wordt onder andere gebaseerd op de geschatte levensverwachting, de mate van epidurale uitbreiding en de stabiliteit van de wervelkolom. Ook bij wervelmetastasen is er geen verschil tussen een eenmalige en een gefractioneerde radiotherapie als het gaat om pijnrespons [2].

Chirurgie is de behandeling van eerste keuze bij mechanische instabiliteit van de wervelkolom of wanneer de patiënt (neurologisch) achteruitgaat ondanks eerdere radiotherapie en corticosteroïden. Na de chirurgie volgt veelal bestraling om het effect van de operatie te bestendigen.

Ook bij patiënten met een beginnende dwarslaesie heeft chirurgie gevolgd door radiotherapie een bewezen meerwaarde. Een dreigende dwarslaesie door myelumcompressie is een neuro-oncologische spoedindicatie, waarbij snelle diagnose met MRI en snelle behandeling bepalend zijn voor de kans op neurologisch functiebehoud en -herstel (◘fig. 13.2). Echter, de meeste patiënten met een dreigende dwarslaesie hebben multipele metastasen en een beperkte prognose en komen daardoor niet in aanmerking voor chirurgie. Eenmalig 8 Gy radiotherapie geven lijkt even effectief als toepassing van meer gefractioneerde schema's [3]. De kans op herstel is het grootst als binnen 48 uur na het begin van de neurologische uitvalsverschijnselen met de bestraling wordt gestart. Daarom is dreigende dwarslaesie een indicatie voor een spoedbestraling die, in tegenstelling tot andere behandelingen, ook wel in het weekend wordt uitgevoerd. Stabilisering of verbetering van de neurologische uitvalsverschijnselen na bestraling treedt op bij 70 % van de patiënten. De radiotherapeutische behandeling wordt gegeven in combinatie met corticosteroïden en zo nodig adequate pijnstilling [4]. Corticosteroïden worden gegeven omdat uit onderzoek is gebleken dat dit de kans op mobiliteit na radiotherapie vergroot [5].

Metastasen in lange pijpbeenderen

Metastasen in de lange pijpbeenderen komen voor bij ongeveer 15 % van de patiënten met botmetastasen en kunnen aan de basis liggen van een fractuur. Het fractuurrisico van metastasen hangt vooral af van de hoeveelheid axiale corticale betrokkenheid. Als de corticale betrokkenheid groter is dan 3 cm, wordt aangeraden om profylactisch te opereren om een fractuur te voorkomen. Bij corticale betrokkenheid kleiner dan of gelijk aan 3 cm wordt voor radiotherapie geopteerd met als doel pijnstilling. ◘Figuur 13.3 laat een voorbeeld zien van een patiënt met een dreigende fractuur in de rechterhumerus.

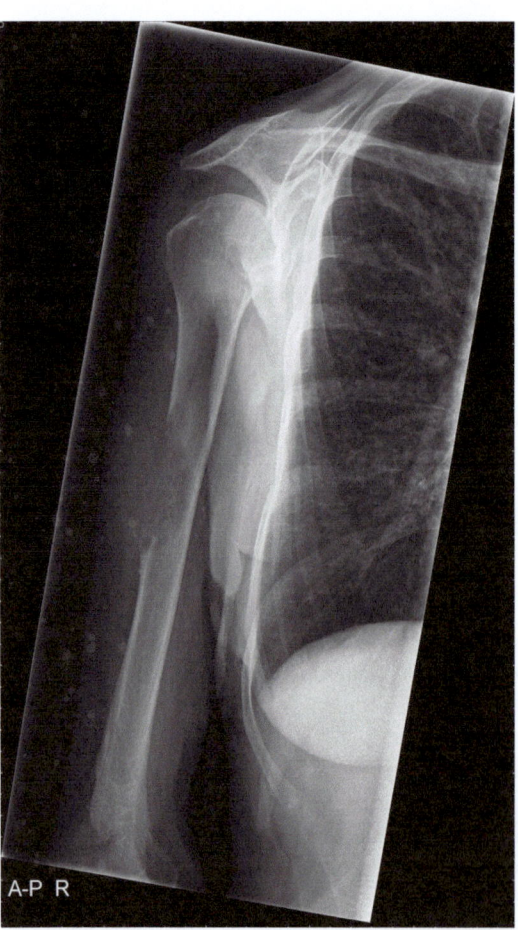

◘ **Figuur 13.3** Dreigende pathologische fractuur in de rechterhumerus

Weke delen en lymfeklieren

Wekedelenmetastasen vormen een heterogene groep, waar onder andere lymfeklier-, spier- en cutane metastasen onder vallen. Deze metastasen kunnen een scala aan klachten veroorzaken. De symptomen zijn afhankelijk van de grootte en de locatie van de uitzaaiingen. Zo kunnen grote pathologische lymfeklieren in de subclaviculaire en de para-iliacale regio naast pijn ook paresen in het verloop van de zenuw teweegbrengen. Een ander voorbeeld zijn primaire processen in het kleine bekken en kliermetastasen inguïnaal, para-iliacaal of para-aortaal die bijvoorbeeld afvloedbelemmering van lymfevocht of een obstructie van de ureter kunnen veroorzaken. Een palliatieve bestraling met bijvoorbeeld 6 × 4 Gy, 10 × 3 Gy of hoger kan hier effectief zijn. Ook kan gebruikgemaakt worden van het zogeheten 'Toronto-schema', waarbij 8 Gy gegeven wordt op dag 1, dag 8 en dag 22.

13.2.2 Hersenen

Hersenmetastasen

Cerebrale metastasen zijn meestal afkomstig van een mammacarcinoom, bronchuscarcinoom of melanoom. De behandeling is afhankelijk van de conditie en prognose van de patiënt en van het aantal hersenmetastasen. Indien er sprake is van één of enkele symptomatische hersenmetastasen, kan overwogen worden een resectie te verrichten en postoperatief te bestralen, dan wel de laesie(s) direct stereotactisch te bestralen.

De prognose van patiënten met een solitaire metastase is vaak beter met een craniotomie gevolgd door een bestraling. Postoperatief wordt doorgaans een schema van 3 × 8 Gy of 5 × 6 Gy gehanteerd.

Stereotactische radiotherapie is tegenwoordig mogelijk tot 10 metastasen, en > 10 metastasen in studieverband, waarbij een maximum van het totale GTV van 30–60 cc of een maximale totale diameter van 4 cm kan worden gehanteerd. De dosis kan variëren van 1 × 15–24 Gy tot 3 × 8 Gy. Lokale controle is afhankelijk van de gegeven dosis en kan variëren van 50–80 % na één jaar [6].

Als stereotactische radiotherapie geen optie is, kan voor jongere patiënten met een redelijk goede prognose gehele schedelbestraling (5 × 4 Gy) worden overwogen. Patiënten met multipele hersenmetastasen kunnen een redelijke goede prognose hebben als er nog goede systemische behandelopties zijn.

Mogelijk is er een gering voordeel van palliatieve hersenbestraling bij patiënten met multipele hersenmetastasen van een kleincellig longcarcinoom [7].

Tijdens radiotherapie van het hoofd kunnen klachten optreden als hoofdpijn, misselijkheid, verwardheid, verminderd bewustzijn en problemen met visus of gehoor door intracraniële drukverhoging. Het is dan verstandig contact op te nemen met de behandelend radiotherapeut-oncoloog. Concentratiestoornissen en alopecia (kaalheid) kunnen tijdelijk optreden in de weken na de radiotherapie.

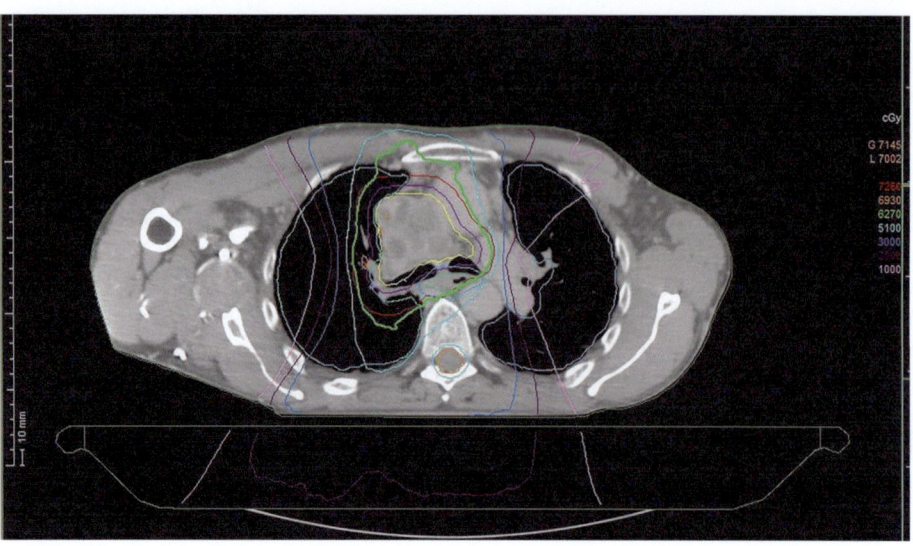

◘ **Figuur 13.4** Planning-CT voor radiotherapie ter palliatie van vena-cava-superiorsyndroom

13.2.3 Thorax

Longen

Patiënten met een stadium IV longcarcinoom komen allereerst in aanmerking voor systemische behandeling. Bij patiënten met klachten die onvoldoende reageren op systemische therapie en bij patiënten met klachten die geen systemische therapie willen of kunnen krijgen, kan radiotherapie overwogen worden. Deze klachten kunnen bestaan uit pijn, hemoptoë (bloed ophoesten) vena-cava-superiorsyndroom, hoesten of dyspnoe en kunnen veroorzaakt worden door de primaire longtumor of door metastasen. Een hoge totale dosis heeft de voorkeur boven 1–2 × 8 Gy ten aanzien van lokale controle en overleving [8].

Bij het geven van radiotherapie bij een vena-cava-superiorsyndroom of dyspnoe door compressie op de hoofdbronchus moet overwogen worden dit onder bescherming van corticosteroïden te doen, om levensbedreigend oedeem/compressie te voorkomen of te verlichten (◘ fig. 13.4). Bij patiënten in een matige conditie kan ook overwogen worden om een stent te plaatsen in de vena cava om sneller effect te krijgen.

Radiotherapie is zeer effectief tegen hemoptoë, maar denk ook aan andere behandelmogelijkheden, zoals een laserbehandeling of embolisatie van de bronchiale arteriën [9]. Tevens kan medicatie als tranexaminezuur (Cyklokapron) een goede optie zijn om een bloeding te stelpen [10].

Longmetastasen kunnen afhankelijk van de conditie en de prognose met stereotactische radiotherapie behandeld worden. Het schema kan variëren van 1 × 34 Gy tot meer fracties met een lagere fractiedosis, bijvoorbeeld: 3 × 18 Gy, afhankelijk van de locatie van de tumor [11, 12]. Indien de tumor zeer beweeglijk is en er dus een grote marge nodig is om de afwijking tijdens de ademhaling goed te kunnen bestralen, moet overwogen worden met behulp van 'breathhold' of 'gating' te bestralen, eventueel MRI-geleid. Indien sprake is van re-irradiatie, is een stereotactisch schema niet altijd mogelijk in verband met kans op ernstige toxiciteit en moet een conventioneel schema overwogen worden.

Oesofagus

Patiënten met een stadium IV oesofaguscarcinoom komen in aanmerking voor systemische behandeling (chemotherapie, 'targeted drugs', immunotherapie en/of behandeling in studieverband). Bij patiënten met klachten die onvoldoende (snel) reageren op systemische therapie en bij patiënten met klachten die geen systemische therapie willen of kunnen krijgen, kan radiotherapie overwogen worden.

Patiënten met een oesofaguscarcinoom kunnen klachten ervaren als dysfagie (slikstoornis), thoracale pijn of compressie door primaire tumor en/of lymfekliermetastasen op bijvoorbeeld de trachea.

Indien de patiënt een prognose van ≥ 3 maanden heeft, kan dysfagie zowel met uitwendige als intraluminale brachytherapie behandeld worden. Het schema van uitwendige radiotherapie is afhankelijk van de conditie en prognose van de patiënt. Een hogere totale dosis geeft uiteraard een langere lokale controle [13]. Brachytherapie is een goede mogelijkheid wanneer sprake is van een recidief in eerder bestraald gebied. Het schema kan variëren van 1×10–15 Gy tot 3×7 Gy [14]. Verreweg de meeste patiënten worden behandeld met uitwendige radiotherapie, omdat hiermee doorgaans snel gestart kan worden en men niet afhankelijk is van de vraag of de voerdraad ten behoeve van de brachytherapie nog endoscopisch langs de tumor te plaatsen is. Bij patiënten met een levensverwachting < 3 maanden heeft het plaatsen van een stent in de oesophagus de voorkeur boven een radiotherapeutische behandeling, omdat dit doorgaans een vrijwel direct palliatief effect heeft op de dysfagieklachten [14]. Bij in- of uitwendige radiotherapie duurt het gemiddeld twee tot drie weken voordat het palliatief effect optreedt.

Mammae

Patiënten met een mammatumor kunnen pijnklachten hebben door bijvoorbeeld ingroei in de thoraxwand. Een ulcererende tumor kan veel klachten geven, zoals pijn of een slecht riekende, moeilijk te verzorgen wond. ◘Figuur 13.5 toont een voorbeeld van een patiënt met een ulcerende tumor. Voor een hogere lokale controle kan het ook in de palliatieve fase een goede optie zijn om de primaire tumor in de mamma te bestralen. De dosis is afhankelijk van de conditie van de patiënt en de mogelijkheden van systemische therapie. Bij (oudere) patiënten in een matige algemene conditie worden hypofractioneringsschema's gebruikt waarbij de patiënt soms maar twee fracties per week of zelfs maar één fractie van 8 Gy per week krijgt. Bij patiënten in een goede conditie met oligometastasering bij wie radicale behandeling van de metastasen mogelijk is, moet worden overwogen een in opzet curatieve behandeling na te streven [15].

Indien sprake is van een herbestraling, moet overwogen worden hyperthermie toe te voegen. Het schema bestaat dan uit 23×2 Gy (vijf fracties per week), 12×3 Gy (vier fracties per week) of 8×4 Gy (twee fracties per week), met eenmaal per week hyperthermie [16].

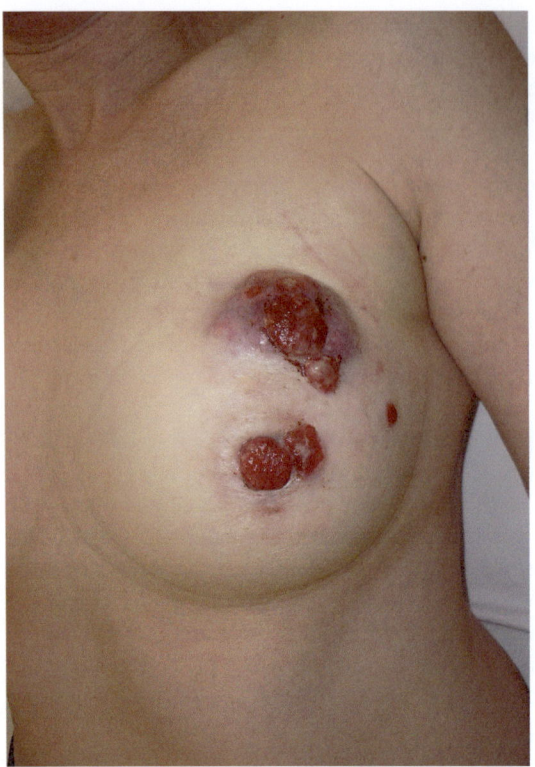

■ **Figuur 13.5** Een patiënt met een ulcerende mammatumor

13.2.4 Gastro-intestinaal

Maag en darmen

Klachten als pijn, obstructie of bloeding (hematemesis, melaena of helder bloedverlies per anum) kunnen bestreden worden door bestraling. Een dosis van 1×8 Gy is vaak al voldoende om de bloeding te stoppen [17, 18].

Bij een patiënt in matige conditie bij wie een curatieve behandeling van een rectumcarcinoom niet mogelijk is, heeft radiotherapie met een schema van 5×5 Gy de voorkeur [19].

Lever

Metastasen in de lever, maar ook primair hepatocellulaire carcinomen tegen het leverkapsel, kunnen extreem pijnlijk zijn. Eenmalige bestraling op de lever geeft verlichting van de pijn binnen enkele dagen [20, 21]. Bij een gedeeltelijke leverbestraling wordt 1×8 Gy gegeven. Indien multipele laesies in beide leverkwabben aanwezig zijn, wordt de lever met 1×6 Gy bestraald (zie ■fig. 13.6). Simultane toediening van dexamethason kan het pijnstillend effect versterken en werkt goed als anti-emeticum. Bestraling is een effectieve palliatieve behandeling. Afname van pijn wordt bij 54 % tot 100 % van de bestraalde patiënten bereikt.

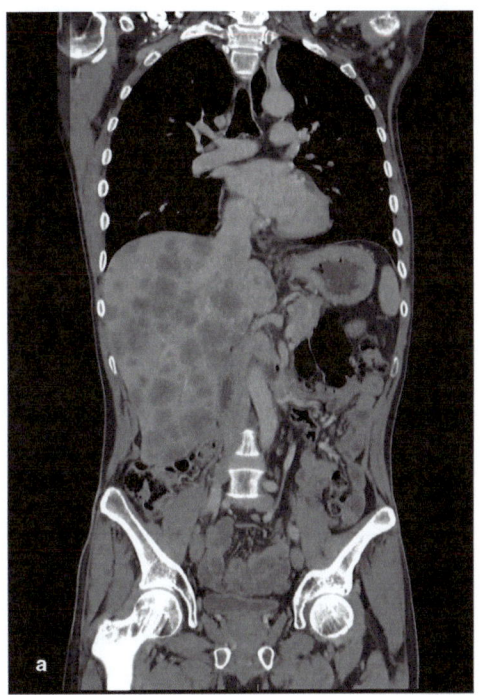

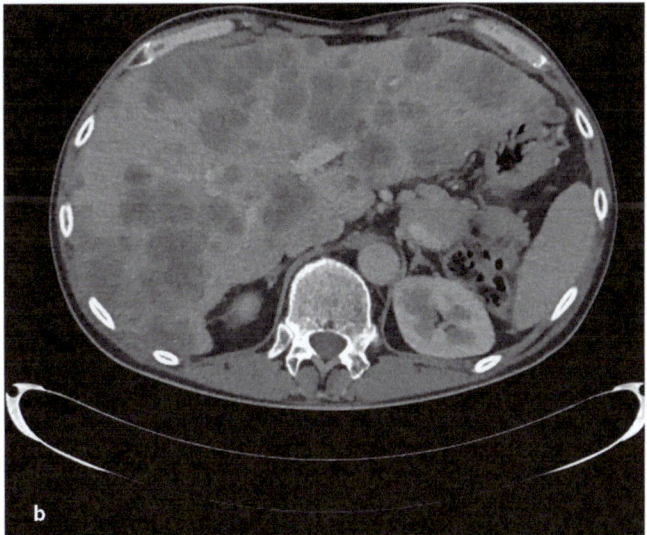

Figuur 13.6 MRI-coupes van een patiënt met multipele levermetastasen (**a**) in coronaal vlak en (**b**) in transversaal vlak

Pancreas

Slechts 20 % van de patiënten met een pancreascarcinoom komt in aanmerking voor een in opzet curatieve resectie. Bij 40 % van de patiënten is het pancreascarcinoom niet resectabel door betrokkenheid van de vaten, en bij 40 % zijn al metastasen op afstand aangetoond.

Door betere chemotherapie neemt het aantal patiënten bij wie de tumor stabiel blijft onder therapie toe. Pijn is op het moment van diagnose in 30–40 % van de patiënten een van de symptomen, dit stijgt tot 90 % kort voor het overlijden. De pijn wordt hoofdzakelijk veroorzaakt door tumorinfiltratie in/rond de plexus coeliacus. Deze pijn is doorgaans moeilijk te behandelen. Er kan gebruikgemaakt worden van pijnmedicatie, radiotherapie of een plexus-coeliacusblokkade, of van een combinatie van deze methoden. Een plexus-coeliacusblokkade geeft vaak snel verlichting, maar veelal voor een korte periode [22].

Bij de behandeling met radiotherapie moet een kort bestralingsschema overwogen worden van bijvoorbeeld 3×8 Gy [23]. Om dit centraal in de buik gelegen gebied gericht te kunnen bestralen, kunnen vooraf endoscopisch markers in de tumor worden geplaatst. Deze markers worden gebruikt voor de positieverificatie met de CBCT. Vanwege de superieure beeldkwaliteit van MRI in het geval van een pancreascarcinoom en vanwege de beweeglijkheid van de pancreas is dit bij uitstek een indicatie voor behandeling middels de MRI-linac.

13.2.5 Urogenitaal

Nieren

Bij patiënten met klachten door een tumor in de nier die onvoldoende (snel) reageren op systemische therapie en bij patiënten met klachten die geen systemische therapie willen of kunnen krijgen, kan radiotherapie gegeven worden. Radiotherapie werd vroeger vaak niet overwogen vanwege de relatieve resistentie voor bestraling, maar kan tegenwoordig middels stereotaxie tot een werkzame dosis met acceptabele toxiciteit gegeven worden.

Klachten als pijn of hematurie kunnen vaak al bestraald worden met lagere dosisschema's variërend van $1\text{-}3 \times 8$ Gy tot $5\text{-}6 \times 4$ Gy. Een dosis van 1×8 Gy is vaak al voldoende om de bloeding te stoppen. Een schema met $10\text{-}13 \times 3$ Gy kan zeker ook overwogen worden, aangezien sommige patiënten met een niercelcarcinoom een lange overleving hebben.

Bijnieren

Metastasen in de bijnier zijn veelal afkomstig van een niercelcarcinoom, een bronchuscarcinoom of een melanoom. Bij patiënten met klachten die onvoldoende (snel) reageren op systemische therapie en bij patiënten met klachten die geen systemische therapie willen of kunnen krijgen, kan chirurgie of stereotactische (MRI-geleide) radiotherapie overwogen worden [24, 25].

Klachten als pijn of bloeding kunnen bestraald worden met schema's variërend van $1\text{-}3 \times 8$ Gy tot $5\text{-}6 \times 4$ Gy of $10\text{-}15 \times 3$ Gy, afhankelijk van de conditie en prognose van de patiënt.

Blaas en prostaat

Bij een uitgebreid blaas- of prostaatcarcinoom of bij doorgroei in de blaas van tumoren in het bekkengebied kunnen klachten optreden als pijn of hematurie. Langdurig bloedverlies (zichtbaar of onzichtbaar) kan leiden tot anemie (bloedarmoede). Patiënten met anemie zijn vaak moe en snel duizelig bij snel opstaan. Patiënten ervaren hematurie vaak ook als beangstigend en confronterend. Ter palliatie kunnen deze patiënten bestraald worden met schema's variërend van 1–3 × 8 Gy tot 5–6 × 4 Gy, 10–13 × 3 Gy of 20 × 2,5–3 Gy, afhankelijk van de conditie en prognose van de patiënt. Een dosis van 1 × 8 Gy is vaak al voldoende om de bloeding te stoppen [26, 27].

Bij een lokale palliatieve bestraling van de blaas wordt om het doelgebied zo klein mogelijk te houden meestal met een lege blaas bestraald.

Gynaecologie

Gynaecologische tumoren als cervixcarcinoom of ovariumcarcinoom kunnen vaak klachten veroorzaken van pijn of bloedverlies. Deze klachten kunnen bestraald worden met schema's variërend van 1–3 × 8 Gy tot 5–6 × 4 Gy of 10–13 × 3 Gy. Een dosis van 1 × 8 Gy is ook bij deze tumoren vaak al voldoende om de bloeding te stoppen [26, 28]. Naast uitwendige radiotherapie kan brachytherapie als palliatieve behandeling overwogen worden [29].

Indien de prognose van de patiënt redelijk/goed is en er sprake is van een herbestraling, kan hyperthermie toegevoegd worden aan de radiotherapie om op deze manier de effectieve dosis te verhogen.

13.3 Verschillende indicaties en resultaten na palliatieve radiotherapie

■Figuur 13.1a en b maakten al inzichtelijk waarom voor palliatie een relatief lage dosis bestraling volstaat. Radiotherapie is een zeer effectieve lokale behandeling: de respons op palliatieve radiotherapie ligt in de regel rond de 60 % tot 80 %.

■Tabel 13.1 geeft een overzicht van veelvoorkomende indicaties voor palliatieve radiotherapie, gebruikelijke bestralingsschema's, kans op palliatief succes en effect voor de individuele patiënt en voor de gezondheidszorg in bredere zin.

13.4 Nieuwe geneesmiddelen, nieuwe bijwerkingen

Palliatieve radiotherapie heeft meestal relatief weinig bijwerkingen, maar er is weinig bekend over interacties met nieuwe vormen van systeemtherapie. Hoewel 'targeted therapy', bijvoorbeeld immunotherapie, een aanwinst is in de oncologische behandeling van patiënten, vormt het ook een nieuw en onbekend risico in combinatie met radiotherapie. Een extreem voorbeeld is het ontstaan van een fatale darmperforatie na palliatieve bestraling van een pijnlijke wervel bij een patiënte die tevens sorafenib kreeg wegens metastasen van een niercelcarcinoom [30]. Om ongewenste versterking van het stralingseffect te voorkomen, is voorzichtigheid geboden. Een schema in fracties van 3 Gy wordt veilig geacht. Daarnaast kan het staken van de systemische therapie rondom de radiotherapie overwogen worden, hoewel dit in de praktijk niet altijd gedaan wordt vanwege de lange halveringstijden van de medicijnen.

◘ Tabel 13.1 Indicaties voor palliatieve radiotherapie, veelgebruikte bestralingsschema's en effectiviteit voor patiënt en samenleving

Indicatie	Dosisschema's	Respons	Effect voor de patiënt	Winst individu en maatschappij
pijnlijke botmetastasen	1 × 8 Gy	80 %	pijn ↓[a]	medicatie ↓ opname ↓
dreigende dwarslaesie (o.b.v. wervelmetastase)	1 × 8 Gy	70 %	parese ↓ pijn ↓	verpleegzorg ↓
solitaire hersenmetastase	1 × 24 Gy 1 × 15 Gy 3 × 8 Gy	80 %	klachten ↓	medicatie ↓ opname ↓
longkanker	1–3 × 8 Gy 10–15 × 3 Gy	80 %	kwaliteit ↑[b] dyspnoe & hemoptoë ↓	kosten ↓
passageklachten door oesofaguscarcinoom	1 × 12 Gy 5–6 × 4 Gy 10–13 × 3 Gy	60 %	voedselpassage ↑ pijn bij slikken ↓ complicaties ↓	uitstellen stent en/of maagsonde voor voeding
mammatumor borstwandrecidieven	23 × 2 Gy 8 × 4 Gy met hyperthermie	60 %	pijn ↓ ulceratie ↓	verpleegzorg ↓
gastro-intestinale bloedingen	1 × 8 Gy	80 %	bloedverlies ↓	transfusies ↓ opname ↓
pijnlijke levermetastasen/-tumoren	1 × 6–8 Gy	70 %	pijn ↓	opname ↓
pijn door pancreascarcinoom	3 × 8 Gy	67 %	pijn ↓ kwaliteit van leven ↑	medicatie ↓ opname ↓ verpleegzorg ↓
melanoommetastasen	9 × 5 Gy met hyperthermie	70 %	pijnstilling ulceratie ↓	verpleegzorg ↓

[a] ↓ is afname of vermindering.
[b] ↑ is toename of verbetering.

Literatuur

1. Chow E, Van der Linden YM, Roos D, Hartsell WF, Hoskin P, Wu JS, et al. Single versus multiple fractions of repeat radiation for painful bone metastases. A randomised, controlled, non-inferiority trial. Lancet Oncol. 2014;15(2):164–71.
2. Rades D, Stalpers LJ, Veninga T, Schulte R, Hoskin PJ, Obralic N, et al. Evaluation of five radiation schedules and prognostic factors for metastatic spinal cord compression. J Clin Oncol. 2005;23(15):3366–75.

Literatuur

3. Howell DD, James JL, Hartsell WF, Suntharalingam M, Machtay M, Suh JH, et al. Single-fraction radiotherapy versus multifraction radiotherapy for palliation of painful vertebral bone metastases-equivalent efficacy, less toxicity, more convenient: a subset analysis of Radiation Therapy Oncology Group trial 97-14. Cancer. 2013;119(4):888–96.
4. Bollen L, Dijkstra SPD, Bartels RHMA, De Graeff A, Poelma DLH, Brouwer T, et al. Clinical management of spinal metastases. The Dutch national guideline. Eur J Cancer. 2018;104:81–90.
5. Sorensen S, Helweg-Larsen S, Mouridsen H, et al. Effect of high-dose dexamethasone in carcinomatous metastatic spinal cord compression treated with radiotherapy: a randomised trial. Eur J Cancer. 1994;30A(1):22–7.
6. Wiggenraad R, Verbeek-de Kanter A, Kal HB, Taphoorn M, Vissers T, Struikmans H. Dose-effect relation in stereotactic radiotherapy for brain metastases. A systematic review. Radiother Oncol. 2011;98(3):292–7.
7. Nieder C, Norum J, Dalhaug A, et al. Radiotherapy versus best supportive care in patients with brain metastases and adverse prognostic factors. Clin Exp Metas. 2013;30(6):723–9.
8. Kramer GW, Wanders SL, Noordijk EM, Vonk EJ, Houwelingen HC, Van den Hout WB, et al. Results of the Dutch National study of the palliative effect of irradiation using two different treatment schemes for non-small-cell lung cancer. J Clin Oncol. 2005;23(13):2962–70.
9. Han K, Yoon KW, Kim JH, Kim GM. Bronchial artery embolization for hemoptysis in primary lung cancer: a retrospective review of 84 patients. J Vasc Interv Radiol. 2019;30(3):428–34.
10. Gagnon S, Quigley N, Dutau H, Delage A, Fortin M. Approach to hemoptysis in the modern era. Can Respir J. 2017;2017:1565030.
11. Videtic GM, Paulus R, Singh AK, Chang JY, Parker W, Olivier KR, et al. Long-term follow-up on NRG oncology RTOG 0915 (NCCTG N0927): a randomized phase 2 study comparing 2 stereotactic body radiation therapy schedules for medically inoperable patients with stage I peripheral non-small cell lung cancer. Int J Radiat Oncol Biol Phys. 2019;103(5):1077–84.
12. Tekatli H, Duijm M, Oomen-de Hoop E, Verbakel W, Schillemans W, Slotman BJ, et al. Normal tissue complication probability modeling of pulmonary toxicity after stereotactic and hypofractionated radiation therapy for central lung tumors. Int J Radiat Oncol Biol Phys. 2018;100(3):738–47.
13. Walterbos NR, Fiocco M, Neelis KJ, Van der Linden YM, Langers AMJ, Slingerland M, et al. Effectiveness of several external beam radiotherapy schedules for palliation of esophageal cancer. Clin Transl Radiat Oncol. 2019;17:24–31.
14. Homs MY, Steyerberg EW, Eijkenboom WM, Tilanus HW, Stalpers LJA, Bartelsman JF, et al. Single-dose brachytherapy versus metal stent placement for the palliation of dysphagia from oesophageal cancer: multicentre randomised trial. Lancet. 2004;364:1497–504.
15. Milano MT, Katz AW, Zhang H, Huggins CF, Aujla KS, Okunieff P. Oligometastatic breast cancer treated with hypofractionated stereotactic radiotherapy: some patients survive longer than a decade. Radiother Oncol. 2019;131:45–51.
16. Kaidar-Person O, Oldenborg S, Poortmans P. Re-irradiation and hyperthermia in breast cancer. Clin Oncol J. 2018;30(2):73–84.
17. Chaw CL, Niblock PG, Chaw CS, Adamson DJ. The role of palliative radiotherapy for haemostasis in unresectable gastric cancer: a single-institution experience. Ecancermedicalscience. 2014;8:384.
18. Strijbos J, Van der Linden YM, Vos-Westerman H, Van Baardwijk A. Dutch platform palliation, radiotherapy. Patterns of practice in palliative radiotherapy for bleeding tumours in the Netherlands: a survey study among radiation oncologists. Clin Transl Radiat Oncol. 2019;15:70–5.
19. Picardi V, Deodato F, Guido A, Giaccherini L, Macchia G, Frazzoni L, et al. Palliative short-course radiation therapy in rectal cancer: a phase 2 study. Int J Radiat Oncol Biol Phys. 2016;95(4):1184–90.
20. Hawkins MA, Dawson LA. Radiation therapy for hepatocellular carcinoma: from palliation to cure. Cancer. 2006;106(8):1653–63.
21. Høyer M, Swaminath A, Bydder S, Lock M, Méndez Romero A, Kavanagh B, Goodman KA, Okunieff P, Dawson LA. Radiotherapy for liver metastases: a review of evidence. Int J Radiat Oncol Biol Phys. 2012;82(3):1047–57.
22. Zhang CL, Zhang TJ, Guo YN, Yang LQ, He MW, Shi JZ, Ni JX. Effect of neurolytic celiac plexus block guided by computerized tomography on pancreatic cancer pain. Dig Dis Sci. 2008;53:856–60.
23. Ebrahimi G, Rasch CRN, Van Tienhoven G. Pain relief after a short course of palliative radiotherapy in pancreatic cancer, the Academic Medical Center (AMC) experience. Acta Oncol. 2017;20:1–3.
24. Kothari G, Louie AV, Pryor D, Vela I, Lo SS, Teh BS, Siva S. Stereotactic body radiotherapy for primary renal cell carcinoma and adrenal metastases. Chinese Clin Oncol. 2017;5(Suppl 2):S17. ▶ https://doi.org/10.21037/cco.2017.06.30.

25. Palacios MA, Bohoudi O, Bruynzeel AME, Van de Sörsen de Koste JR, Cobussen P, Slotman BJ, Lagerwaard FJ, Senan S. Role of daily plan adaptation in MR-guided stereotactic ablative radiation therapy for adrenal metastases. Int J Radiat Oncol Biol Phys. 2018;102(2):426–33. ►https://doi.org/10.1016/j.ijrobp.2018.06.002 (Epub 2018 Jun 11).
26. Strijbos J, Van der Linden YM, Vos-Westerman H, Van Baardwijk A. Dutch platform palliation, radiotherapy. Patterns of practice in palliative radiotherapy for bleeding tumours in the Netherlands: a survey study among radiation oncologists. Clin Transl Radiat Oncol. 2019;15:70–5. ►https://doi.org/10.1016/j.ctro.2019.01.004 (eCollection 2019 Feb).
27. Sandhu A, Mundt AJ. Radiation therapy for urologic malignancies in the elderly. Urol Oncol. 2009;27(6):643–52.
28. Eleje GU, Eke AC, Igberase GO, Igwegbe AO, Eleje LI. Palliative interventions for controlling vaginal bleeding in advanced cervical cancer. Cochrane Database Syst Rev. 2019;3:CD011000. ►https://doi.org/10.1002/14651858.CD011000.pub3.
29. Espenel S, Garcia MA, Langrand-Escure J, Vallard A, Trone JC, Rancoule C, Vial N, Moreno-Acosta P, Chauleur C, Boutet C, Peoc Apos HM, Prevot-Bitot N, Guy JB, Magné N. Special focus on stage IV cervical cancer patients: a decade experience. Oncol. 2019;2:1–10. ►https://doi.org/10.1159/000500025.
30. Peters NA, Richel DJ, Verhoeff JJ, Stalpers LJ. Bowel perforation after radiotherapy in a patient receiving sorafenib. J Clin Oncol. 2008;26(14):2405–6.

Bijlage

Register – 269

© Bohn Stafleu van Loghum is een imprint van Springer Media B.V., onderdeel van Springer Nature 2021
L. van Zadelhoff, P. Thysebaert, R. B. Keus, en A. A. Froma, *Radiotherapie bij de oncologische patiënt*,
https://doi.org/10.1007/978-90-368-2612-9

Register

0-9

2D-beelden 12
3D-beelden 12
3D image-based 44
4D-CT-informatie 132

A

acromegalie 184
acute bijwerkingen 77, 134
acute lymfatische leukemie (ALL) 233
acute myeloïde leukemie (AML) 233
adaptieve beeldgestuurde planningsystemen 135
adaptieve radiotherapie (ART) 42, 81
adaptive margin strategy 82
adenocarcinoom 95, 105
adjuvante 130
adjuvante hormonale behandeling 78
adjuvante hormoontherapie 68
afterloading-machine 100
agressieve lymfomen 195
alcohol 141
ALL. Zie acute lymfatische leukemie
alopecia 257
alvleesklierkanker 116
AML. Zie acute myeloïde leukemie
anaal kanaal 112
anaplastisch astrocytoom (graad III) 175
anemie 262
Ann Arbor-stadiëring 196
Ann Arbor-stadium 196
anthracycline 31
anti-emeticum 103, 255
anus 112
– anatomie 113
– bestralingstechnieken 114
– bijwerkingen 115
– diagnose 105, 113
– doelvolume 114
– dosis 115
– etiologie 112
– houding 114
– incidentie 112
– kritieke organen 114
– lokalisatie 114
– planning 115
– prognose 113
– stagering 113
– symptomen 112
– therapie 113
– uitbreiding 112
anuscarcinoom 112
anusrand 112
applicatie 42
applicator 42
ART. Zie adaptieve radiotherapie
arteria iliaca interna 80
asplenie 104
astrocytoom 174
avoidance-sector 99

B

B-symptomen 196
basaalcelcarcinomen 220
BED. Zie biologically effective dose
beentumoren 214
behandelrichtlijnen 15
benigne 3
bestraling van een extremiteit 211
bestralingsapparatuur 5
bestralingshouding 131
bestralingsplan 10
bestralingspneumonitis 202
bestralingsreacties 13
BETER-poli 202
bewegingsbeperking 214
biologically effective dose (BED) 129
blaascapaciteit 85
blaascarcinoom 78
Bloom en Richardson 20
brachytherapie 6, 29, 44, 263
BRAF-gen 238
BRCA. Zie breast cancer
BRCA-mutatie. Zie breast cancer
breast cancer (BRCA) 23
breathhold 132, 259
breathhold-techniek 201

C

capecitabine 109
CBCT. Zie cone beam-CT
CCSK. Zie clear-cellsarcoom van de nier
centraal zenuwstelsel (CZS) 234
cerebrale metastasen 257
cervix 34
cervixcarcinoom 34
cetuximab 166
chemoradiatie 7
chemotherapie 6, 39, 177
chirurgie 4
chondrosarcoom 216
cilinder 50
cisplatin 129
cisplatine 166
cisplatinum 39
clear-cellsarcoom van de nier (CCSK) 244
clinical target volume (CTV) 10, 132
colon 104
– etiologie 104
– incidentie 104
– metastasering 105
– prognose 105
– stagering 105
– symptomen 105
– therapie 106
– uitbreiding 105
coloncarcinoom 105
coloscopie 107
concomitant 7
concurrente (gecombineerde) 129
cone beam-CT (CBCT) 12, 42, 133
conforme dosisverdeling 11
corticosteroïden 258
craniofaryngeomen 185
CT-colografie 105
CTV. Zie clinical target volume
curatief 4
cystectomie 84
cystoscopie 79
CZS. Zie centraal zenuwstelsel
CZS-recidief. Zie centraal zenuwstelsel

D

D2cc. Zie hoogste dosis die in 2 cc van orgaan komt
DAHANCA-schema. Zie danish head and neck cancer group
danish head and neck cancer group (DAHANCA) 148
deep inspiration breathhold 26
DES. Zie diëthylstilbestrol
dexamethason 260
diëthylstilbestrol (DES) 60
differentiated VIN (dVIN) 56
diffuse midlineglioom (DMG) 239
diffuus grootcellig B-cel-lymfoom 204
diffuus intrinsiek ponsglioom (DIPG) 239
dikke darm. Zie colon
DIPG. Zie diffuus intrinsiek ponsglioom

DMG. *Zie* diffuse midlineglioom
dosis 10
dosisschema's 10
dreigende dwarslaesie 255
ductaal carcinoma in situ 22
dunne darm 104
dVIN. *Zie* differentiated VIN; vulvar intraepithelial neoplasia
dysfagie 259
dysplasie 143
dyspnoe 258

E

EBUS. *Zie* endobronchiaal ultrasound onderzoek
EBV. *Zie* Epstein-Barr-virus
ED. *Zie* extensive disease
electieve behandeling 4
electieve bestraling 133
endeldarm. *Zie* rectum
endobronchiaal ultrasound onderzoek (EBUS) 126
endoluminale echo 98
endometriumcarcinoom 34
endoscopisch markers 262
endoscopisch ultrasound onderzoek (EUS) 126
endoscopische retrograde cholangio-pancreatografie (ERCP) 117
endoscopische ultrasonografie (EUS) 97, 102
EP. *Zie* ependymoom
ependymomen 175
ependymoom (EP) 242
(epi)dermoïdcysten 188
epididymitis 86
epidurale uitbreiding 255
Epstein-Barr-virus (EBV) 142, 235
ERCP. *Zie* endoscopische retrograde cholangio-pancreatografie
erythroplakie 155
ES. *Zie* Ewing-sarcoom
EUS. *Zie* endoscopisch ultrasound onderzoek; endoscopische ultrasonografie
Ewing-sarcoom (ES) 216, 248
extensive disease (ED) 131
externa en communis 80
extranodale locaties 194

F

fase 1-, 2-, 3-, 4-onderzoek 14
Fédération international de gynécologie et d'obstétrique (FIGO) 36
fibrose 134, 214
FIGO-stadiëring. *Zie* Fédération international de gynécologie et d'obstétrique
flare-up 254
folliculair lymfoom 203
fracties 5, 10
functieverlies van de schildklier 202
funiculus 87
fuseren 10

G

galblaas- en galweg 121
– diagnose 121
– etiologie 121
– prognose 122
– symptomen 121
– therapie 122
– uitbreiding 121
galblaascarcinoom 121
gating 132, 259
GEC-ESTRO-volumeconcept. *Zie* Groupe Européen de Curiethérapie, European Society for RadioTherapy & Oncology
gehele schedelbestraling 257
glandula parotidea 164
glandula sublingualis 164
glandula submandibularis 164
gleason-score 67
glioblastoma multiforme 177
glioblastomen 174
glioblastoom (graad IV) 175
glioom 174
glottische larynxcarcinoom 161
goudmarkers 74
gross tumor volume (GTV) 10, 132
Groupe Européen de Curiethérapie, European Society for RadioTherapy & Oncology (GEC-ESTRO) 44
GTV. *Zie* gross tumor volume
gyneacomastie 78

H

haematemesis 101
halsklierdissectie 147
HDR. *Zie* high dose rate
Helicobacter pylori 101, 204
hemangioblastoom 182
hematologische ziektebeelden 194
hematurie 85
hemoptoë 258
hepatocellulair carcinoom 120, 260
Her2Neu 22
herbestraling 255, 259, 263
hereditair non-polyposis colorectaal carcinoom (HNPCC) 104
hersenmetastase 186
HGG. *Zie* hooggradig glioom
high dose rate (HDR) 42, 75
high frequency jet ventilation 132
high risk clinical target volume (HR CTV) 44
histologie en pathologie 126
HIV. *Zie* humaan immunodeficiëntievirus
HNPCC. *Zie* hereditair non-polyposis colorectaal carcinoom
Hodgkin-lymfoom 196, 235
hooggradig glioom (HGG) 239
hoogste dosis die in 2 cc van orgaan komt (D2cc) 45
hormoontherapie 7
HPV. *Zie* humaan papillomavirus
HPV-geïnduceerde orofarynxtumoren 142
HR CTV. *Zie* high risk clinical target volume
humaan immunodeficiëntievirus (HIV) 112
humaan papillomavirus (HPV) 34, 112, 158
hyperfractioneren 148
hyperfractionering 10
hyperthermie 7, 39, 259
hypofarynx 163
hypofractionering 10, 252
hypofysetumor 182

I

ICRU. *Zie* International Commission on Radiation Units and Measurements
icterus 117, 120
IGART. *Zie* image guided adaptive radiation therapy
IGRT. *Zie* image guided radiation therapy
ILP. *Zie* isolated limb perfusion
image guided adaptive radiation therapy (IGART) 12
image guided radiation therapy (IGRT) 12
immobilisatiemasker 147
immunotherapie 7
immuunsuppressiva 112
IMRT. *Zie* intensity modulated radiotherapy
indolente lymfomen 195
INRT. *Zie* involved-node-radiotherapie

Register

D–N

intakegesprek 8
integrale dosis 82
intekenen 10
intensity modulated radiotherapy (IMRT) 11, 39, 71
interleave-lekkage 99
intermediate risk clinical target volume (IR CTV) 44
internal target volume (ITV) 132
International Commission on Radiation Units and Measurements (ICRU) 10, 44
interstitiële bestraling 42
interstitiële brachytherapie 84
intra-operatieve brachytherapie (IOBT) 109
intra-operatieve radiotherapie (IORT) 29, 109
intracavitaire bestraling 42
intracraniële drukverhoging 257
intrahepatisch cholangiocarcinoom 120
intraluminale brachytherapie 259
involved-field-bestraling 200
involved-node-bestraling 200
involved-node-radiotherapie (INRT) 199, 200
involved-site-bestraling 200
IOBT. *Zie* intra-operatieve brachytherapie
IORT. *Zie* intra-operatieve radiotherapie
IR CTV. *Zie* intermediate risk clinical target volume
iridium-192 bron 75
isolated limb perfusion (ILP) 211
ITV. *Zie* internal target volume

J

jeuk 198
jodium-125 74
jodium-125-implantatie 75

K

kaposi-sarcoom 221, 227
Karnofsky performance score (KPS) 129
kiemceltumoren 125
kinderen 232
kinderkanker 232
kinderoncologisch centrum 232
kleincellige longtumor 128
kleincellige tumor 131

klinisch wetenschappelijk onderzoek 14
KPS. *Zie* Karnofsky performance score
kwaliteit van leven 252

L

laaggradig glioom (LGG) 237
laparoscopie 102
laparoscopische techniek 84
larynx 160
laserlijnen 12
late effecten 233
LD. *Zie* limited disease
LDR. *Zie* low dose rate
leiomyosarcoom 210
leukoplakie 155
levercirrose 119
levermetastasen 119, 120
– therapie 120
levertumor 119
– etiologie 119
– prognose 120
– symptomen 120
– therapie 120
– uitbreiding 120
LGG. *Zie* laaggradig glioom
limited disease (LD) 131
lineaire versneller 5
lip 155
lip en mondholte 155
liposarcoom 210
lobulair carcinoma in situ 22
lokaliseren 9
low dose rate (LDR) 42
low risk clinical target volume (LR CTV) 44
LR CTV. *Zie* low risk clinical target volume
lymfadenectomie 89
lymfeklierdissectie 67
lymfestelsel 194
lymfklierstation 125
lymfoedeem 214
lymfoom van de huid 221

M

maag 101
– bestralingstechnieken 103
– bijwerkingen 104
– diagnose 102
– doelvolume 103
– dosis 103
– etiologie 101
– incidentie 101

– kritieke organen 103
– lokalisatie 103
– prognose 102
– stagering 102
– symptomen 101
– therapie 102
– uitbreiding 101
maag-darm-leverarts (MDL-arts) 98
maag-darmkanaal 95
maagcarcinoom 101
magnetic resonance imaging (MRI) 12, 45
maligne 3
MALT-lymfomen. *Zie* mucosa associated lymphatic tissue
mantelvelden 198
marginalezonelymfomen 204
MBB'er. *Zie* medisch beeldvormings- en bestralingsdeskundige
MBL. *Zie* medulloblastoom
MDL-arts. *Zie* maag-darm-leverarts
mediastinitis 101
medisch beeldvormings- en bestralingsdeskundige (MBB'er) 8
medulloblastoom (MBL) 178, 240
melaena 101
melanoom 220
meningeale hemangiopericytoom 181
meningeomen 179
merkel-celtumor 221
mesenchymale oorsprong 210
mesocolon 105
mesorectale fascie 108, 109
mesorectum 106
metastaseren 3
microwave-ablatie (MWA) 120
mictiefrequentie 85
moleculaire bepalingen 128
mondholte 155
morbus hodgkin 125
MRI. *Zie* magnetic resonance imaging
MRI gestuurde radiotherapie 134
MRI-versneller 74
mucosa associated lymphatic tissue (MALT) 204
multipel myeloom 204
MWA. *Zie* microwave-ablatie
mycosis fungoïdes 225
myelum 134

N

nachtzweten 198
Naruke 125
nasofarynx 157
nazorg 14

NBL. *Zie* neuroblastoom
nefroblastoom 244
neoadjuvant 8
neoadjuvante 129
neoadjuvante radiotherapie 108
neuroblastoom (NBL) 247
neurofibromatosis 238
neus en neusbijholten 153
niercelcarcinoom 262
niet-kleincellige longtumor 127, 130
niet-kleincellig longcarcinoom 128, 129
nodulair paragranuloom 195
nomogrammen 25
non-hodgkinlymfomen 125
non-rhabdomyosarcoom soft-tissue sarcoom (NRSTS) 243
non-seminomen 85
normal tissue complication probability (NTCP) 4
NRSTS. *Zie* non-rhabdomyosarcoom soft-tissue sarcoom
NTCP. *Zie* normal tissue complication probability

O

OAR. *Zie* organs at risk
obturatoriusklieren 80
oesofagus. *Zie* slokdarm
oesofaguscarcinoom 97
oligo-gemetastaseerde ziekte 130
oligodendrogliomen 174
oligometastasen 187
oligometastasering 255, 259
oligospermie 88
omgekeerde Y 198
oncologie 3
ooghoektumoren 225
opbouw 28
operatie 54
orchidectomie 85
orchitis 86
organs at risk (OAR) 10, 131, 134
orofarynx 158
osteoartropathie 130
osteosarcomen 215
ovaria 34
ovariumcarcinoom 34

P

palliatie 166
palliatieve behandeling 4, 130
palliatieve radiotherapie 252

pancoast-tumor 124
pancreas 116
- anatomie 116
- bestralingstechnieken 118
- bijwerkingen 119
- diagnose 117
- doelvolume 118
- dosis 119
- etiologie 116
- incidentie 116
- kritieke organen 118
- lokalisatie 119
- planning 119
- preoperative radiochemotherapy versus immediate surgery for resectable and borderline resectable pancreatic cancer (PREOPANC) 118
- prognose 117
- stagering 117
- symptomen 117
- therapie 118
- uitbreiding 117
pancreascarcinoom 261
para-aortale klierketen 86
Parijse systeem 63
partiële borstbestraling (PBI) 23
PBI. *Zie* partiële borstbestraling
PDR. *Zie* pulsed dose rate
peniscarcinoom 89
performance 131, 133
pinealis pinealoblastomen 178
plan of the day 82
planning target volume (PTV) 11, 132
plaveiselcelcarcinoom 95
plexus coeliacus 262
polyposis coli 104
PORT. *Zie* postoperatieve radiotherapie
positioneren 12
postoperatieve radiotherapie (PORT) 129
premaligne afwijkingen 143
PREOPANC. *Zie* preoperative radiochemotherapy versus immediate surgery for resectable and borderline resectable pancreatic cancer
preoperative radiochemotherapy versus immediate surgery for resectable and borderline resectable pancreatic cancer (PREOPANC) 118
Prinses Máxima Centrum 232
prolactinomen 185
prostaatcarcinoom 66
prostaatspecifiek antigeen (PSA) 66
prostaatspecifiek membraan antigeen (PSMA) 66

prostatectomie 67
protonen 29, 134, 201
protonenbundels 135
PSA. *Zie* prostaatspecifiek antigeen
PSMA. *Zie* prostaatspecifiek membraan antigeen
PTV. *Zie* planning target volume
pulsed dose rate (PDR) 42

R

rabdomyosarcoom (RMS) 210, 243
radiatie-pneumonitis 134
radiatiecystitis 85
radiatiedermatitis 30
radiatienecrose van de huid 229
radiatiepneumonitis 101
radiatieproctitis 85
radiofrequente ablatie (RFA) 120
radiotherapie 4
randomized controlled trial (RCT) 15
RCT. *Zie* randomized controlled trial
rectaal toucher 66
rectovaginale punt 45
rectum 104, 106
- bijwerkingen 110
- chemoradiatie 109
- diagnostiek 107
- doelvolume 109
- dosis 110
- etiologie 106
- houding 110
- incidentie 106
- kritieke organen 110
- lokalisatie 110
- neoadjuvante therapie 108
- planning 110
- prognose 108
- stagering 108
- symptomen 106
- therapie 108
- uitbreiding 106
Reed-Sternberg-cellen 195, 235
referred pain 145
reflux 95
reproduceerbaar 9
retinoblastomen 178
retroperitoneale tumoren 212
retrospectief onderzoek 14, 15
reuseltumor 216
RFA. *Zie* radiofrequente ablatie
risico-organen 134
RMS. *Zie* rabdomyosarcoom
rotatietechniek 11

S

SABR. *Zie* stereotactic ablative radiotherapy
sanctuary sites 234
SBRT. *Zie* stereotactic body radiotherapy
schildwachtklierprocedure 24
segmenten 11
seminoma testis 85
sequentieel 7
serummarkers 86
SGRT. *Zie* surface guided radiotherapy
SIB. *Zie* simultaneous integrated boost
simultaneous integrated boost (SIB) 29, 71
sinus ethmoidalis 153
sinus frontalis 153
sinus maxillaris 153
sinus sfenoidalis 153
slokdarm 95
- anatomie 96
- bestralingstechnieken 98
- bijwerkingen 100
- diagnose 97
- doelvolume 98
- dosis 100
- etiologie 95
- incidentie 95
- intraluminale bestraling 98
- intraluminale brachytherapie 100
- kritieke organen 98
- lokalisatie 98
- planning 99
- prognose 97
- stagering 97
- symptomen 95
- therapie 97
- uitbreiding 96
slokdarmcarcinoom 95
solitair plasmocytoom 204
solitary fibrous tumor 181
SONCOS-normen. *Zie* Stichting Oncologische Samenwerking
speekselklieren 164
spermatocyten 88
spinale tumoren 188
stabiel 9
stadium III 129
stadium IV 130
stadium IV-ziekte 124
stent 259
stereotactic body radiotherapy (SBRT) 129
stereotactische ablatieve radiotherapie (SABR) 72, 124, 129, 130
stereotactische bestraling 128, 129
stereotaxie 129
Stichting Oncologische Samenwerking (SONCOS) 54
stralingsfibrose 135
subglottis 160
supraglottis 160
supraglottische tumor 161
surface guided radiotherapy (SGRT) 133
synoviasarcoom 210
systemische behandeling 6

T

tabak 141
TACE. *Zie* transarteriële chemo-embolisatie
tatoeagepuntjes 10
TBI. *Zie* total body irradiation
TCP. *Zie* tumor control probability
thoraxwand 24
thymomen 125
TME. *Zie* totale mesorectale excisie
TNM. *Zie* tumor nodes metastasis
TNM-classificatie. *Zie* tumor nodes metastasis
TNM-indeling. *Zie* tumor nodes metastasis
torsio testis 86
total body irradiation (TBI) 205
totale lichaamsbestraling 205
totale mesorectale excisie (TME) 108
tractus digestivus 95, 112
transarteriële chemo-embolisatie (TACE) 120
transurethrale resectie (TUR) 79
trastuzumab 22, 31
treatment planning systeem 10
trial 14
trommelstokvingers 130
tubae 34
tubereuze sclerose 238
tumor 3
tumor control probability (TCP) 4
tumor nodes metastasis (TNM) 3, 36, 126
tumoren van het urogenitaalstelsel 66
tunica albuginea 87
tunica vaginalis 87
TUR. *Zie* transurethrale resectie
tweede tumoren 202

U

uitgebreid blaas- of prostaatcarcinoom 262
ulcererende tumor 259
urotheelcelcarcinoom 79
uterus 34

V

vagina 34
vena-cava-superiorsyndroom 258
vena renalis 87
vena spermatica 87
verhoogd risico op hart- en vaatziekten 202
VIN. *Zie* vulvar intraepithelial neoplasia
vitamine A 141
vitamine C 142
VMAT. *Zie* volumetric modulated arc therapy
volumetric modulated arc therapy (VMAT) 11, 39
vulva 34
vulvar intraepithelial neoplasia (VIN) 56

W

wait-and-see 109
wekedelentumoren 210
wervelmetastasen 188, 255
Wilms' tumor (WT) 244
WT. *Zie* Wilms' tumor

Z

ziekte van Cushing 185
ziekte van Hodgkin
- nodulair lymfocytenrijke 195
ziekte van Kahler 204

MIX
Papier aus verantwortungsvollen Quellen
Paper from responsible sources
FSC® C105338

If you have any concerns about our products,
you can contact us on
ProductSafety@springernature.com

In case Publisher is established outside the EU,
the EU authorized representative is:
Springer Nature Customer Service Center GmbH
Europaplatz 3, 69115 Heidelberg, Germany

Printed by Libri Plureos GmbH
in Hamburg, Germany